Christian Frommert

mit Jens Clasen

»Dann iss halt was!«

Meine Magersucht – wie ich gekämpft habe – wie ich überlebe

mosaik

Christian Frommert
mit Jens Clasen

»Dann iss halt was!«

Meine Magersucht – wie ich gekämpft habe – wie ich überlebe

mosaik

MIX
Papier aus verantwortungsvollen Quellen
FSC® C014496

Verlagsgruppe Random House FSC-DEU-0100
Das für dieses Buch verwendete FSC®-zertifizierte Papier
Munken Premium Cream liefert Arctic Paper Munkedals AB, Schweden

1. Auflage

Umschlaggestaltung: Eisele Grafik-Design
Umschlagfoto: Treudis Nass
Redaktion: Birthe Katt
Satz: Uhl + Massopust, Aalen
Druck und Bindung: GGP Media GmbH, Pößneck
Printed in Germany
BK · Herstellung: IH
ISBN 978-3-442-39246-9

www.mosaik-verlag.de

»One can not think well, love well, sleep well, if one has not dined well.«

(Virginia Woolf, 1882–1941)

Für Steffi und Denni,
Ulrike und Bernd
»Weil es Euch gibt, gibt es mich noch!«

Inhalt

Vorwort von Oliver Bierhoff 11

Speiseplan – Wie dieses Buch entstand 15

Prolog
Der Tiefpunkt 19

Gastgeber
Anna und ich 23

Zimmerservice
Vancouver – letzte Station vor der Klinik 39

Krankenhauskost, die Erste
In der Klinik – Illusionen in Weiß...................... 49

Tisch für zwei
Die erste große Liebe – das erste große Hungern 71

Arbeitsessen
Das Abnehmen als Glücksformel 99

Krankenhauskost, die Zweite
Krankenhäuser machen nicht gesund,
sonst würden sie Gesundhäuser heißen 119

Hausmannskost
Warum es zu Hause doch nicht am schönsten ist 133

Erfolgshunger
Die Welt des Leistungssports und wie krank sie machen kann 155

Sportlernahrung
Der Frommert-Triathlon aus Laufen, Radfahren und Hungern 177

Ein letztes Mahl
Von welchem Essen ein Magersüchtiger träumt – und wovon sonst 191

Familienessen
Der Sohn gerettet – der Vater stirbt 213

Essen unter Freunden
Alleine essen macht nicht dick 235

Futtern wie bei Muttern
Wie die Sache mit Mutter hochkocht 253

Frühstück mit Känguru
Wie die Sache mit Mutter explodiert 273

Menüwünsche
Wie es weitergeht und wie alles zusammenpasst 295

Epilog
Warum die Magersucht in kein Buch passt 313

Süßholz 317

Vorwort von Oliver Bierhoff

Kennengelernt habe ich Christian Frommert während seiner Zeit bei der Deutschen Telekom, beim Pokalfinale in Berlin. Denni Strich, Marketing-Direktor des Deutschen Fußball Bundes und mit Christian eng befreundet, stellte uns einander vor. Gerade hatte er die Dopingaffäre um Jan Ullrich mit viel öffentlicher Aufmerksamkeit und Anerkennung gemeistert. Wir fanden bald einen Draht zueinander. Schnell lernte ich seine außergewöhnlichen Fähigkeiten im Kommunikationsbereich schätzen: analytisch, schnell, präzise, verlässlich. Ich entschloss mich dazu, ihn als meinen Medienberater zu engagieren. Denn ich bin der Meinung, dass es gut ist, einen unabhängigen Experten zu haben, der das Mediengeschäft von allen Seiten her kennt, die Dinge von außen betrachtet und bewertet. Und meine Erwartungen wurden und werden mehr als erfüllt.

Als Christian mir dann eröffnete, er wolle ein Buch über seine Krankheit schreiben, zuckte ich zunächst zusammen. War es wirklich sinnvoll, dieses heikle Thema so schonungslos offen anzusprechen, zumal es gerade in der Leistungs(sport)-Gesellschaft noch immer als Tabu gilt? Will man sich so entblößen, statt im Stillen gegen die Krankheit anzugehen, diese für Außenstehende so schwer nachvollziehbare Magersucht, noch dazu bei einem Mann in den so genannten besten Jahren? Dass Christian ein talentierter Schreiber und Erzähler ist und ein interessantes Buch entstehen würde, war mir klar. Aber über sich selbst und seine Krankheit zu schreiben, schien mir dann doch eine besondere Herausforderung. Ich hatte meine Zweifel. Sie waren unberechtigt.

Denn herausgekommen ist ein hochinteressantes, packendes und emotionales Buch, in dem Christian offen, mutig und selbstkritisch über sich, seine Krankheit, die Folgen daraus und sein Gefühlsleben spricht. Seine Erzählungen werden von Selbstanalysen über die Entstehung und die Kraft seiner Krankheit begleitet. Es ist erstaunlich, wie klar und deutlich Christian seine Situation beschreibt und analysiert, gleichzeitig aber keine Kraft findet, dagegen anzugehen. An manchen Stellen möchte man aufschreien, ihn packen und wachrütteln, damit er den Kampf, den er unzweifelhaft kämpfen will und endlich begonnen hat zu kämpfen, gewinnen kann. Ich bin sicher, Ihnen wird es ähnlich gehen, liebe Leserinnen und Leser!

Ich musste sein Abgleiten in die Magersucht miterleben und spürte von Monat zu Monat, wie sich seine Situation verschlechterte. Einige seiner Freunde, die ich aus der Medien- oder Sportlandschaft kenne, machten sich genau wie ich große Sorgen um Christians Leben. Aber wie er es auf den folgenden Seiten auch beschreibt, war er ein Künstler darin, sich unangenehmen Fragen oder Konfrontationen zu entziehen.

Letztlich durfte ich Christian nach all den Jahren unserer Zusammenarbeit durch das Buch noch einmal neu und besser kennenlernen, habe eine Innensicht in sein Gefühlsleben erhalten. Der Großteil war neu für mich und zeigte mir einen anderen Blickwinkel auf ihn und seine Krankheit. Vieles wurde mir nun im Nachhinein klar, ich verstand auf einmal, warum gewisse Dinge bei Christian passierten und warum nicht.

Ich bin sehr froh, dass dieses Buch entstanden ist. Das Aufschreiben, das weiß ich aus der Arbeit an meinem eigenen Buch, kann befreiend wirken, man muss sich und seine Gedanken ordnen und hat sie »abgelegt«. Sicherlich ist es auch Christians Wunsch, verstanden oder zumindest gehört zu werden. Gleichzeitig hilft es aber auch, das Thema Magersucht zu enttabuisieren. Dies kann gar nicht hoch genug eingeschätzt werden.

Durch den tragischen Suizid unseres Nationaltorhüters Robert Enke im Jahr 2009 ist die Diskussion über Depression und Burn-out gesellschaftsfähig geworden. Man darf und kann darüber sprechen. Dies sollte beim Thema Magersucht nicht anders sein. Der offene Bericht von Christian kann dazu beitragen, dass wir alle mehr über die Krankheit und die betroffenen Menschen verstehen und den Mut haben, darüber zu sprechen und es nicht in die Ecke zu schieben.

Speiseplan – wie dieses Buch entstand

Begonnen hat alles damit, dass ich meinem Hirn beständig Futter geben musste, bis es sich endlich wieder mit tatsächlichem Essen beschäftigen durfte. In den Pausen dazwischen probierte ich alles, um bloß nicht daran denken zu müssen.

Die Arbeit war getan, im Übermaß gekaufte Waren verstaut, und das Hirn verlangte nach mehr. Pausenlos fühlte ich mich körperlich über- und geistig unterfordert. Ein Buch vielleicht? Ein Tagebuch zunächst. Und so begann ich aufzuschreiben, was ich fühle, was ich mache und denke, oder vielmehr, was ich nicht mehr fühle, nicht mehr machen kann und was ich gerne wieder anders denken würde. Ich schrieb. Aus der fixen Idee wurde ein Projekt. Alles habe ich notiert. Gedanken wurden dokumentiert, sobald sie entstanden. Ich hatte täglich einen ganzen Kopf voll davon. Alles musste raus, pausenlos, überall: Ich lag mit Notizblock im Bett, saß mit Smartphone auf dem Rad und mit Diktiergerät im Auto.

Herausgekommen war ein bisweilen tief verstörendes, bis zur Unerträglichkeit offenes Bild eines dahinvegetierenden Mannes, der scheinbar willenlos all das wegwarf, was er aufgebaut hatte, und keinen Pfifferling mehr auf das gab, was ihm einst wichtig war.

Herausgekommen war vor allem die Beschreibung einer wilden Achterbahnfahrt durch meine nicht minder wilden und wirren Gefühls- und Gedankenwelten, eines Tagesablaufs, der die täglich stoisch zelebrierte Zerstörung meiner selbst offenlegte.

Herausgekommen waren viele Zeilen, die ich irgendwann einmal sortieren wollte, ausdrucken und dann der Hand voll Menschen in die Finger geben würde, die mich auf diesem qualvollen Weg begleitet haben, und auch denen, die mir irgendwann einmal nicht mehr folgen mochten, die ich verloren hatte.

Im Frühjahr 2011 erzählte ich einem befreundeten Journalisten von meinem Privatprojekt. Er schlug vor, daraus eine Geschichte zu machen. Ich lehnte ab. Es war mir unmöglich, daraus eine Art Reportage zu schreiben. Er ließ nicht locker und schickte Jens ans Telefon. Jens Clasen. So lernten wir uns kennen und schätzen.

Ich habe ihm meine Geschichte und Anekdoten aufgetischt, ihn meinen Text lesen lassen. Einige Zeit später hatte er seine Fassung wieder und erste Worte gefunden – wir begannen damit, gemeinsam zu arbeiten. Er schlüpfte in die Rolle des Zuhörers, Bewerters, Beobachters, Einordners, Entschärfers, vor allem aber in die des Filterers. Er zerlegte die schwere Kost in leichter verdauliche Häppchen, servierte Vorschläge. Ich kramte immer tiefer in Herz und Hirn und schrieb und schrieb und schrieb. Wir fügten zusammen, ergänzten, löschten und erhöhten so den Gehalt. So entstand das Buch.

Was Sie lesen werden, ist meine Geschichte. In aller Subjektivität. Eine Geschichte, die in Teilen auch typisch ist für diese tückische Krankheit, hinter der sich ein Bedürfnis nach tieferen Verbindungen verbirgt.

Von Anfang an war klar: Es wird kein Ratgeber werden, kein »So geht's, so wird's gemacht und so nicht«. Die Magersucht ist ja vor allem der Versuch, Probleme zu lösen, Selbstbestätigung zu erhalten, Trost und Anerkennung, oder um den Wunsch nach Geborgenheit, nach Liebe zu befriedigen.

Ich freue mich, wenn Sie aus dem Buch, das für mich ein therapiebegleitender Prozess und ein Bildnis meiner selbst war, etwas herausziehen können, es für manch einen auch Hilfe sein kann, ob er mit dieser Krankheit konfrontiert wurde bzw. wird oder nicht.

Christian Frommert

Prolog

Der Tiefpunkt

Noch 28 Stufen. Es könnte aber genauso gut der Weg bis zum Pluto sein. Unerreichbar meine Wohnungstür am oberen Ende der Treppe. So kommt es mir jedenfalls vor, als ich – 39 Kilo leicht und über alle Maßen entkräftet – im Erdgeschoss des Treppenhauses mehr liegend als sitzend an der Wand lehne. Im zweiten Stock ist meine Wohnung. 28 Stufen weit. Ich bin hier unten – und ich weiß, ich schaffe es nicht nach oben. Ich schaffe gar nichts mehr.

Diese Treppe hier ist die Vor-Stufe zur Hölle. Es ist der 1. Weihnachtsfeiertag 2009. Seither für mich eher bekannt als: mein absoluter Tiefpunkt.

Und das trifft es gleich doppelt, denn leichter war ich nie. Nur wenige Tage zuvor hatte ich mich wieder aus der Klinik entlassen. Mein Schwager Bernd, der Arzt, hatte mich dort einweisen lassen, weil sich die Nährwerttabelle einer Tüte Chips besser las als die Daten meines Blutbilds, das ihm am 15. Dezember seinen Augen nicht trauen ließ. Er duldete keinen Widerspruch und keinen Aufschub. 48 Stunden später kam ich in der Klinik an. Ich quälte mich aus dem Beifahrersitz des A4 meines Nachbarn Dieter und schleppte meine 41 Komma irgendwas Kilo durch den Haupteingang. Hier bin ich. Ich will's aber gar nicht sein.

Bei meinem Anblick wurden die Schwestern blass und

die Ärzte nervös. »Es ist ein Wunder«, sagt einer, »dass Sie hier noch aufrecht und auf eigenen Beinen reinkommen.«

Erstes Ziel der Eil-Einweisung war es gewesen, das akut drohende Versagen vor allem der Nieren zu verhindern. In dessen Folge hätten wahrscheinlich auch noch einige andere Körperwerkzeuge final ihren Dienst quittiert, den sie bis dahin fast 43 Jahre anstandslos verrichtet hatten. Durch mein nicht mehr vorhandenes Essverhalten hatte ich den Organen ohnehin längst das Gefühl gegeben, hier nicht weiter gebraucht zu werden. Außerdem war die Idee meines Aufenthaltes, fehlende Nährstoffe mittels hochkalorischer Ernährung mit Vitaminen und Mineralien über einen zentralen Venenkatheter zuzuführen und mich unter Beobachtung einigermaßen wieder hochzupäppeln. Als ich mich fünf Tage später selbst wieder entließ, war ich um eine Erfahrung mit deutschen Krankenhäuser reicher – und zwei weitere Kilo ärmer.

Ich weiß nicht mehr genau, wie Weihnachten verlief, all diese Tage sind verschwommen und trüb im Hintergrund meines Gedächtnisses.

Im Vordergrund steht immer dieses eine Bild: Ich auf dem Marmorboden vor der Treppe, mehr tot als lebendig, frierend, ächzend, verzweifelt. Über mir, in unerreichbarer Höhe, meine Wohnung, meine Burg, mein Verlies, mein sicheres Versteck vor der Welt. Ich habe gar nicht mehr versucht aufzustehen, weil ich bei einem nur halb gelungenen Versuch hätte abrutschen können und mir dann wieder einmal dieses längst vertraute krachende Geräusch zu Ohren gekommen wäre, wenn Rippen und andere meiner tönernen Knochen brechen. Ich wählte mit knochigen Zitterfingern die Nummer meines besten Freundes Denni und sagte: »Ich kann nicht mehr. Hilf mir. Bitte!«

Denni half. Wie immer. Er fuhr 50 Kilometer, nur um mich, nachdem ich anfänglich noch protestiert hatte, beherzt die Treppe in meine Wohnung hinaufzutragen. Ich wehrte mich. Zunächst. Wenn auch sicher nicht mit den Worten: »Ich bin doch viel zu schwer!« Mir war die Sache peinlich, unendlich peinlich. Und wieder einmal schwor ich mir, wie so viele hundert Male in den vergangenen Jahren: Sobald du oben bist, sobald das hier geschafft ist, fängst du wieder an zu essen. Das alles muss aufhören, jetzt, sofort, für immer.

Und dann war alles nicht für immer, sondern wie immer: Kaum war ich in meiner sicheren Festung, kaum war Denni mit Dank überschüttet und hinauskomplimentiert, habe ich es tatsächlich geschafft … wieder nichts zu essen.

Denn das ist das Wesen meiner Krankheit: dass sie niemals lockerlässt. Sie gewinnt immer.

Mein Name ist Christian Frommert, ich bin 1 Meter 84 groß. Und ich habe Magersucht.

Gastgeber

Anna und ich

Sie wollen wissen, was Magersucht ist?

Die Antwort ist lang, in etwa so lang wie ein Buch. In etwa so lang wie dieses Buch hier. Wahrscheinlich sogar länger.

Es ist schon so viel geschrieben worden über die Magersucht, unglaublicher Unfug und brillante Ansätze. Allgemeinplätze, Klischeehaftes. Einiges bis zum (entschuldigen Sie die Formulierung) Erbrechen wieder- und wiedergekäut. Geschafft hat es bislang keiner, diese von den Betroffenen verachtete und doch heiß geliebte Krankheit zu beschreiben.

Auch dieses Buch wird nicht annähernd dem gerecht werden können, was ich jeden Tag erlebt und gelebt habe. Wie man in die Magersucht gerät, welche Kräfte sie freisetzt, welche Schwächen sie ausnutzt, welche Macht sie über einen gewinnt. Was und wie sie fühlen lässt, wie man sich in sie einhüllt und es einem dabei kalt wird und sie einen immer kälter werden lässt. Wie ich mit ihr vegetiere, wie sie sich entwickelt und vor allem: warum ich in ihr trotz all der Leiden gerne verharre. Warum ich sie sogar geliebt habe und mich von dieser ungnädigen Geliebten habe tyrannisieren lassen.

Geliebte? Das fragen Sie jetzt sicher.

Doch, ich meine das so.

Anorexia ist nicht die Bezeichnung für eine Krankheit, es

ist der Name einer inniglich Geliebten. Einer Verschworenen im Kampf gegen das Fett. Einer Gefährtin, die nur das Beste von mir will – und das Schlechteste einfach wegfrisst. Ich nenne sie Anna.

Lesen Sie dazu mal diesen Tagebucheintrag von mir aus der schlimmsten Zeit:

Wer hält mich nachts wach und irgendwie doch am Leben?
Wer saugt mir die Kraft aus den Knochen und dem wenigen Fleisch, das noch an mir ist – und das man eher als ledrige Rinde bezeichnen würde?
Wer ist mir verhasst und doch lieb und teuer, wen achte und verachte ich gleichermaßen, mit wem wiege ich mich im kranken Tanze federleicht übers Parkett?
Anna.
Meine gehasste Geliebte.
Sie ist gekommen, um zu bleiben.
Hat sich häuslich niedergelassen und eingerichtet. Sie hat ja selbst kein Gepäck, sie lebt nicht einmal aus dem Koffer, sondern einzig und allein aus mir.
Aber warum ist das passiert mit uns? Hatte ich sie dazu eingeladen? Ihr eindeutige Signale gegeben? Wieso ist sie mir gefolgt über all diese vielen Jahre und Kilometer? Warum hat sie mich begleitet in dieses neue Leben? Ist es das überhaupt noch, seitdem sie an meiner Seite ist – ein Leben?

Es ist nur schwer zu erklären, was ich an ihr liebte.

Platt gesagt gab sie mir das Gefühl, die Dinge unter Kontrolle zu haben – und vor allem, nicht mehr dick zu sein. Dabei war sie – letztlich – nur eine Urlaubsbekanntschaft.

Ich traf sie erst spät in meinem Leben. Wir begegneten uns beim Sport.

Übersetzt heißt das: Ich reiste nach Kapstadt, Südafrika, und fröhnte dem Frommert-Triathlon. Ich fuhr Rad, ich rannte, und ich hungerte, so lange bis wir uns zwangsläufig treffen mussten. Es war eine einschneidende Begegnung, die mein Leben komplett änderte. Sie wäre wohl nicht der erste Urlaubsflirt, der einem Mann zum Verhängnis würde. Zwischen uns gab es zunächst nur schleichende Akzeptanz, keine Leidenschaft. Das große Glück gab es nie, jedenfalls nicht das im klassischen Sinn. Wohl kaum jemand könnte mir folgen, wenn ich sagte, dass es besser war als jeder Orgasmus, mit ihr gemeinsam zum ersten Mal die 50-Kilo-Marke auf der Waage unterschritten zu haben. Allerdings wäre sie wohl die erste Ferienaffäre, die wirklich nur nimmt, und zwar alles, nicht nur Geld und Schmuck und Autos und teure Sonnenbrillen, und, und, und... Sondern eben auch Sehnen, Muskeln und Fleisch. Große Teile meines Körpers hat sie mir weggefressen und abgenagt.

Ich frage mich oft: Warum habe ich das Genage und Geschlinge zugelassen, diese Umklammerung in jeder Phase, gerne sogar? Warum habe ich sie in ihrem unstillbaren Hunger an mich herangelassen, ihr nachgerade Tür und Tor zum Wertvollsten geöffnet: ZU MIR? Andererseits denke ich aber auch: Ohne sie hätte ich das alles nicht geschafft. So viel abzunehmen, so hart gegen mich selbst zu sein und zu bleiben. Das ist kranker Stolz, natürlich. Ich erfreue mich an dem Erfolg, ganz ohne Termin beim Chirurgen und ohne jegliche Filzstiftzeichnungen auf meiner Schwarte so viel abgenommen zu haben.

Sie hat mir geholfen. Sie war da, als ich sie brauchte.

Anna.

Das klingt jetzt wie die zynischste aller Umschreibungen, aber so habe ich das damals wirklich gesehen, als ich nach Kapstadt abreiste: Es sollte die Zeit einer neuen *Leichtigkeit* für mich werden, nicht weniger als der Beginn einer neuen Ära. Ich erinnere mich noch genau an die Vision meiner selbst: Nicht mehr als eine Zukunft mit neuem Bauchgefühl und dem klaren Vorsatz im Kopf: Nie wieder dick! Nie. Mehr. FETT!

Das mit der *Leichtigkeit* hat ja dann auch gut geklappt. Es war wohl kaum jemand bei 1 Meter 84 leichter als ich.

Neue Lebensentwürfe, so dachte ich damals, bedürfen eines klaren Bruches zum bisher Gelebten. Und eines ausgiebigen Luftholens. Wo könnten Altlasten besser entsorgt und rosige Zeiten schneller eingeläutet werden als unter dem blauen Himmel Südafrikas, beschienen von diesem einzigartigen Licht? So machte ich mich also auf den Weg. Im Flieger, im Auto, per Rad, zu Fuß. Nach und durch Südafrika.

Mit Sportklamotten, Laufschuhen, erstklassigen Fahrrädern.

Und immer weniger Proviant.

Mittlerweile ist unsere Liebe nicht mehr so innig. Anna ist immer noch da, aber meine Verachtung für sie wächst. Ich sehe immer mehr, was sie mir antut, und immer weniger, was ich einst glaubte: dass sie mir guttut. Sie setzt mich

Qualen aus und durchkreuzt einfachste Pläne. Sie bestimmt meinen Alltag wie eine kreischende Despotin.

Aber werden wir einmal konkret. Ich kann Ihnen gerne sagen, was Magersucht im Alltag bedeutet: Im vollen Supermarkt stehen – und verhungern.

Weil das, was man vielleicht nehmen könnte und will, nicht immer da ist. Und man das, was da ist, nicht einfach so nehmen kann, auch wenn man es manchmal will. Denn alles hier hat KALORIEN.

Im Kopf schwirrt es: 100 Gramm Magermilch-Joghurt mit 0,1% Fett von Weihenstephan haben 52 Kalorien, der Joghurt von Onken aber nur 48, dafür hat Onken 0,1 Gramm mehr Kohlenhydrate. Die Papaya hat 13 Kalorien pro 100 Gramm, ein Apfel aber 40 Kalorien. Also: Onken mit Papaya? Das wäre, alles zusammen …

Nein, zu viel.

Und so geht das ewig, jeden Tag, jede Stunde, jede Minute.

In denselben Supermärkten, in denen ich täglich diese Kämpfe mit Zahlen und Werten austrage, sehe ich auch die andere Seite.

Zeitschriften, die versprechen, ihre Käufer »sofort schlank« zu machen, ihnen anbieten, »zehn Kilo in vier Wochen« abzunehmen, und dabei »ganz normal zu essen«. Ich stehe als Gerippe davor und frage mich, wer ist eigentlich kranker – ich oder die?

Wie viel Millionen Euro hamstern diese Diätbuchautoren, die Macher der Boulevard- und Fitness-Blätter, die, ausnahmslos jede Woche exklusiv und neu, die ultimativen Diäten anpreisen, »Abnehm-Irrtümer« geißeln, und fette

Gewichtsabnahmen exorbitanten Ausmaßes versprechen? Die Bilder zeichnen davon, wie Mann und Frau auszusehen haben? Wer bremst die eigentlich mal in ihrem anmaßenden, übergriffigen Wohlfühl-Diktat? Wissen die nicht, dass so etwas auch schiefgehen kann, und zwar nicht in dem Sinn, dass die verlorenen Pfunde wiederkommen – sondern in dem, dass einer oder eine immer mehr und immer noch mehr Pfunde verliert? Wann endlich lernt unsere Gesellschaft die Magersucht als solche anzuerkennen und nicht als vorpubertäres Kleinemädchengetue abzutun? Wann wird man einsehen, dass diese Sucht eine Suche ist? Eine verzehrende Sehnsucht nach Liebe, nach Auswegen, nach Ruhe, nach Unbeschwertheit, nach Zuversicht, nach Geborgenheit, nach Zukunft, nach sich. Es ist die einzige Sucht, in der man einen Stoff nicht im Übermaß konsumiert. Was man stattdessen bis zum Zusammenbruch konsumiert, ist das Nichts.

Meine Suche hat an jenem Weihnachtstag im Treppenhaus begonnen – auch wenn ich selbst das zu diesem Zeitpunkt noch nicht wahrhaben wollte. Ich machte noch eine ganze Weile weiter mit meinem bizarren Leben als Hungerkünstler. Auch heute, da ich diese Zeilen schreibe, bin ich noch nicht annähernd geheilt. Damit das noch einmal ganz klar wird: Hier geht es nicht um jemanden, der es geschafft hat, eine bemerkenswerte Menge Gewicht zu verlieren und jetzt über ein paar Zipperlein jammert.

Magersucht entspringt in Teilen auch einem Schlankheitswahn, aber sie hat mit Schlanksein nichts zu tun. Auf Fotos, auf denen ich nach landläufiger Meinung »schlank«

bin, halte ich mich für unerträglich, unermesslich fett. Und wer mich nackt sieht, denkt unweigerlich an Gefangene im Hungerstreik. Ich aber schaue auf das gleiche Bild von einem Mann, zucke kühl mit den Schultern und frage mich: »Was haben die nur?«

Streng genommen ist es die Summe vieler hässlicher, unerträglicher Kleinigkeiten, die mir zu schaffen macht.

Darf ich also vorstellen: Ihr Gastgeber.

Bei gleichbleibender Größe bin ich nach wie vor dürr. Ich gehe dieses Wagnis, mich auf die Waage zu stellen, erst gar nicht mehr ein, denn ich weiß, ich bin seit dem Dezember 2009 schwerer geworden – ich will gar nicht genau wissen wie viel. Egal, wie viel es ist, ob 43 oder 48 Kilo – es wäre ein Schock für mich. Der könnte dafür sorgen, dass ich erst einmal drei Tage lang gar nichts esse. Oder drei Wochen. Also belassen wir es bei der Feststellung, dass ich dringend zunehmen müsste.

Um das etwas mehr zu veranschaulichen: Es gibt keine Klamotten, die mir passen, sogar Leggings schlottern an mir herum. Also trage ich oft Mädchen-Jeans. Annähernd passende Hosen konnte ich eine ganze Zeitlang nur noch in der Teenager-Abteilung der Jeans-Läden kaufen. Größe 26/27. Mir passen theoretisch die Jeans meiner 16 Jahre alten Nichte. Aber irgendetwas muss ich ja anziehen, um mich vor Blicken zu schützen.

Und nicht nur vor Blicken. Denn das Schlimmste ist die Kälte.

Seit 45 Monaten habe ich kalte Füße und Hände. Ich habe Wasser in den Füßen, das immer mehr statt weniger wird und die Beine so schwer macht, dass ich sie wegen fehlender und einer zudem hinten verkürzten Oberschenkelmuskulatur kaum noch heben kann, ohne mit den Armen nachzuhelfen.

Ständig habe ich irgendwelche schmerzenden Wunden an Beinen, Händen, Armen oder anderswo, weil keinerlei Fettschicht die Haut mehr schützt und ihr damit Heilfleisch zur Verfügung stellt. Meine Hände sind übersät mit Wunden. Meine Haut ist wie Pergamentpapier. An den Fußknöcheln reißt sie auf, weil sie sich dort durch das viele Wasser dehnt. Meine Haut ist überall trocken, spröde und schuppt, die Haare werden immer dünner, heller und fallen nach dem Waschen büschelweise aus.

In Schuhen zu laufen ist schmerzhaft, eine Qual ist es, barfuß zu gehen, weil ich quasi auf den Knochen laufe. Das Treppensteigen, vor allem mit Lasten wie zum Beispiel nach dem Einkauf, ist oft kaum möglich. Dabei hat mir schon eine Nachbarin geholfen, weil sie grob geschätzt so in etwa 800 Prozent fitter war als ich – sie war 83 und ist leider kürzlich verstorben.

Ähnlich schmerzhaft ist es zu sitzen, zu knien oder einfach mal vor lauter Erschöpfung auf dem Rücken am Boden zu liegen. Überall bohren sich die Knochen von innen in das widerstandsunfähige Fleisch, das immer weniger wird.

Das alles mache ich trotzdem, weil ich es doch früher auch immer tat. Gewohnheiten, Reflexe. Ich achte nicht auf den neuen Körper, weil ich im Kopf noch den alten und damit genügend Polster habe.

Der Stift fällt zu Boden, ich beuge mich nach links über die Schreibtischstuhllehne – und krach, Rippenbruch. Es schmerzt, es ist lästig. Der Schmerz und die Last müssten doch genügen, mich zur Umkehr zu bewegen? Aber nicht doch. Ich ertappe mich dabei, wie ich im Geist Essen abwiege und versuche, keine »Energie in mich zu lassen«. Stattdessen immer sofort dann alle Kraft zu investieren, sobald ich wieder welche verspüre. Das Hirn rotiert dann und fragt: »So, was liegt an? Los jetzt!«

Dann lege ich los, ich mache wie verrückt irgendetwas und zwar sofort – bis die Kraft weg ist. Bis zum Umfallen. Dann – in diesem Zustand matter, antriebsloser Zerstörtheit – empfinde ich Zufriedenheit.

Denn jedes Mehr an Energie wirft sofort die bange Frage auf:

»Zugenommen?«

Und auf diese schneidende Frage meiner inneren Inquisition kann es, darf es immer nur eine Antwort geben: »Nein!«.

Da fällt mir auf: Wenn ich von »machen« und »tun« rede, klingt das so energiegeladen. Völliger Quatsch. Alles dauert 20 Minuten länger als früher. Früher eben, in der Zeit, als ich stets lieber zehn Minuten zu früh dran war als nur 30 Sekunden zu spät. Ich hasse es, zu spät zu kommen, aber ich ertappe mich dabei, es in Kauf zu nehmen. Sollen die anderen doch Rücksicht nehmen. Ich muss mich schließlich erst noch wichtigen Fragen widmen. Zum Beispiel: Was ziehe ich an? Draußen hat es bitterkalte 20 Grad. Ich brauche also Unterhemd, T-Shirt, Hemd, Pullunder, mindestens. Jacke noch. Kappe. Die Schichten übereinanderzutürmen ist mir eine Last, sie zu tragen erst recht. Von meinem morgendlichen Einkauf im Laden um die Ecke komme ich nicht vor 90 Minuten zurück, weil alles – inklusive mir selbst – wie in

Zeitlupe läuft. Ich bewege mich in den Regalen ganz langsam, mache Päuschen, lese natürlich alle Etiketten, Aufkleber, Beipackzettel. Nährwerte, Kalorien, und überall sehe ich Fett, Fett, Fett!

Aber damit kann von einem gemächlichen oder gar geruhsamen Leben keine Rede sein. Bei meinen Leben in Slow Motion bewege ich mich am Limit, eiskalte Schweißausbrüche, Schnaufen, Schwindelgefühl inklusive. Denn ich bin alles andere als erholt.

Nachts schlafe ich höchstens 45 Minuten am Stück, denn ich muss mindestens viermal auf die Toilette. Magersucht heißt eben nicht nur Fettabbau, sondern Radikalabbau. Auch Muskeln frisst Anna gnadenlos weg, wie die des Harnhalteapparats. Was durchläuft, läuft auch hinaus, in schlimmsten Zeiten ungebremst. Sie will wieder raus, die Flüssigkeit, die ich literweise in mich hineinpumpe. Ich werde also auch des Nachts am Laufen gehalten. Immer auf dem Sprung. Tiefschlaf verboten.

Aber auch ohne diese Bettflucht käme ich nicht zur Ruhe. In mir tickt es. Ich kann nicht ausruhen. Ich muss etwas tun, tun, tun. Wer rastet, rostet vielleicht nicht – aber er verbrennt auch nichts. Und was nicht verbrannt wird, könnte sich ja anlagern.

So liege ich wach im Bett und zähle die Minuten, bis es endlich 5.30 Uhr ist, das *Morgenmagazin* beginnt und ich endlich einen Grund habe aufzustehen. Natürlich könnte ich auch die ganze Nacht fernsehen – aber das ist doch krank. Das *Morgenmagazin* wird für »normale« Leute gemacht, also ist das eine »akzeptable« Zeit zum Aufstehen. Ich fühle mich sozialkompatibel, normal. Und ich habe endlich Ablenkung.

Die brauche ich, damit ich bei meiner morgendlichen Gymnastik mein eigenes Schnaufen und Knochenknacken nicht höre.

Ja, natürlich mache ich Sport. Natürlich muss ich mich bewegen. Auch für mich gilt der Treppensteigerspruch: Jeder Schritt hält fit, jede Stufe verbrennt Kalorien! Treppensteigen und Gymnastik sind nur der Anfang. Zum Frühstücksfernsehen setze ich mich aufs Ergometer. Früher tat ich das nur, um die Muskulatur zu lockern. Jetzt sitze ich morgens 75 Minuten auf dem Bike. Ich könnte noch länger. In mir will es noch länger. Wissen Sie, wie lang das Morgenmagazin geht?!

Natürlich habe ich mir die Frage gestellt: Ist das sinnvoll? Die wenigen Kalorien, die ich zu mir nehme, auch sinnlos zu verbrennen?

Meine Antwort darauf vergesse ich jedes Mal ganz schnell.

Aber was von meinen Tätigkeiten, von denen Sie bisher hier gelesen haben, war denn bitte sinnvoll?

Nach dem Radfahren beginnen die Lasten des Alltags von Neuem. Auf dem Rad *soll* es ja anstrengend sein, außerdem beflügeln Endorphine meinen ansonsten flügellahmen Körper.

Nur: Den ganzen Tag Sport treiben und hungern – davon kann kein Mensch seinen Lebensunterhalt bestreiten. Nun könnte man sagen: Gut, der braucht ja nicht viel… Sehr komisch. Ich brauche vielleicht nicht viel zu essen – aber auch ein Magersüchtiger muss irgendwo wohnen, sich kleiden und die wenigen Kalorien bezahlen, die er braucht. Außerdem verschlingt Anna das Geld geradezu. Denn sie will verwöhnt werden. Sie nimmt hin und verlangt schon nach der nächsten Belohnung. Ich kaufe alles im Übermaß: Gewürze, Tiefkühlobst, Tee – all das, von dem ich denke, ich brauche es, und morgen – die Panik kriecht nach oben – ist es dann vielleicht nicht mehr da. Und dann? Also, lieber mal mitnehmen. Selbst Käse, den fettarmen Harzer natürlich, denn könnte ja sein, dass ich irgendwann … Zeitschriften über die Gegenden, Wunder und Genüsse dieser Welt, und, und, und. Ich muss also mächtig ranschaffen. Ich investiere viel in diese Krankheit. Viel zu viel. Es wäre bedeutend günstiger, für meine Gesundheit zu bezahlen.

Also arbeite ich sehr viel mehr, als ich müsste. Wäre ich angestellt, wäre ich wahrscheinlich bis zu meiner Genesung krankgeschrieben oder zumindest auf Teilzeit gesetzt.

Das würde mich aber umbringen, darum bin ich froh, dass ich mittlerweile selbstständig bin. Was mich umbringen würde? Die Langeweile. Denn wer sich langweilt, horcht in sich hinein. Er spürt seine Bedürfnisse. In meinem Fall bedeutet das: Ich spüre den Hunger, ich höre meinen Körper nach Essen rufen, ach was, ich höre ihn danach BRÜLLEN.

Natürlich habe ich Hunger. Die ganze Zeit, 24 Stunden am Tag, 1440 Minuten, 86 400 Sekunden habe ich Hunger. Der Gedanke an Essen verfolgt mich, und in mir ist ständig der Gedanke, wie ich den Lebensmitteln entkomme. Ablenken steht auf der Agenda. Immer weiter ablenken – und das geht am besten mit Arbeit. Meist mit sinnvoller Tätigkeit und manchmal auch mit weniger sinnvoller. Manchmal auch mit purem Aktionismus. Also schreibe und beantworte ich fast die gesamten 20 Stunden meines Wachseins Mails, lese und präpariere Präsentationen, telefoniere, fahre zu Terminen, mache, schaffe, ächze, stöhne, funktioniere, wie es irgend geht. Ich definiere mich über Arbeit. Immer auf Stand-by, das rote Lämpchen leuchtet. Ich kann es nicht abschalten. Es muss brennen. Ich muss parat sein. Ich erwarte es von mir.

Genauso wie ich mich von meinem Hunger ablenke, muss ich versuchen, die Gebrechen meines geschundenen Körpers zu ignorieren. Das fällt immer schwerer, vor allem, weil andere, die mich sehen, allein durch ihre Blicke, nein: ihr Starren eindeutige Hinweise geben, dass etwas nicht stimmt. Ich mogle mich da durch. Die meisten Termine erledige ich telefonisch, spiele virtuos mit den neuen Kommunikationsmöglichkeiten. Ohne Web 2.0 wäre ich wahrscheinlich verloren. Nichts hilft besser beim Verbergen einer Krankheit als die Kanäle des Internets. Nur in der analogen Welt ist das Leiden offensichtlich. Aber spätestens im Badezimmer wird mein Leben dann wieder zur echten Qual.

Digital duschen geht leider nicht.

Das Abtrocknen, Eincremen, alleine den dicken, schweren Frotteebademantel vom Haken zu nehmen – ohne Kraft ist alles schwer, eine Last, eine Tortur durch den Tag, der einst eine Lust war. Ich sehe an mir runter und frage mich, ob es das wirklich sein kann.

Wenn ich mich nach dem Duschen sehe, erschrecke ich immer noch und immer wieder vor mir selbst. Die Oberschenkel sind dünner als die Knie. Die vielen Wunden am Körper, von denen ich nicht im Geringsten weiß, woher sie stammen könnten.

Aber der Schock hält nie lange vor, geschweige denn, dass er mich dazu brächte, etwas zu ändern. Ich sehe meinem eigenen Verfall mit einer Gelassenheit zu, die jeden Folterknecht in die Verzweiflung und letztlich wohl in die Berufsaufgabe treiben würde. Es gibt Fotos von mir, Nacktfotos, die mein Freund Volki in Südafrika von mir gemacht hat, zu den allerschlimmsten Zeiten. Ziel und Idee bei diesen Bildern war, dass sie mich nachhaltig schocken und aufrütteln sollten. Mir vor Augen führen, was ich mir antat. Volki sah die Bilder als Erster an. Zuerst schwieg er offensichtlich in tiefer Bestürzung, dann begann er zu weinen und zu reden. Solche Körper, solche Bilder habe er zuletzt »in Filmen über Konzentrationslager« gesehen. Und bei allem Respekt vor den Opfern dieser schrecklichen Zeit: Rein objektiv muss man ihm wohl recht geben. Ich sehe auf diesen Bildern aus wie eine verhungerte Leiche mit zerzausten Haaren. Es entsteht automatisch beim Betrachter die Frage: Wie kann dieser Mann selbst stehen und in die Kamera blicken? Und wie kann der Blick eines Lebenden so tot sein?

Genug Schockeffekt also? Nein. Ich stehe diesen Fotos völlig gelassen gegenüber. Ich fragte mich damals: Was hat der denn? So schlimm ist das doch gar nicht. Mittlerweile weiß ich, dass es schlimm ist. Aber sehen kann ich es noch immer nicht.

Entstanden ist dies alles aus der puren Angst heraus, wieder dick zu werden, und aus der Erinnerung an diese mitleidigen, schwerwiegenden Demütigungen des Alltags.

Aus der Erkenntnis, dass ich nur den Schalter umlegen muss, um schön Gewicht zu verlieren, immer ein wenig mehr. Aus diesem herrlichen Gefühl absoluter Kontrolle, dem Leben nach strikten Ritualen und unabänderlichen Rhythmen, Grenzen, Regeln, Zwängen. Iss dies und so viel, und lass das, dann brauchst du nicht weiter zu denken. Dann ist alles gut.

Also folge ich ironischerweise genau jenen Regeln, wie sie uns Diätbücher und Fitnesszeitschriften jeden Tag vorbeten. Und ich war drauf und dran, ewig so weiterzumachen.

Nach dem Zusammenbruch im Dezember jedoch begann tief unten in mir etwas zu wachsen. Der zarte Keim einer Pflanze. Ein Stimmchen des Zweifels verschaffte sich Gehör, und es fragte vorsichtig an, ob das denn alles wohl so richtig und sinnvoll sei, was ich da tat. Noch längst war ich nicht bereit, dieser Pflanze Nahrung zu geben, sie großzuziehen oder auf irgendwelche Stimmen zu hören, die etwas anderes sagten als »Iss das nicht, du wirst fett!«.

Ich spürte dieses fremde Neue, wie ein Jucken verursachendes Haar, das nach dem Friseurbesuch im Kragen hängenblieb. Ein kleiner Störenfried, mehr nicht. Ein winziges Haltesignal, aber keine Weiche oder Bremse.

Es sollte noch ein bisschen dauern, bis ich eine Spur Vernunft annahm, es brauchte noch ein paar dieser berühmten leidvollen Erfahrungen. Um ehrlich zu sein, brauchte es noch einen ganzen Sack davon. Ich glaube fest daran, dass es keine Zufälle gibt, und deshalb ist es für mich nicht nur eine Ironie des Schicksals, dass dieser Sack ausgerechnet in der Stadt geschnürt wurde, die ich von allen auf diesem Planeten am meisten liebe.

Zimmerservice

Vancouver – letzte Station vor der Klinik

Stellen Sie sich vor, Sie hätten die Möglichkeit, rein beruflich fast zwei Wochen in Ihrer Traumstadt zu verbringen. Sagen wir, diese Stadt wäre Vancouver, British Columbia, Kanada. Stellen Sie sich weiterhin vor, dass in dieser Zeit diese Stadt von einem der größten Sportereignisse auf diesem Planeten durchgewirbelt wird: den Olympischen Winterspielen zum Beispiel. Stellen Sie sich vor, all das liegt offen und greifbar vor Ihnen – die Stadt, die Events, die Menschen, der Trubel, der Glamour, die Freude, die Spannung, all das geballte Glück – und alles, woran Sie denken können, ist, wie Sie sich ausreichend Magerquark organisieren können und wo die nächste Toilette ist.

Es wurde eine der schlimmsten Zeiten meines Lebens. Ich sage völlig uneitel die absolute Wahrheit, wenn ich behaupte, dass sich wahrscheinlich keiner der Athleten so sehr für diese Olympischen Spiele gequält hat wie ich. Sie werden es mir kaum glauben, aber ich habe tatsächlich diese knapp zwei Wochen in meiner geliebten Traumstadt Vancouver gelitten wie ein Schwein. Und ich gestehe hiermit öffentlich: Ja, ich habe die zwölf Tage dort komplett in meinem hässlichen, tristen, überteuerten Hotelzimmer verbracht. Und ich habe das olympische Motto in leichter Abwandlung gelebt: In der Nähe sein ist alles.

Die Welt war anwesend, um gemeinsam ein fröhliches Fest zu feiern, Freunde zu finden, Spaß und sportlichen Lorbeer. Ich habe Magerjoghurt gesucht. Nur an den Abenden war ich für wenige Stunden im Deutschen Haus des Olympischen Sportbundes (DOSB). Und das auch nur, weil Axel, Chef des Unternehmens, das den DOSB vermarktet, mir meinen eigenen VIP-Shuttle-Service, meinen exquisiten Kranken-Transport, einrichtete: Attention, Very Ill Person. Denn im Deutschen Haus, Downtown Vancouver, lag im Erdgeschoss, gleich links neben dem Eingang, hinter den Körperscannern, mein temporärer Arbeitsplatz: Ich war mit der Betreuung und Koordination des Medienzentrums im Deutschen Haus beauftragt. Ich, das Gerippe, der Geliebte von Anna, Herrscher über das Magerquark-Imperium.

Okay, ab und zu war ich im Supermarkt, um meine Vorräte aufzustocken. Offenbar wachsen Discounter mit der Größe ihres Landes. Denn die kanadischen Warenhallen übertrafen selbst die, die ich aus den USA und Südafrika kannte. Auf meiner persönlichen Ratingliste bekommen sie ein Triple A: Alles Außer Autos.

Und so startete ich nahezu jeden Tag meinen ganz eigenen Riesenslalom. Ich ließ die Backwaren links liegen, schlängelte mich geschmeidig und blitzschnell an den XXXL-Packungen von Chocolate Chips, Crackern & Co. vorbei, schnurstracks zum Magerquark. Regale voller NO-FAT-Produkte, glas-, flaschen-, tüten-, eimerweise. Ein wahres Schlaraffenland. Fett: 0, Kalorien: 0, Kohlenhydrate: 0. Alles da, was Christian brauchte.

Das, dachte ich, sind doch mal Nährstofftabellen, die echt Gehalt haben. Sie lasen sich wie ein Liebesbrief. Manchmal wunderte es mich, dass es nicht bereits Joghurt mit negativen Fettwerten gab. »Minus 2 Prozent Fett – abnehmen beim Essen!« Das wäre ein Slogan nicht nur nach amerikanischem Muster, sondern auch ganz nach meinem Geschmack.

Keine Frage: Ich genoss den Aufenthalt in meinem neonlichtbeschienenen Paradies, während sie oben im sonnigen Whistler Mountain schnell abfuhren, weit sprangen, scharf schossen und Goldsilberbronze-Zeremonien feierten.

Ich war glücklich auf meiner Piste, hier unten in der grauen Ecke Vancouvers. Der Einkaufswagen gab mir Halt, die schwer im drahtigen Wagenbauch ruhenden Nullkommanull-Produkte Sicherheit, und die Regale zeigten mir den Weg. Der irgendwann aber auch einmal zur Kasse führte und unweigerlich zur Frage: Wie schaffe ich das alles wieder in mein Ferienverlies? Manchmal half mir ein zuvorkommender Mitarbeiter. Er gab sein Mögliches im Dreikampf Tütenträger, Einkaufswagenanschieber und Wegfreiräumer. Ohne ihn und pfundweise Quark hätte ich diese Reise sicherlich nicht überstanden.

Und damit wären die dunklen Ahnungen meiner guten Freundin Steffi erfüllt gewesen. Meine Ein-und-Alles-Steffi. Die Steffi, ohne die es mich schon längst nicht mehr gegeben hätte. Natürlich begleitete sie mich auch zum Flughafen, und ich spürte, dass sie nicht unbedingt damit rechnete, mich dort auch wieder abholen zu können.

Sicher habe ich schon erwähnt, dass ich nicht an Zufälle glaube? Ich sage das nämlich oft, weil ich einfach nicht daran glaube, dass das Leben aus einer Aneinanderreihung mehr oder weniger glücklicher Zufälle bestehen soll. Ich schleppte mich also in den Lufthansa-Flieger, der mich womöglich zum letzten Mal auf Reisen schickte. Ich hielt mir die Rundum-Fürsorge der Flugbegleiter vom Leib, indem ich ihnen mal wieder meine Geschichte auftischte: dass ich »gerade krank« sei, bestimmte Dinge »nicht essen und nicht trinken« dürfe. Und so gab ich die Menükarte mit einem betont routiniert gemurmelten »Danke, Apfel oder Papaya genügen und Tee mit Süßstoff und Cola light, aber bitte keine Banane« zurück. Und dabei fiel mein Blick auf die silberne Tafel mit dem weißen Schlüssel auf rotem Wappengrund. »Dieses Flugzeug«, stand da, »trägt den Namen der Stadt Worms.« Worms am Rhein. Sollte ich meine letzte Reise tatsächlich in einem Flieger antreten, der den Namen Worms trägt? Worms ist mein Geburtsort.

Mein Schwager, Bernd der Arzt, hatte lange die dürre Hoffnung, dass der Pilot mich vielleicht erspähen und sich weigern könnte, ein laufendes Skelett in den Himmel zu heben. Der Flieger startete, mit mir an Bord. Vorher hatte ich mir bequeme Sitze in der ersten Reihe gesichert. Denn »ich bin krank und muss ständig auf die Toilette«. Es brauchte nur diese paar dürren Worte, alles andere stand in meinem Gesicht, auf meinem Körper in fetten Buchstaben geschrieben. Auch am Lufthansa-Schalter funktionierte diese Tour. So eine Magersucht, dachte ich, ist auch zu etwas nutze. Sogar für dieses Verhalten kennt die Psychotherapie einen Begriff: »Krankheitsgewinn«.

Wieder einmal war mein Wille also stärker gewesen als das Körperchen, auf dem ein voller Kopf saß. Und an dem diese dünnen Ärmchen hingen, die gerade damit beschäftigt waren, Einkaufstüten zu schleppen, vollgestopft mit Waren für den monatlichen Gebrauch. Knapp zwei Wochen war ich in Vancouver, das für mich eigentlich nur der Name eines weiteren meiner Burgzimmer war. Ich hamsterte die Ware, als würde in Kanada morgen eine Ausgangssperre verhängt. Ich richtete mir alles so ein wie zu Hause, auf Pluto. Und auf einige wirkte ich sicher auch wie ein Außerirdischer. Stakkatohafte Bewegungen, vermummt, eingepackt. In den vielen Pullis und Jacken sah ich aus wie das Michelin-Männchen. Der Hügel, an dessen Fuß der Supermarkt lag, musste auf dem Rückweg wieder erklommen werden. Es war für mich jedes Mal so, als müsste ich den Gipfel des Mount Logan besteigen, den mit 5959 Metern höchsten Berg dieses Riesenlandes. Und dann verschwand ich in meinem Basislager, diesem zweitklassigen Apart-Hotel. Ich bereitete mein Menü, packte mich ein und guckte Olympia im TV. Bibbernd vor Kälte, nicht vor Anspannung. Die dicke Decke lastete schwer auf meinem Körper. Zu wärmen vermochte sie mich nicht. Mich fror von innen, immer.

Ich hatte mir die Entscheidung herzufahren nicht leichtgemacht. Früher hätte ich alles gegeben für die Möglichkeit, in meine Traumstadt zu fliegen und sogar noch Geld dafür zu bekommen. Noch dazu während der Olympischen Spiele. Eine Stadt im Einnahmezustand. Doch das war früher, als ich noch alleine lebte. Jetzt hatte ich diese feste Partnerschaft mit Anna.

Und so habe ich wochenlang mit mir gerungen. Eigentlich war ich überzeugt davon, dass nichts daraus werden würde. Meine Unsicherheit haben die Veranstalter zu spüren bekommen, weil ich mir lange eine Hintertür offenließ. Eher ein stets sperrangelweit offen stehendes Tor, das sich erst gar nicht lohnte zu schließen. Lag hinter ihm doch meine beinahe täglich benutzte Route, mein Fluchtweg.

Es war ein klassisches Ämter-Verhalten: Abstimmen, Einladung, Zusagen, Beteuern, Hinauszögern, Aussitzen, Zurückrudern, Absagen. Schließlich der Kompromiss: Drei Wochen dauerten die Spiele, ich fuhr für zwölf Tage hin. Das Ergebnis lag somit zwischen Christians Wunschdenken und Annas Willenskraft. Ich hatte ständig Bedenken, hatte Panik, wusste nicht, wie ich das alles managen sollte. Man lässt seine Zwänge nicht so einfach zu Hause. Sie zwängten sich in mein Reisegepäck, machten den Ballast, den ich mit mir Richtung Nordwesten schleppte, noch schwerer. Und dann diese vielen Kontakte, diese Abendveranstaltungen, diese Menschen. Ich fühlte mich schon jetzt durchschaut.

Daran, dass ich flog, war diese Pflicht schuld. Ich musste. Ich war verantwortlich. Nicht fliegen heißt nicht funktionieren. Nicht funktionieren geht nicht. Also flog ich und redete mir ein, dass ich »das schon hinbekommen werde«. Drei Tage vor Abflug bekam ich zwar noch einmal kalte Füße, noch kälter, als sie ohnehin waren. Wieder kroch die Panik in mir hoch. Wie sollte ich in diesem Übermaß an Reizen meinen Mangel verwalten, wie den sich vor Essen biegenden Buffettischen entgehen?

Ich dachte schon bei der Ankunft: Das werden anstrengende Tage. Und sie wurden es auch. Ich fror rund zwei Wochen lang, hatte dicke Füße und auch ansonsten strengte mich alles an. Es gab Tage, da war es besonders schlecht. Alles in allem hatte ich sicher schon bessere Ideen, als nach Vancouver zu gehen, aber ich wollte mir das nicht entgehen lassen. Dabei entging mir alles, weshalb ich gekommen war. Die Olympischen Spiele 2010 fanden für mich im Fernseher meines Hotelzimmers statt. Immer wieder ging es mir auch hier wieder durch den Kopf: Warum machst du das? Für wen? Wie lange soll das denn noch so gehen? Genieße die Zeit hier doch endlich. Da war ich fast zwei Wochen in meiner Traumstadt und konnte nichts machen. Gar nichts. Und mein Hirn hatte einfach keine Antworten für mich, keine, die die Minuten überdauerten, und schon gar keine, die eine nachhaltige Änderung auszulösen vermochten.

Alles war eine Qual, ein Absitzen von Zeit in der Hoffnung, bald wieder zu Hause sein zu können, um alles so zu machen wie immer: (wenig) Essen, Sport, Arbeit. Alles war an seinem Platz. Der Alltag, so schwer er auch war, hatte eine Art Leichtigkeit.

Es war schon übel losgegangen. Wegen des angekündigten Pilotenstreiks musste ich schon früher fliegen. Alles wurde hektisch. Hektik und Eile vertrugen sich null mit meinem körperlichen Zustand. Ich merkte noch lange später, dass die Zeit in Vancouver enorm viel Kraft gekostet hatte. Insbesondere die Beine waren sehr schwach. Immerhin: Jetlag hatte ich keinen. Wie eigentlich meistens. Weil ich ohnehin nie richtig schlafe.

Ich konnte also die Stadt, meine Stadt, nicht genießen, überhaupt nicht. Aber was ich heute noch viel schlimmer finde: Es machte mir nichts aus. Ich ärgerte mich nicht einmal darüber.

Da war diese riesige, flächendeckende Gleichgültigkeit in mir. Es rauschte an mir vorbei wie ein Eishockey-Puck nach einem Schlagschuss von der Blauen Linie. Schon wieder einen spannenden Wettbewerb verpasst? Na und? Gar nicht im Zentrum gewesen, gar nicht über die Coal Harbour Promenade flaniert. Es gibt Schlimmeres. Es grämte mich alles nicht. »Kein Süßstoff mehr da, und die Cola light geht aus, nur noch drei Zwei-Liter-Flaschen bis morgen. Um Himmels willen. Ich muss noch mal los.« Das waren Probleme!

Das war das Erschreckende: Ich konnte nicht nur Vancouver nicht genießen, ich konnte gar nichts mehr genießen – und ich konnte mir nicht einmal vorstellen, etwas zu genießen, so dass es mich hätte ärgern können, wenn ich merkte, dass es mir entging. Ich war nur noch eine stoisch tickende Magerquark-Gemüse-Süßstoff-Maschine, die zu vorgegebenen Zeiten streng regulierte Mini-Mengen an Nahrung zu sich nahm und ansonsten im Sinne des Protokolls funktionierte.

Ich schüttelte Hände im Deutschen Haus, stellte Kontakte her, organisierte Treffen, nickte zu irgendwelchen Vorträgen und Gesprächen und mied die Buffets.

Schließlich kehrte ich nach Deutschland zurück, in meine Stadt, meine Wohnung, meine Küche, und tischte mir denselben nährstofflosen Mist auf wie 10 000 Kilometer weiter westlich. Mein Leben war ein widerlicher Batzen Magerquark, eine farb- und geschmacklose, genussfreie Masse, die mir durch die dürren Finger rann und versickerte.

Mittlerweile war es mir gleichgültig. Natürlich stellte ich mir immer noch und immer wieder dieselben Fragen: Warum will ich so dünn sein? Was will ich dafür alles in Kauf nehmen? Und warum? Wann will ich wieder anfangen zu leben? Aber ich stellte sie nur noch reflexartig, aus Gewohnheit. Einfach so. Irgendeiner musste ja Fragen stellen.

Aber mehr und mehr waren mir auch die Antworten auf diese Fragen egal. Eigentlich wollte ich gar keine mehr. Ich wollte nur noch in Ruhe leben. Leben? Vegetieren.

Vielleicht war es dieser Zustand der Gleichgültigkeit, dieses unbeteiligte Gefühl beim Blick auf das eigene Verrecken, der mir schließlich zumindest einen kleinen Schrecken einjagte: Was nur rauschte da alles an mir vorbei? All das, was ich früher so gemocht hatte: Reisen, Essen, Musik, Lachen, Genuss eben. Es war wie gesagt nur ein kleiner Schreck, aber er war immerhin groß genug, um mich dazu zu bewegen, den nächsten Schritt zu tun. Mir Hilfe zu suchen.

Aber dass ich schließlich doch begann, einen Ausweg aus dieser Hungermühle zu beschreiten, ist nicht mir selbst zu verdanken.

Das resultierte aus der Hartnäckigkeit der Menschen, die mich dazu drängten. Die Druck aufbauten und ihn aufrecht hielten, obwohl ich alles tat, um sie zu ignorieren und wegzubeißen. Das waren vor allem meine Schwester, ihr Mann, der als Arzt all seine Kompetenz und seine Ehre in die Waagschale warf, und nicht zuletzt meine Freundin Steffi, die mich niemals im Stich gelassen hat.

Das weiß ich heute, und dafür bin ich unendlich dankbar. Nun denken Sie aber nicht, dass ich das alles damals schon in dieser Breite erkannte oder überhaupt nur ansatzweise an mich heranließ. Ich habe gesagt, ich war bereit, einen Schritt zu tun. Einen. Und ich tat ihn schmollend, widerstrebend, scheinbar über den Dingen stehend. Fassungslos darüber, dass in meine Privatsphäre eingegriffen wurde, von denen, die ich noch vor wenigen Monaten darin nach Lust und Laune herumtoben ließ. Es waren Menschen dabei, die mich tiefer in ihr Herz geschlossen hatten, als ich es für möglich hielt.

Einfach um meine Ruhe vor den Störenfrieden zu haben, stimmte ich im Frühjahr 2010 zu, für drei Monate in stationäre Behandlung zu gehen. Die Wahl fiel auf die Schön Klinik Roseneck, eine Fach-Einrichtung für Menschen mit Essstörung in Prien am schönen Chiemsee. Zwischen den durch die Empfangshalle herumschlurfenden Magerzombies und der Chiemsee-Promenade mit pfeifender Dampflok, diversen Cafés, Restaurants, Ausflugsschiffchen und üppig gefüllten Kuchentheken lagen nur wenige Meter. Aber dennoch Lichtjahre.

Herübergeschwappt vom See ist immerhin die Fähigkeit, Image auf- und auszubauen. Roseneck hat einen tadellosen Ruf. Wem die Magersucht das Leben gemopst hat, der versucht es in Roseneck wiederzufinden. So ist es zu hören und zu lesen, im Web, im TV, in Zeitschriften, Büchern, in Selbstdarstellungen. Dort habe ich sehr viel über die Magersucht gelernt.

Nur nicht, wie ich sie loswerde.

Krankenhauskost, die Erste

In der Klinik – Illusionen in Weiß

Das Erste, was mir bei meiner Ankunft in der Schön Klinik Roseneck auffiel, war dieses kleine Schild. Angebracht an einer Hebevorrichtung für Rollstühle, direkt neben dem Eingang. Die Front des kleinen Lifts scheint aus einer Art Geländer zu bestehen. Es ist aber das bewegliche Einfahrtstor – entsprechende Vorsicht ist also geboten. Darum steht da auch in schwarzen Blockbuchstaben:

»BITTE NICHT AUFLEHNEN!«

Die Doppeldeutigkeit sprang mir sofort ins Auge, rang mir gar ein Schmunzeln ab. Innerlich nur, aber immerhin war es eine Emotion, und das gleich bei Ankunft. Er schien tatsächlich magische Kräfte zu haben, dieser Ort, an dem man sich doch »bitte nicht auflehnen« sollte. Ich ahnte noch nichts von der Bedeutungsschwangerschaft, die diese Worte in sich trugen. Hier war beliebt, wer funktionierte.

Ich funktionierte auch an diesem milden Mittwochmorgen Ende April perfekt. Kein Sentiment, das den Ablauf stören könnte, keine Irritation, keine Nervosität, keine Vorfreude auf Leben nach der Rückkehr. Nicht das geringste Interesse an Antworten auf Fragen wie: Was wird wohl auf mich zukommen? Wie werden die Leute dort sein? Werde ich wieder gesund? Es war mir egal. Ich sollte dahin. Also ging ich dahin.

Aufstehen! Fahren! Ankommen! Einchecken! Pünktlich! Es hört sich roboterhaft an und wurde auch genauso durchgezogen. Eingerechnet hatte ich auch Zeitfaktor X für unzählige Wasserlassunterbrechungen. »Es gibt doch viel zu wenige Parkplätze!«, schrie ich, als ich mir ob mangelnder Haltebuchten wieder mal fast in die Hose machte. Die eigenwilligen Körperfunktionen richten sich nicht nach den Konzepten deutscher Straßenplaner. Und so kam es, dass ich auch schon mal den Standstreifen als Kurzparkpinkelpausenzone missbrauchte. Zudem hatte ich mittlerweile einige Routine darin, es auch hinterm Steuer sitzend und in voller Fahrt laufen zu lassen. Mein Auto war längst sonderausgestattet mit im Kino ergatterten XXL-Bechern, Flaschen, Tüten und Papiertüchern. Diese Krankheit lässt dich erstaunliche Dinge lernen, und sie beflügelt die Kreativität, sich das Leben nach seinen Bedürfnissen still und heimlich einzurichten, egal an welchem Ort. Wenn es sein muss, mitten auf der Autobahn.

Bisher hatte ich trotz dieser lebensgefährlichen Manöver immer mein Fahrtziel erreicht. Auch dieses Mal. Ankunft Chiemsee, Prien, Roseneck, April 2010. Der Himmel war blau, die Sonne strahlte, alles war hell und roch nach Neubeginn. Nur bei mir wollte sich keine Aufbruchsstimmung einstellen. Das lag nicht nur an der Gewissheit, dass ich nun für drei Monate interniert sein würde, umgeben von lauter kranken, depressiven, ausgebrannten, grenzerfahrenen, jungen und vor allem essgestörten Menschen, zu denen ich mich nach wie vor nicht rechnete. Es lag auch daran, dass ich grundsätzlich zu keinen tiefer gehenden Gefühlsregungen fähig war. Mir war nach wie vor immer kalt, alles tat weh, das Leben war Elend und Mühsal. Da konnte ich keine gesteigerte Gedankenkraft für Themen wie das Wetter oder Gefühle für so etwas unerwünscht Aufreibendes wie einen »Neubeginn« aufbringen. Meine Einstellung war: Augen auf und durch, Hauptsache, danach herrscht wieder Ruhe.

Fast stoisch stand ich also nach meiner Ankunft an der Rezeption, machte das, was ich schon als Journalist immer gemacht hatte, wenn ich auf unbekanntem Terrain arbeitete: Location checken. Optionen schaffen, Gegend erkunden, Menschen studieren. Systematisch Schwächen im System finden, statt systemische Fehler bei mir selbst zu suchen. Wie gesagt: Ich hielt mich nicht für krank. Ich hatte noch nicht annähernd das Gefühl, dass ein Mensch mit extremem Untergewicht krank sein könnte, geschweige denn in Lebensgefahr – für einen 1,84-Mann mit 42 Kilo auf den brüchigen Rippen, der knapp dem Organversagen entgangen war, eine bemerkenswert ignorante Einstellung. Aber ich war ja, wie gesagt, mit anderen Dingen beschäftigt. Stichwort: Ich war im Dienst der guten Sache unterwegs, immer und überall, ich war im Krieg gegen die Kalorien, im Kampf gegen jede einzelne von ihnen.

In dieser Hinsicht stellte das »Projekt Prien« eine Herausforderung der besonderen Art dar. Natürlich waren Diät- und Light-Produkte jeder Art im Haus streng verboten. Es gab da eine Liste, auf der so etwas stand wie: »Im Zimmer soll sich nicht mehr als eine Tagesration folgender Lebensmittel befinden: …« Es wurden in der Folge solche Albernheiten aufgezählt wie »100 g Schokolade oder 100 g Bonbons, 1 Packung Kekse (125 g)«. Nichts von dem war bei mir zu finden. Dafür fast alles von dem, was unter der dick unterstrichenen Zwischenüberschrift »Nicht erlaubt sind: …« stand. Süßstoff zum Beispiel, Light- und Diätprodukte, Gewürze jeder Art, Elektro- und Sportgeräte.

Ich hatte für solche Schreiben vollstes Verständnis und einen Kofferraum voll mit Coke Zero, SevenUp light, Süßstoff in allen Aggregatzuständen, Magerquark (0,2% Fett) oder Joghurt (0,1%) sicher in der Tiefgarage verstaut. Der Kühl- und Lagerraum kostete mich – so stand es in der Anmeldung für die Tiefgarage – zwei Euro Miete pro Tag. Ein echtes Schnäppchen.

Die Mahlzeiten wurden im gemeinschaftlichen Essraum mit allen Patienten gemeinsam eingenommen. Alle – Magersüchtige, Ess-Brechsüchtige, Fettsüchtige, Borderliner, Ausgebrannte, Depressive – bekamen die gleichen Mahlzeiten. Hier sollte niemand seine Spezialdiät erhalten – alle sollten sich daran gewöhnen, wieder normal zu essen. Alle essen gleich, alle sind gleich.

Nur an der Anordnung der Tische war so etwas wie eine ganz eigene Hierarchie zu erkennen: Ganz hinten an der Wand stand die Essplatte für Einsteiger, »Essprotokolltisch« genannt, eine Art Tafelrunde der Ritter von ganz trauriger Gestalt. Wer sich aber morgens, mittags und abends artig durch den verordneten und festgeschriebenen »Grundbedarf« futterte, bekam eine echte Aufstiegschance: den »Gemeinschaftstisch«. Ihm folgte der »Familientisch«, und als Krönung der wieder entdeckten Esskultur: der »Freie Tisch«. Um an einem neuen Tisch Platz nehmen zu dürfen, war aber nicht nur die Menge der Nahrungsaufnahme ausschlaggebend. Denn auch das Tempo beim Essen spielte eine Rolle. Dabei wurden beachtliche Rekorde erzielt. Nie hätte ich es für möglich gehalten, dass es eine Fußballspielhälfte inklusive Nachspielzeit lang dauern könnte, ein Brötchen aufzuschneiden, zu schmieren, zu belegen und – beinahe – vollständig zu verputzen. Ein vor allem für das Publikum quälendes Schauspiel. Beißende Blicke begleiten die sich scheinbar durch Gummi knabbernde Leidensgenossin. Geredet wird kaum bis gar nicht. Was auch? Welche Themen könnten als Tischkommunikation geeignet sein? Es ist dies eine der wenigen Fragen, für die in der Klinik keine schwarz auf weiß fixierten Vorgaben existieren. Was längst nicht heißt, dass es keine Kommunikationsregeln gibt. Im Gegenteil, es sind die strengsten von allen. Gelernt sind sie schnell: Tabu ist fast alles. Weil man sich an allem den Mund verbrennen könnte. Keiner weiß, welch fatale Folgen ein lockerer Spruch, ein unbedachtes Wort, ein belangloser Satz, eine arglos gestellte Frage, eine unbedarft in die Tiefe des Raumes geworfene Erwiderung, eine vermeintlich harmlose Anmerkung haben könnte.

Überhaupt steht hier alles unter einem dringenden Trigger-Verdacht. »Triggern« ist Psychosprech für eine Art Schlüssel-Reizwort, das im Gegenüber Erinnerungen freisetzt, die im schlimmsten Fall als gerade erlebt empfunden werden. Immerzu triggert irgendetwas irgendjemanden. In dieser fragil-knisternden Atmosphäre über seine Vita reden? Gefährlich! Über die Vergangenheit der anderen? Lebensmüde! Fußball? Albern! Politik? Doof! Gesellschaft? Hä! Essen? Sehr witzig. Wetter? Spießer!

So bleiben kaum geeignete Themen übrig. Gesprochen wird aber schon. Doch auch die Konversation ist medizinisch verordnet. »Blitzlicht« heißt das skurrile Ritual, das einem als Vor- sowie Nachspeise aufgetischt wird. Man soll beim »Blitzen« eine Kurzbeschreibung seines aktuellen Geisteszustandes abgeben. Der Name dieses Rituals kann jedoch unmöglich von »Geistesblitz« abgeleitet worden sein. Es ist vielmehr ein pflichtschuldig-lustloses Herunterleiern auswendig gelernter Floskeln und Plattitüden, das ohne die Adjektive »gut« und »schlecht« auskommen muss. Diese nämlich seien nur Beiworte einer schwachen Phantasie und vermögen keine genaue Darstellung der aktuellen Verfassung zu liefern. Es folgen uninspirierte Versatzstücke auf vordefinierte Fragen: Wie fühle ich mich gerade? Welches Ziel habe ich mir für die Mahlzeit vorgenommen, z. B. bezüglich der Mengengröße, des Esstempos, verbotener Nahrungsmittel etc.?

Beim Abschlussblitzen darf man sich dann sogar richtig auskotzen. Verbal natürlich nur. Was hat mich gestört? Welchen Regelverstoß habe ich begangen und, viel schlimmer: welchen die anderen? Was hat mich »echt getriggert«?

So ging es zu am Ess-Erstklässler-Tisch. Ich saß mit dem Rücken zur Wand, mit freiem Blick auf ein mögliches Minimalziel, den »Gemeinschaftstisch«. Er war gerade einen Meter entfernt. Ich muss wohl nicht erwähnen, dass ich sitzenblieb. Klassenziel nicht erreicht.

Denn ich dachte ja nicht im Traum daran, hier mehr als einen Fußbreit von meinen Gewohnheiten abzuweichen. Gruppentherapie, gemeinsame Mahlzeiten, Gemeinschaftsaktivitäten – geschenkt. Aber soweit es irgendwie möglich war, wollte ich meinen persönlichen Essensplan durchziehen. Ich fühlte mich dabei sehr individuell. Wie alle. Deshalb war das hier irgendwie eine Versammlung der individuellen Masse. Jeder dachte gleich und agierte gleich. Es war ein einziges Betrügen und Selbstbetrügen. Wie die Lemminge werden Patienten durch den Tag geschleust.

Allmorgendliche Sammelstelle war der Vorraum zum Essenssaal.

Es wurde kein Wort zu viel gesprochen. Ein Witzchen fallenzulassen, um die Lage zu entspannen, empfahl sich schon gar nicht. Wirklich niemand wollte hier locker sein und sich seine schlechte Laune verderben lassen. Schließlich war man nicht zum Spaß hier, vielmehr stand schon am frühen Morgen, kurz vor sieben, der Ernst dieses Kliniklebens auf dem Programm, es stand Essen auf dem Plan. Und so lief es dann auch ab: planmäßig. Tür auf, rein, Anwesenheit quittieren, ran an die Töpfe und Körbe, Tassen, Teller und Gläser, und immer an den Einsatz mürrisch-böser Blicke und den der Ellenbogen denken.

Etwas Groteskeres als die Suche nach dem einzig wahren Brötchen habe ich vorher nie gesehen. Da wird abgewägt und im Kopf abgewogen, zu groß, zu klein, zu wenig Sesam, zu viel Kürbiskern, zu rund, zu eckig. Sie glauben gar nicht, was einem an einem Brötchen alles nicht gefallen kann. Es wird gewählt, untersucht, verworfen, gewühlt, gesucht, gefunden. Die Schlange wird länger und länger. Die Nerven aller Beteiligten sind zum Zerreißen gespannt, der Druck in diesem Raum ist mit Händen zu greifen. Oder mit der Brötchenzange.

Wer tagein, tagaus inmitten depressiver, neurotischer, angespannter – also völlig normaler Brech-, Fett- oder Magersüchtiger arbeitet, verliert seine Sensibilität. Vielleicht ist das alles auch nur so zu ertragen. Die Servicekräfte jedenfalls haben sich bis auf wenige Ausnahmen ein dickes Fell zugelegt, einen Panzer gegen Übergriffigkeiten, aus dem heraus sich auch noch reichlich Giftpfeile abschießen lassen. Sie haben sich mit den Ritualen der Essgestörten längst arrangiert. Für sie ist es nur ein Arbeitsplatz, für ihre Gäste die zum Speiseraum gewordene Hölle.

Jeder schweigt fein still, weil alle, die diese geflochtenen schweren Körbe voll mit Backwaren endlich erreicht haben, gleich funktionieren. »Müsli-, Quark- und Joghurtschälchen sollen nicht überquellen«, heißt es im zweiten der Roseneck'schen Frühstücksgebote. Tun sie aber. Und wie. Die Gesetze der Physik werden bis aufs Äußerste strapaziert, und ich frage mich, wie man es schafft, rund 100 Gramm Quark in ein Glasschälchen zu zwängen, das eigentlich nur etwas mehr als der Hälfte dieser Masse Raum bietet. Im Marmeladentöpfchen sieht es nicht anders aus. Alles in diesem Raum ist gespannt, sogar die Oberflächen.

Massen werden an die Tische gebracht. Doch wird hier längst nicht von allem gegessen, was aufs Tablett kommt. Die Magersüchtigen wahren den Schein, tragen auf ihre Teller, was hier als Grundportion gefordert wird, aber geben sich dann alle Mühe, den Boden ihres Schälchens nie zu erreichen.

Es ist ein bizarrer Anblick, wenn junge Frauen ihre Tabletts, die schwerer zu sein scheinen als sie selbst, in Zeitlupentempo an ihre Plätze schaffen. Ein Schlauch in der Nase ist äußerliches Zeichen innerer Kämpfe, einer Zerrissenheit, die zumindest temporär via Nasensonde verabreichter Brei-Einheiten gekittet werden soll … Irgendwer hat immer verheulte Augen, einen verzweifelten Blick, eine Wut im Bauch, befindet sich in einem tranceartigen Zustand, abgetaucht in seine ganz eigene Welt …

Ein jeder hofft, dass er die verlangte Grammzahl in der vorgeschriebenen Zeit zunimmt. Ansonsten gibt's Kalorien pur aus der Hausapotheke, per Strohhalm in Schoko-, Vanille-, Pfirsich- oder Zitronen-Geschmack, oder als Alternative die Einweisung in die Geschlossene.

Wie so vieles war mir auch das egal. Eine andere Sicht der Dinge hätte nur mehr Stress bedeutet. Ich hatte mich in der hinteren Ecke des großen tristen Essensaals gut eingerichtet. Meine Gedanken kreisten immer um die anderen, nie um mich. »Meine Güte«, dachte ich, »so viele kranke junge Menschen auf einem Haufen, denen muss doch geholfen werden!« Ich war in meinem Element. Und so reichte ich selbstlos zunächst einmal diese für Magersüchtige hochexplosive, flüssige Kalorienbombe namens »Frubienzym«, die auch ich mir in Ermangelung von Einsicht am Hausapothekenschalter abzuholen hatte (»Vanille und Pfirsich, bitte!«), weiter an die, die es doch so viel nötiger haben als ich. Ich investierte all meine Kraft in andere. Ich hatte von Natur aus genug davon. Ich brauchte mir keine Kraft anzutrinken. Ich wurde zum, wie es meine Therapeutin später ausdrückte, Co-Therapeuten. Ich half, wo ich konnte. Und beschäftigte mich möglichst wenig mit mir selbst.

Irgendjemand hatte einmal bestimmt, was normal zu sein hat in dieser essgestörten Welt, und entsprechende Gleichungen aufgestellt. Zum Beispiel die: 2 Scheiben Brot = 1 Brötchen oder: 1 Brezel = 1 Scheibe Brot. Beim Samstags-Eintopf gilt: 1 Portion = 2 Teller plus 2 Scheiben Brot. Das konnte ich ja alles gerade noch nachvollziehen, wenn auch ungern. Die geforderten Mengen waren für mich dagegen nicht nachvollziehbar.

Hier ist eine Auswahl der Roseneck'schen Frühstücksgebote:

- Maximal zwei Sorten Marmelade sind erlaubt.
- Maximal zwei kleine und eine große Glasschale, einmal Saft, einmal Milch sowie zwei Teller.
- Zwei Brötchen mit Butter und – flächendeckend – sonstigem Belag sind der Grundbedarf, Müsli etc. gilt nicht als Ersatz für Grundbedarf.
- Auf ein Brötchen gehören ein Päckchen (10 g) Butter oder 10 g Margarine.
- Auf eine Scheibe Brot kommt ½ Päckchen Butter (5 g) oder 5 g Margarine.
- Ausnahmen müssen mit dem Bezugstherapeuten abgesprochen werden.

Wie war das? Zehn Gramm Marmelade auf zwei Schalen, nein ... Zweimal Milch entspricht einem Brot ... ach ... Ich verinnerlichte diese Essensgesetze nie, weil ich sie nie anwendete. Schon morgens um 6.55 Uhr war meine Essenswelt in völliger Unordnung. Und das war erst der Anfang ...

Um 11.55 Uhr ging das Essensdilemma weiter: Suppe und Salat mit Dressing plus Hauptmahlzeit sind Pflicht. Wasser ja, aber bitte nur ein Glas. Nachschlag bekommt man immer nur »vom selben Gericht und nur, wenn die komplette Hauptmahlzeit einschließlich Soße aufgegessen worden ist«. Das Abendessen, serviert um 18 Uhr, war der krönende Abschluss: Drei Scheiben Brot sollte man vertilgen, inklusive Butter und Belag (Wurst, Käse, Marmelade), dazu Salat und/oder Gemüse. Diese Portionen sind sicherlich auch für so einige Menschen ohne Essstörung eine Herausforderung.

Selbstredend habe ich zu keiner Zeit die verordnete Menge auch nur annähernd zu mir genommen. Ich dachte nicht mal daran. Die Produkte wurden einfach ausgetauscht. Schalen, Schälchen und Teller hatte ich längst aufs Zimmer geschleppt, um sie dann im Schutz der eigenen vier Einzelzimmerwände mit den Lebensmitteln zu füllen, die mir täglicher Grundbedarf waren. Alles wurde im Zimmer vorsichtig im Rucksack verstaut und dann mit immer geübteren Fingern und Manövern auf dem Tisch im Essenssaal platziert. Gerade so, als käme es frisch vom Buffet. Das Einzige, was dem an der Theke angebotenen nahrhaft-gehaltvollen Quark entsprach, war das Käseweiß. Auch den Begriff »Zuckeraustauschstoff« nahm ich ernst und überhaupt sehr wörtlich.

An die ersten Gespräche, die ich en passant absolvierte, kann ich mich gar nicht mehr erinnern. Meine Gedanken waren woanders, die Planungsmaschinerie ratterte: Wird man auch außerhalb des Essraums überwacht, gibt es Zimmerkontrollen? Wann bekomme ich hier Ausgang, um meine Einkaufsmöglichkeiten zu nutzen, meine Depots aufzufrischen? Zu den Läden im Ort gab es ganze Völkerwanderungen, die halbe Klinik traf sich hier wieder. Ebenso wie für meine Mitpatientinnen war es für mich extrem wichtig, geradezu lebensnotwendig, ganz bestimmte Produkte zu erwerben, um sie horten zu können. Selbstverständlich nicht, um sie zu konsumieren.

Ich scannte die elf Seiten lange »Patienteninformation« nur auf Schlüsselworte. Und ich war mir bewusst: Die Privatsphäre eines 43 Jahre alten privatversicherten Mannes wog, egal wie leicht er war, schwerer als die der 15 Jahre jungen Kassenpatientinnen im Doppelzimmer nebenan. So funktioniert das eben. Überall in diesen Gesundheitsfabriken.

Aber was uns alle einte, war dieser faszinierende Gleichklang: Alle Essgestörten, egal wie alt, egal woher, egal wie lange und wie oft schon hier, tickten genau gleich. Menschen, die sich nie gesehen hatten, träumten die gleichen Träume, kannten die gleichen Ängste, folgten den gleichen Zwängen. Es herrschte blindes Verständnis, unausgesprochene Übereinstimmung, unter den Magersüchtigen ebenso wie unter den Bulimikern. Manchmal fanden gar Metarmorphosen statt. »Du kommst als Magersüchtiger«, heißt einer der Sprüche dort, »und gehst als Bulimiker.« Das Programm hat die Macht, das Programm muss laufen. Das Programm heißt: Nicht die Klinik bestimmt, wie und was ich esse, sondern die Krankheit.

Der breite Konsens war frappierend. Die magersüchtigen Mitpatientinnen waren zwar mehrheitlich junge Mädchen zwischen 15 und 25 – aber sie taten alle das Gleiche wie ich: Sie tranken Cola light, suchten den fettärmsten Quark oder Joghurt, mieden Fett und Kohlenhydrate wie Vampire das Sonnenlicht. Und wie Vampire sahen wir auch aus. Was mich daran so beeindruckte: Niemand lernt, magersüchtig zu sein. Es gibt keine Informationsseiten im Internet mit dem Namen »How to become magersüchtig«. Mit einem Mal kam mir diese Krankheit – die ich ja nach wie vor nicht akzeptierte selbst zu haben – vor wie eine Viruserkrankung.

Bei Masern bekommt der Mensch Fieber, rote Punkte und wird überempfindlich gegen Licht. Bei Magersucht kauft er 0,1-prozentigen Joghurt, isst ihn mit möglichst zuckerarmem Obst und behauptet steif und fest, er sei nicht krank. Wir können alle sofort aufhören – beziehungsweise wieder anfangen mit dem Essen.

Ich persönlich investierte vornehmlich in Lebensmittel oder zumindest in das, was ich dafür hielt. Ich hamsterte gerne, und ich entsorgte noch lieber. Was schlecht wurde, warf ich großzügig weg. Nichts erfreut das Herz eines Magersüchtigen mehr als verdorbene Nahrung. »Konnte nichts essen, war ja alles abgelaufen. Mindestens seit gestern.« Das Haltbarkeitsdatum als Absolutionsformel. Hiermit erteilt: Weg damit!

So machte ich das auch schon zu Hause, seit Jahren. Keine noch so schlanke Aubergine, keine noch so dürre Landgurke, von der man nicht noch eine Scheibe abschneiden konnte. Irgendeine Unreinheit, ein undefinierbares Fleckchen, eine braune Stelle, fand sich immer. Alles muss raus. So bestand Essenszubereitung für mich vor allem aus Kaufen, Untersuchen, Abschneiden und großzügigem Wegwerfen. Darf's auch ein bisschen weniger sein?

Nun werden Sie sagen: Der betrügt sich doch nur selbst. Ja, recht haben Sie. Aber das tun alle, denn das ist das Wesen dieser Krankheit. Darum heißt sie wahrscheinlich auch Sucht: Weil wir uns so irrational und bescheuert verhalten wie Junkies, die auf der Suche danach sind, sich den nächsten Schuss zu organisieren.

Es ist dies alles meine sehr individuelle Sicht der Dinge.

Für viele ist die Klinik am See Zuflucht, Hoffnung, Versteck, Schutz, Hilfe. Allerdings für einige auch schon zum x-ten Mal, und deshalb stelle ich die Effizienz der Behandlung in Frage. Aber sie lässt einen auch in eine Welt versinken, deren Mauern blickdicht sind, undurchlässig für die Pflichten, Ängste und Demütigungen des Alltags. Alles ist Schutz. Vor denen da draußen und vor dem eigenen Ich. Die Unterschrift an der Rezeption bedeutet nicht selten die Abgabe seines Selbst, so als tausche man seine Jacke an der Garderobe gegen eines dieser kleinen Märkchen ein. Station x, Zimmer y, und: Bitte nicht auflehnen!

Als ich Mitte Juni wieder auf Pluto gelandet war, stand ich so plötzlich auf unbekanntem Terrain. Ein Außerirdischer auf seinem Heimatplaneten. »Und jetzt?«, fragte ich mich laut. Und niemand antwortete. Anna lachte leise in sich hinein, und das bisschen Christian in mir blieb stumm. Wer sagte mir denn nun, was ich zu tun hatte? Wann ich wo zu sein hatte, was es zu essen gab? Ich hatte mich mit Kopien von Essensplänen eingedeckt, alles mitgenommen, was ich in die Finger bekam, um den Klinikalltag zu Hause nachstellen zu können.

Es klappte nur rudimentär. Ich ertappte mich dabei, Sehnsucht nach dem See zu verspüren. Nach den Menschen, nach der Möglichkeit, im Mangel verwaltet zu werden. Ich wünschte mich zurück zu den Menschen, die mich verstanden, die ich bemuttern konnte und dabei doch eigentlich nur mir selbst half.

Es war diese Parallelwelt, aus der ich freiwillig ausschied. Die, in der man bald verlernt, wie die richtige da draußen funktioniert.

Vielleicht ist es unfair – aber es hat mir auch eher weniger geholfen, dass es am Chiemsee um nichts anderes ging als um Essen, Essen, Essen. Das Hirn trocknet ein, wenn man es nur noch mit einem Thema füttert. Denn auch das Denken wurde uns meist abgenommen. Das Leben dort war ein einziger »Behandlungsplan«. Hier oder dort sein um genau diese Zeit und machen, was alle machen oder was eben getan werden soll. Ich fühlte mich nach einigen Tagen wie an einer Schnur gezogen. Als schaute ich mir selbst zu, wie ich durch diese kleine Welt hier mäandere.

In der restlichen Zeit zwischen den Terminen befassten wir uns natürlich weiterhin mit dem Thema Nummer 1. Wie zeige ich meinen Willen zuzunehmen, ohne dabei auch nur ein Gramm schwerer zu werden? Wie komme ich um die Süßspeise nach dem Essen herum, wie und wo verstecke ich die verbotenen Früchte aus den Einkaufsparadiesen am effizientesten? Und bisweilen erfand man Allergien und Unverträglichkeiten gegen Nahrungsmittel, von denen Minuten vorher noch niemand wusste.

Daraus resultierte auch die bang gestellte Stuben-Frage, die jeder Rekrut vom Bund kennt: Wann gibt es wieder Zimmerkontrollen? Und natürlich gab es täglich die große Denksportaufgabe, an der alle knabbern: Wie schlage ich die Zeit zwischen den Mahlzeiten und Therapiesitzungen tot? Die meisten gingen raus, Vorräte hamstern. Und natürlich: Kalorien verbrennen.

Ich weiß nicht, ob die Mitarbeiter ein Schweigegelübde abgelegt haben oder ob sie schlicht blind sind: Aber in der Zeit, in der ich dort war, konnte ich jeden Tag Magersüchtige sehen, die im Jogging-Dress durch die Stadt rannten.

Oder die »Große Landzunge-Runde« so schnell gingen, wie es die wackeligen Beinchen zuließen. Oder die Treppenhäuser vermaßen. Natürlich hatte auch ich den Drang nach Auslauf. Anna führte ihr Hündchen an der Leine durch die Gassen. Den Touristen auf den See-Bänken musste angst und bange werden, wenn die Klinik mal wieder ihre den Essenschock verdauende Sorgenkinder ausspuckte. Kalorienkrieg, allenthalben.

Für die Therapiesitzungen hatte ich bald eine brauchbare Strategie. Ich bin Kommunikationsexperte, ich konnte schnell erfassen, was dort verlangt war – das habe ich brav geliefert. Wie gesagt: Ich wollte hier nicht gesund werden, warum auch, ich war ja nicht krank – ich wollte hier sauber durch und raus.

Hinter den verschlossenen Therapiesitzungstüren gab ich wahlweise den Betroffenen, wenn die anderen redeten, gab Fehler, bei denen ich ertappt wurde, sofort zu, lieferte die haarsträubendsten Erklärungen dafür ab und sagte ansonsten bei jeder Gelegenheit, wie viel mir das alles hier brächte. Ich philosophierte, wenn es nötig war, lüftete den Schleier und gewährte großzügig Einblick in meine Erfahrungen aus 43 Jahren Christian.

Mein Blick ging schon weit über den Kliniktellerrand hinaus: Am 11. Juni begann in Südafrika, in meinem Südafrika, die Fußball-Weltmeisterschaft, ein Pflichttermin, von dem ich nicht auch nur eine Minute würde verpassen dürfen. Die Erinnerung an Vancouver im Winter hatte mich zumindest lernen lassen, dass es keine gute Idee ist, den hiesigen Sommer im Winter am Kap zu verbringen. Ich blieb in Deutschland, aber in Prien hielt mich nichts und niemand.

Auch nicht das Flehen und die Schwarzmalerei der Ärzte, die mir in Gedanken schon den Totenschein ausstellten.

Ich fühlte mich hier unterfordert und den jungen Leuten gegenüber überlegen. Erst später ging mir auf, welche bitteren Erfahrungen diese jungen Menschen schon hatten machen müssen, einige, die ich nie machen werde und auch nie machen will.

Das waren erstaunlich reflektierte, intelligente Personen, die geistig viel zu weit waren für 14, 15, 16. Und genau das schien zuweilen auch ihr Problem. In den Sitzungen aber schalteten sie sich aus, beamten sich weg. Versteckten sich hinter starren Blicken, verstopften Ohren, geschlossenen Mündern, verschlossenen Herzen und Seelen, betäubt vom Schmerz einer ent- und zerrissenen Kindheit.

Als mich eines Tages eine der Psychologinnen – die dort zu meiner Zeit häufig wechselten, was dem Genesungsprozess nicht gerade förderlich war, mir aber beim Durchmogeln half – als mich die Therapeutin also dabei ertappte, wie ich nach dem Essen die obligatorische Süßspeise unter dem Tisch verschwinden ließ – ein Eis im Becher –, forderte sie mich zum Einzelgespräch.

»Finden Sie das gut, was Sie da eben gemacht haben?«

Erste Phase: Unschuld. »Öh, was denn?«

»Sie haben die Süßspeise entsorgt.«

Zweite Phase: Der reuige, aber geständige Sünder. »Ja. Das tut mir wirklich leid. Es ist alles nicht einfach, wissen Sie …«

»Sie wissen aber, dass es so nicht besser wird, oder? Dass Ihnen das nicht hilft? Und dass es andere animieren könnte, das Gleiche zu tun?«

Dritte Phase: Der schwer geplagte Sonderfall. »Natürlich weiß ich das. Und grundsätzlich esse ich das Zeug ja. Widerwillig natürlich. Ich weiß, dass wir hier alle in einem Boot sitzen. Nur wenn wir alle nach den Regeln spielen, ist allen geholfen. Aber beim Eis, da kommen bei mir eben immer die Erinnerungen hoch ... an meinen Vater, der einen Schlaganfall bekam, als wir da in Südtirol in diesem Eiscafé ...«

»Ach, Gott. Na dann wird mir einiges klar ...«

Wie gesagt, ein leichtes Spiel. Auf das ich kein bisschen stolz war, aber dessen Regeln ich einfach verinnerlicht hatte.

Sobald ich einmal ein Kommunikationsmuster durchschaut habe, kann ich nicht anders, als es selbst anzuwenden und zu perfektionieren. Irgendetwas musste hier jeder gegen die Langeweile tun – ich kommunizierte. Also begann ich, in den Gruppensitzungen massiv Feedback zu geben, Leuten im angebrachten Betroffenheitston Wahrheiten zu sagen, bei denen sich die Psychologen sehr zurückhielten und welche die anderen sich nie zu äußern gewagt hätten. Ich teilte ganz schön aus. Hier eine Kostprobe meiner Ratschläge:

»Damit musst du deine Eltern mal konfrontieren.«

»Das kannst du nur alleine schaffen!«

»Hör auf mit der Jammerei!«

»Das ist elendes Selbstmitleid, das will keiner hören, und das hast du gar nicht nötig.«

Der Gipfel war jedoch, dass ich Adipositas-Patienten Tipps gab, wie sie ihre Ernährung umstellen konnten, um abzunehmen. »Lass doch einfach mal die Kohlehydrate weg, verzichte auf Süßes, Kartoffeln, Schweinefleisch, weißes Mehl. Erhöhe die Fettverbrennung zum Beispiel mit dem Verzehr von Chili.« Gefolgt von einem kleinen Vortrag über die heilsame Wirkung von Capsaicin und Co.

Der Magersüchtige als Ernährungsberater. Mephisto als Eintänzer für die arme Seele.

Nichts tangierte mich wirklich. Keine Spiegeltherapie, keine Familienaufstellung, kein Rollenspiel. Niemand erreichte mich, dachte ich. Man könne ein Körpervideo erstellen lassen, hatte ich gehört. Das klang zumindest interessant. Eines Morgens lief ich im Kreis durch einen kleinen Raum voller Stühle. Die Szenerie erinnerte ein wenig an die »Reise nach Jerusalem«. Ab und an musste ich anhalten und kleine Übungen vollführen. Arm hoch, nach hinten, nach vorne. Ich fand es eher albern. Als ich das Video sah, fand ich es schockierend. Da lief eine hölzerne Marionette, eine skurrile Figur. Da stand ein Zinnsoldat. Unwirkliche Proportionen, ungelenke Bewegungen. Das bin ICH? Die Bilder durften nur in meiner Erinnerung bleiben, die Klinik weigerte sich hartnäckig, mir eine Kopie des Filmchens für die weitere Abschreckung zu überlassen.

Ich gab mir ansonsten redlich Mühe, mich anzupassen, aß sogar gerne mein Frühstück. Nur das Mittagessen war immer schwierig. Es gibt einfach kein Menü, das tauglich für Magersüchtige ist. Und dann auch noch diese Nachspeise …

Viele sagten nach einer Weile, ich sähe besser aus, was ich nur ungerne hörte, weil es nur bedeuten konnte, dass ich ordentlich zugenommen hatte. Dass ich »ECHT FETT« geworden war. Ich schob es auf das wunderbare Wetter, auf den frischeren Gesichtsteint. Die gelbe, vom Leberschaden zeugende Farbe war weg. Und ich war richtig froh und dankbar, als mich eines Tages Lena, eine der Dünnsten und Schwächsten unter den Mädchen, zu einem Spaziergang überredete und mir sagte: »Du bist ja mal richtig krank! Du siehst von uns allen am allerschlimmsten aus.« Das schmeichelte mir so ungemein!

Sie musste es ja wissen. Und sie wusste es: Wenn ich heute Fotos von mir von damals sehe, weiß ich, dass sie recht hatte: Mein Gesicht war eine magere Fratze, die Wangenknochen daraus hervorstechend wie etwas Lebendes, das das Gesicht verlassen will, weil es dort keinen Platz mehr zum Leben hat. Die Ärzte und Therapeuten konnten mir jeden Tag am Gesicht ablesen, dass sie noch viel Arbeit mit mir haben würden. Diese wackeren Kämpfer gegen magere Windmühlen. Immer wieder sagten mir unterschiedliche Experten in unterschiedlichen Tonarten zu unterschiedlichen Anlässen, dass sie es als die ungefähr viertbeste Idee empfänden, dass ich am 9. Juni gehen wolle. Zumindest sollte ich wiederkommen, nach dieser WM. Sie sagten: Selten hätten sie einen Mann hier gehabt mit einem niedrigeren BMI und einer so hohen Funktionsfähigkeit. Sie insistierten: »Herr Frommert, Sie spielen mit dem Tod.« Ich erwiderte: Deutschland spielt am 13. Juni gegen Australien. »Und außerdem hat da meine Mutter Geburtstag.« Die Entscheidung war längst gefallen.

Die Ärzte und Therapeuten hörten solche Geschichten wie meine jeden Tag, solche und schlimmere. Sie taten alles, um zu helfen, um diese halb- oder dreiviertelverhungerten, neurotischen, depressiven, gereizten Menschen zurück ins Leben zu holen, ihnen wieder eine einigermaßen normale

Selbstwahrnehmung nahezubringen, ihnen ein einigermaßen ausreichendes Essverhalten anzutrainieren. Was sie ernteten, war nicht immer Gegenliebe. Auch deshalb ließen sie sich für meinen Geschmack nicht genügend ein. Herzlichkeit ist kein Mittel, das hier irgendwen zu heilen vermag. Aber manchmal dachte ich, sie hätten vielleicht mehr Erfolg, wenn sie einfach auf die Knie fallen würden und uns anbettelten, doch Endlich. Etwas. Mehr. Zu. Essen.

Die Krux ist: Jeder hier wusste, dass das nicht gesund war, was er da machte. Ich wusste auch damals vom Kopf her ziemlich genau, dass mein Körper von 50 Gramm Joghurt, ein bisschen Obst und literweise Flüssigkeit am Tag nicht auf Dauer leben kann. Der Punkt war und ist: Ich will das so. Ich will, dass mein Körper nur gerade so eben genug hat, um zu überleben. Weil ich nur so das absolut sichere Gefühl haben kann, dass mein Körper NICHT genug hat, um auch nur ein Gramm zuzunehmen. Das mit dem Überleben war mir dabei ehrlich gesagt lange Zeit gar nicht so wichtig. Ich hatte keine Angst vor dem Tod, weil ich ihn nicht spürte.

Die Therapeuten verdienen trotzdem oder gerade deswegen allen Respekt. Sie versuchten immerhin mit den Sitzungen, ihren Spielchen und Fragen gemeinsam mit uns herauszufinden, warum und woher das alles kommt, wie das vielleicht angefangen hat. Ehrlich gesagt half ich immer in erster Linie dabei, diese Fragen in Bezug auf andere zu beantworten. Richteten sie die Fragen an mich, wusste ich, was ich zu sagen hatte – ließ aber weder das Rätsel noch dessen Lösung oder zumindest eine Erklärung an mich heran.

Aber ich nahm diese Fragen mit, ich trug sie bald in mir

wie unverdaute Nahrung. Ich konnte aus einer weiten emotionalen Ferne doch irgendwie nachvollziehen, dass ich sie mir stellen muss. Mich ihnen stellen muss. Die meisten Fragen bezogen sich – neben denen nach Essen, Zunehmen und Abnehmen – auf die Vergangenheit, auf Gefühle und deren Verletzungen.

»Hoppla«, dachte ich, »das ist doch mal eine einfache Übung.«

Denn wenn ich über verletzte Gefühle und Gewichtsfragen nachdenke, lande ich unweigerlich in meiner Schulzeit, in meiner Freizeit. Im »Zeitalter Gabi«.

Tisch für zwei

Die erste große Liebe –
das erste große Hungern

Können Sie sich vorstellen, dass ich mal so richtig fett war?

Wahrscheinlich nicht. Ich kann es ja selbst kaum glauben – und ich will auch nichts mehr davon hören. Denn meine Angst, fett zu werden, ist vor allem die Angst, *wieder* so fett zu werden wie damals. Und jedes Gramm mehr bringt mich diesem Zustand wieder näher. Also bringe ich das jetzt hier schnell hinter mich. Ein kleiner Zwischensnack sozusagen.

Bei uns zu Hause wurde immer eher deftig gekocht. In reichlich Fett gebratene Wurstbatzen trafen im Teller auf in Butter und Schmalz geschwenkte Kartoffeln und fettige Soßen. Es hat mir immer sehr gut geschmeckt, ich habe immer gut zugelangt. Heute widert es mich an, wenn ich nur daran denke.

Sie erwarten nun wahrscheinlich, dass ich in meiner Kindheit und Jugend viel mit Sprüchen à la »Es wird gegessen, was auf den Tisch kommt« oder »Der Teller wird leergegessen!« traktiert wurde. Das kann ich nicht verneinen, aber es war wohl kaum schlimmer als in anderen Familien. Wenn es schon damals eine Verbindung zwischen Essen und Fühlen gab, dann war die viel subtiler. Sagen wir es so: Meine Mutter war nie ein leidenschaftlich liebender, lautstark genießender Mensch. Aber sie ging beim Kochen professionell zu Werke und betrieb dabei einen hohen Aufwand. Sie kochte mit großer Lust und Hingabe, und sie kochte gut. Sie war nicht altbacken. Sie probierte. Ich liebte ihren Kartoffelsalat, den sie schon damals mayonnaisefrei hielt. Zumindest das. Gesund kochen, das stand in den Siebzigern und Achtzigern eben noch nicht auf dem Speiseplan. Omega-3? Das war allenfalls der Name für einen Saturn-Mond oder einen Wettersatelliten. Raps-, Lein- oder sonstige Öle? Schau mal unten in der Garage nach.

Ich aß und kümmerte mich nicht um Kilos, Kalorien oder Körperkult. Es schmeckte mir, und bei Wurstsuppe, kesselfrischer, warmer Leberwurst und Pellkartoffeln oder Bohnen im Speckmantel empfand ich ein wohlig warmes Gefühl von Zuhause und Geborgenheit. Schon im Flur verriet einem der Duft, was gleich auf den Teller kam. Bisweilen war es auch der Wochentag, der schon ahnen ließ, welches Mahl aufgetischt wurde.

Vielleicht habe ich unbewusst versucht, die Liebe meiner Mutter durch das Essen aufzunehmen, ich weiß es nicht. Das Verrückte ist: Je mehr »Liebe« ich aß, desto mehr brauchte ich. Denn, so empfand ich es, je mehr ich aß, desto weniger liebenswert fand mich meine Umgebung. Und ich mich selbst.

Sie können sich vorstellen, dass es für einen dicken Burschen wie mich mit den Mädchen nicht einfach war. Meine Attraktivität war in etwa die des tapsigen, fetten zweitbesten Freundes, den jeder aus US-Kinderfilmen kennt. Sprich: Sie war gleich null.

Ich erinnere mich noch heute an die schöne Sabine, mit

der ich auf einer Klassen-Radtour schäkerte und lachte. Es war eine seltene Erfahrung: Ein Mädchen, noch dazu eines, das die Blicke nicht nur von uns Mittelstufenbuben auf sich zu lenken wusste, gab mir das Gefühl, mit mir Spaß zu haben, sich für mich zu interessieren.

Zufrieden kroch ich am Abend in mein Zelt, in dem wir eigentlich zu zweit schliefen, mein Kumpel Alexander und ich. Zu meiner Überraschung war Sabine auch schon da. Verdeckt von Alexanders Kreuz. Umschlungen von seinen Armen. Die beiden hatten alle Münder voll zu tun. Ich wurde meiner Enttäuschung schnell Herr und begnügte mich damit, still daneben liegen zu bleiben. Wo sollte ich auch hin? Die beiden störte meine Anwesenheit nicht weiter.

So war es immer. Ich glaube, die Mädchen meinten es nie böse. Nicht Sabine, nicht Christina, Claudia oder Silke. Für sie war es schlicht undenkbar, mich als männliches, potenziell interessantes Wesen zu sehen. Für sie war ich ein Neutrum.

Der nette, hilfsbereite Dicke. Der Kumpel. Der zum Reden. Auf diese Kompetenzen verlagerte ich mit der Zeit mein Angebotsspektrum. (Lesen Sie da jetzt Speck-Trumm? Nein? Ich schon.) Längst hatte ich meine Triebe zu unterdrücken gelernt, die Emotionen wegzuwischen. Der beste Freund zu sein genügte mir. Alles andere war eh unerreichbar. Und es gab ja immer jemanden, der getröstet werden wollte, ein Ohr brauchte, eine Schulter, ein Wort. Irgendwer unglücklich? Immer noch? Moment, ich komme!

Zu meiner dicksten Zeit, Ende der 80er, wog ich rund 140 Kilo. Ich hatte nie eine Wampe, ich war einfach sehr massig. Das Frommert-Massiv.

Ich lebte nach dem Motto: Wozu sich schinden, um körperlich zu gefallen, wenn ich geistig doch enorm fix, wendig und ausdauernd war? Dennoch ließ ich mich von meinen Kumpels breitschlagen, mal mit ihnen in ein Fitness-Studio zu gehen. Eine Leidenschaft für diese Art der Bewegung entwickelte sich bei mir nicht. Ich spielte gern Ballsportarten. Das weckte meinen Ehrgeiz. Aber Stahl in die Höhe zu hieven und an Seilen zu ziehen…? Nö, das war meine Sache dann eher nicht. Ich behandelte das Ganze als lästige Pflicht. Lieber saß ich anschließend mit einem meiner Kumpels, Michael, in seinem zum Tonstudio umfunktionierten Zimmer, zupfte Saiten, schlug Akkorde und schmetterte Lieder. Manchmal machten wir Radio. Kassettenweise wurden »CM Radioshows« erstellt, so richtig mit Moderation und »fade in« und »fade out«. So kam es, dass auf Michaels Tisch stets ein aufnahmebereites Mikro lag. Eines Tages wurde es zur Wanze.

Mein anderer Kumpel, Christoph, besuchte Michael, und sie redeten – über mich. Ohne es zu wissen, bei laufendem Band. Und dabei fiel ein Satz, der alles veränderte. Christoph sagte: »… und schau ihn dir doch an … das bringt doch gar nichts. Der rennt ins Fitness-Studio, wird aber immer fetter!« Um genau zu sein, war es noch etwas anderes, das alles veränderte: Michael spielte mir diesen O-Ton tatsächlich vor. Die Offenbarung traf mich mit der Wucht meines gesamten Gewichts und ließ mich taumeln. Der Satz ging mir nicht mehr aus dem Kopf. Bis heute nicht. Es ist gut möglich, dass der Urheber dieses Zitats – sollte er diese Zeilen zu Gesicht bekommen – zum ersten Mal von dieser Abhöraktion erfährt. Von einem Satz, der für ihn keine Bedeutung mehr hatte, unmittelbar nachdem er über seine Lippen gekommen war. Ein Satz, der mit dafür verantwortlich war, mein Leben zu verändern.

Es war in der Welt, ausgesprochen von einem Freund, hinter meinem Rücken. Dieser Satz war aber in meiner Wahrnehmung nicht das, was *einer* sagte, es war das, was *alle* dachten. Ich ahnte, dass sie tuscheln, aber ich hatte die vage Hoffnung, dass ich die schlechten Reden über mich durch meine freundliche, hilfsbereite Art verstummen lassen könnte, ehe sie gesprochen würden. Ich hatte mich geirrt. Es stellte sich das Gefühl ein: Egal, was ich mache, es ist immer zu wenig, immer das Falsche. Von dem Moment an, in dem ich dies hörte, konnte ich mich selbst auch nicht mehr leiden. Diesen kleinen, feisten, albernen Gutmenschen, der dachte, er könne aller Welt gefallen nur durch Verständnis, Einsatz und viele Worte. Das Ergebnis aus diesem Erlebnis? Ich kündigte niemandem die Freundschaft, brach nicht in Tränen aus oder zeigte mich auf andere Weise verletzt. Ich verleugnete mich noch weiter nach außen und wurde noch renitenter nach innen, gegen mich selbst. Denn meiner Meinung nach war ich selbst schuld.

Den Ansprüchen der anderen niemals genügen zu können – dieses Gefühl nahm ich mit auf meinen weiteren Lebensweg. Ich dachte, es keiner Frau zumuten zu können, mein Fettgewebe anzufassen, und keinem Sportkameraden, mich unter der Dusche anschauen zu müssen. Ich spürte tiefe Scham und fühlte mich von nun an nicht mehr wohl in meiner Haut. Und so packte ich nach dem Sport schnell meine Tasche, geduscht wurde zu Hause, dort, wo auch gegessen wurde. Es begann der totale Rückzug. Überall Blicke, die in meinem Empfinden nur auf mich gerichtet waren, überall Unverständnis, Hohn und Spott für einen, der sich nicht im Griff hat. Ich war der dickste Mensch der Welt. Mindestens.

So habe ich das Fühlen verlernt. Deshalb wusste ich nicht, wo unter der ganzen Sentimentalität meine Schmerzgrenze verborgen lag. Gab es da überhaupt eine? Wenn ja, verschob ich sie je nach Bedarf. Ich hatte für alles Verständnis, für jedes Problem eine Lösungsidee und für jeden noch so nichtigen Anlass ein Geschenk. Es gab kein »Mit mir nicht!«. Und für diese aufopfernde Grundhaltung fand sich schließlich doch noch ein perfektes Gegenüber.

Es war Ostern 1986, als ich bei unserem alljährlichen Frühjahrsurlaub in Oberstdorf Gabi traf. Mit einem Schneeball. Oben in der Gipfelmulde des Nebelhorns. Hübsch, klein, blond gelockt, schüchtern und auf eine zurückhaltende Art geheimnisvoll, interessant und sympathisch. In ein erstes Gespräch kamen wir auf der Treppe sitzend zwischen erstem Stock und Bauernstube. Sie war die einzige nahezu Gleichaltrige in der »Pension Bergland«, in der wir seit gefühlten hundert Jahren immer unseren Ski-Urlaub verbrachten. Wie alle anderen auch. Denn hier waren nur die, die immer hier sind. Es war eine Art geschlossener Zirkel. Eingelassen zu werden war ein bisschen so wie Dauerkarten zu erhalten für Real Madrid oder Borussia Dortmund. Entweder konnte ein eingesessener »Bergländer« aus verschiedenen Gründen die Reise nicht mehr antreten und machte somit den Weg frei für einen neuen Gast. Oder aber er brachte eine Begleitung mit.

So wie in diesem Fall. Gabi war die Tochter der neuen

Freundin eines Stammgastes. Ein lebenslustiger Pensionär, der seine Bekanntschaften mit seinem Mercedes Coupé immer sehr gerne in das heile Bergland des Oberallgäus chauffierte.

Die »Pension Bergland« bot all das, was ein Haus zu bieten hat, das »Pension Bergland« heißt. Und sogar ein bisschen mehr. Schwere Holztische, niedrige Decken, Kachelofen, knarzende Böden, eine schwere, weiße Porzellan-Suppenschüssel mit Löwenköpfen als Henkel und einen Bauernschrank voll mit Spielen. Auch bei der Verpflegung gab es keine halben Sachen. Üppiges Frühstück und ein Drei-Gänge-Menü am Abend.

»Bergland« war die kleine Urlaubswelt, das Ambiente, in dem ich meine erste Freundin kennenlernen sollte. Meine bis heute einzige aus Fleisch und Blut.

Am Tag nach unserm Kennenlernen gingen wir zum gemeinsamen Skifahren. Dabei ließ ich keine Gelegenheit aus, den gutgelaunten, pausbackigen Clown zu spielen, den Animateur, der hinter all diesen Worthülsen und Luftblasen seine Unsicherheit, ja seine Panik, seine Sehnsucht und seine Zuneigung verstecken wollte. Wie es drinnen aussieht ... Wen interessierte das schon? Gabi offenbar. Wir gönnten uns eine Pause vom gemeinsamen Abfahren. Geradezu kindisch verpulverten wir unsere Energie in einer kleinen Schneeballschlacht, bei der sie hinter einer kleinen vom Pistenbully aufgeschobenen Schneemauer Schutz suchte. Ich warf also die Bälle in hohen Bögen, und irgendwann kamen keine mehr zurück. Dieses Biest, dachte ich, echt ausgekocht. Langsam schlich ich mich an, um der einseitig schweigend ausgerufenen Feuerpause auf den Grund zu gehen. Und ich stellte fest, dass Gabriele auf nahezu Copperfield'sche Weise verschwunden war. Erst auf den zweiten Blick sah ich sie mehrere Meter weiter unten auf der Piste liegen. Abgerutscht. Ihr Lachen verriet: Ihr ging es gut. Uns ging es gut. Die Sonne schien auf uns herab.

So wurden aus einem Gespräch und einer Schneeballschlacht viele Gespräche. Wir verstanden uns gut und verbrachten viel Zeit zusammen. Völlig platonisch natürlich. Wir saßen gemeinsam auf Treppen, in Sesselliften, in Cocktail-Bars, in der Pizzeria, und irgendwie im selben Boot. So weit lief alles wie immer bei der Aufführung des bekannten Stücks »Der dicke Christian und die Mädchen«. Und die Ähnlichkeiten zu früheren Aufführungen wurden mit einem Schlag geradezu frappierend. Gabi erzählte mir, dass sie meinen Freund Ole kenne. Den hatte sie im vorigen Dezember ebendort, bei ihrem ersten Urlaub mit Mutter und Geliebtem getroffen. Sie saßen nicht auf Treppen. Da war nichts platonisch. Es war Ole-typisch. Sie hatten etwas miteinander gehabt. Na bitte, noch Fragen? Da war es wieder – das Muster.

Plaudern mit dem netten Dicken – zur Sache gehen mit seinen Kumpels. Das schmerzte – aber irgendwie war ich es auch schon gewöhnt, und so ließ ich mir nichts anmerken.

Natürlich erzählte ich Ole vom Skiurlaub, und auch von Schneebällen mit Gabi. »Gabi? Gabi? Die Gabi?! Ja da war was«, erinnerte er sich dunkel. »Soll ich dir zeigen, wo sie wohnt?«, fragte er. Für ihn war »diese Gabi« nicht mehr als eine Kerbe in seinem Staffelholz, das er mir hiermit überreichte.

G.A.B.I. Für mich waren diese vier Buchstaben eine neue

Welt. Herzklopfen, weiche Knie, die Aussicht, gemocht, in den Arm genommen zu werden, aus Leidenschaft, nicht aus Mitleid. Und gerade deshalb zierte ich mich. Ich war mir peinlich. Ich hatte Scham. Sie wiedersehen? Oh je. Während ich noch mit diesen Gedanken beschäftigt war, machte Ole schon seine Yamaha startklar. »Die ist doch nett, die Gabi, wir fahren da jetzt hin, los!« Und so fuhren wir die 40 Kilometer bis zu Gabis Heimatstadt Brühl bei Heidelberg.

Als wir bei Gabi aufschlugen, war niemand zu Hause. Zumindest machte niemand die Tür auf. Ole hatte es nie nötig, auf Mädchen zu warten. Und auch keine Lust. »Die ist nicht da, vergiss es, wir fahren wieder!« Seine Ungeduld war mir Befehl und irgendwie auch eine Erleichterung. Aber einfach so verschwinden, ohne eine Spur meines Erscheinens vor die Tür gelegt zu haben, wollte ich dann doch nicht. Ich schrieb eine Nachricht auf ein Papiertaschentuch. Gabi machte Tempo und rief noch am gleichen Abend an.

Dass sie hinter der verschlossenen Tür gestanden, jedes gesprochene Wort mitbekommen und uns gesehen hatte, als sie durch das Guckloch spionierte, erzählte sie mir am Telefon.

Sie sagte, sie habe nicht aufmachen wollen, weil doch Ole dabei war. Sie sagte: »Wärst du allein gewesen, hätte ich dich hereingelassen.« Natürlich. Die Dinge nahmen eine dramatische Wendung. Nichts war in dem Theaterstück mehr so wie immer. Irgendjemand hatte das Drehbuch umgeschrieben. Sie oder ich?

Wir wurden ein Paar. Keiner von uns beiden kann den Zeitpunkt genau benennen. Oft haben wir uns gefragt, von welchem Moment an wir denn eigentlich »zusammen« waren. Jeder hatte eine andere These, eine unterschiedliche Erinnerung. Der Prozess verlief schleichend über Monate, in stillen Momenten und langen Gesprächen, in denen meist ich redete und sie schwieg. Es gab keine nächtlichen Liebesschwüre und keine sexuellen Sensationen.

Es gab nur uns.

Da war der nette Dicke, der so froh war, dass er endlich nicht mehr allein war. Der gar nicht näher hinterfragte, ob er die Frau liebte, für die er alles zu tun bereit war. Weil er einfach so glücklich war, dass er endlich jemanden hatte. Und da war Gabi, die irgendwie damit einverstanden war, dieser Jemand zu sein.

Meine Eltern waren über die neue Entwicklung übrigens nicht gerade erfreut. Natürlich wünschten sie ihrem Sohn das Glück mit einer Frau. Aber doch nicht mit dieser. Gabi war nicht eben der Prototyp der herzlichen, kommunikativen, adrett-süß-pflegeleichten Schwiegertochter in spe. Gabriele war vielmehr der Gegenentwurf all dessen. Sie war nicht die, die den Vorstellungen meiner Mutter entsprach, sie entsprang eher ihren Alpträumen: wortkarg, mürrisch, distanziert – eben nicht familienidyllkompatibel. Das alles ... nein, *ich*, war eine große Enttäuschung für meine Mutter. Sie übertrug dieses Gefühl ungedämpft auch auf meinen Vater. Es begann die Zeit, in der der gutmütige, gemütliche Christian widerspenstig wurde und sich gegen seine Mutter auflehnte. Und dann trennte ich mich nicht nur von ihren Rockschößen, sondern verschmähte auch noch den Inhalt ihrer Töpfe. Ich verursachte regelmäßig Ärger. Aus heutiger Sicht war das keine schlechte Entwicklung. Die Zeit mit Gabi half mir dabei, mich zu emanzipieren. Wenn sie auch zunächst Gabi dabei half, ihr Leben zu meistern, oder besser: von mir meistern zu lassen.

In der ersten Zeit war die Szenerie die ewig gleiche. Wir führten schwierige Telefonate, die noch viel schwieriger wurden, weil Gabi bisweilen dazu neigte, dabei zu schweigen. Also fuhr ich hin, die Tür stand schon offen, als ich oben ankam. Ich setzte mich auf die im Verhältnis viel zu große Zweiercouch unter der Dachschräge, die ihr acht, vielleicht neun Quadratmeter kleines Jugendzimmer noch erdrückender wirken ließ. Und ich blieb. Lange. Bis in die Nacht. Manchmal lagen wir auf dem Bett. Mutter nebenan. Und wenn alle schliefen, ging ich heim. Meistens.

Gabi redete wenig bis nichts. Sie verschwieg ihr Leben lieber. Vielleicht, weil sie wusste, was mir Kommunikation bedeutete. Was Gabi selbst mir bedeutete. Es quälte mich bisweilen jede Sekunde. Sie schaffte es, mich einen Tag und eine halbe Nacht lang schweigend zur innerlichen Weißglut zu bringen. Das erschöpfte mich.

Es fällt mir schwer, die Beziehung zu Gabi als leidenschaftliche Liebesbeziehung zu bezeichnen – oder sie als solche zu empfinden. Ja, sie war die erste Frau in meinem Leben. Ja, wir waren sehr lange ein Paar. Ja, die erste Trennung von ihr, viele Jahre später, war alles andere als leicht, und sie missriet nicht unbedeutend. Aber ich könnte dennoch nicht behaupten, dass ich mich ihr jemals von ganzem Herzen vorbehaltlos hingegeben habe. Und ich denke, sie würde das Gleiche sagen. Vielleicht war es die Sehnsucht danach, die ich als schmerzend empfand und die jetzt gestillt wurde, was nicht mit weniger Schmerzen verbunden war. Was nun? Geht es weiter? Wie?

Ganz zu Beginn war sie mehr eine Art Trophäe, die ich mir innerlich überreichte – der Beweis: Ja, auch der dicke Frommert kann eine Freundin haben, auch er hat eine abbekommen. Gabi war eine Erleichterung, und zwar dergestalt, dass ich nun nicht mehr darum kämpfen musste, jemanden zu finden. Da war ja jemand. Ich hatte ja jemanden. Ich hatte Gabi. Und sie hatte mich. Mit Haut und Haaren. Ich weiß nicht, aus welchen Gründen sie mich, ausgerechnet mich, den netten Dicken, als ihren Freund erwählt hat, und ich wollte mir darüber auch keine Gedanken machen, nur ja keine Zweifel nähren. Es war gut, so wie es war: Ich war nicht allein, Gabi war da.

Obwohl ich letztlich sagen müsste: Christian war da, und zwar für sie. Ich legte ihr alles zu Füßen, mein Herz und meine Seele. Hier, nimm's, kannst du gerne haben. Denn mir kam es darauf nicht so sehr an. Das war im Rundum-Christian-Paket inklusive. Ich breitete mein komplettes Repertoire aus. Und sie nahm es in Anspruch. Sie konnte nicht anders. Es gab kein Entrinnen, ich kannte keine Gnade. Vor allem nicht mit mir. Ich ließ sie wachsen und gedeihen, meine selbstaufopfernde Art, immer alles für andere zu tun. Auf mich als Mann oder Kerl kam es dabei weniger an. Ich war ein Kümmerer und Besorger, machte gern Geschenke und hatte kein Problem damit, als Gabis Shuttle Service zu fungieren.

Apropos: Im Sommer 1987 war Gabi zu einer Fete eingeladen. Meine Hilfswilligkeit ging so weit, dass ich, mittlerweile von zwei auf vier Räder umgestiegen, sie dorthin fuhr, zusah, wie sie dort chic, freudestrahlend und ohne mich einmarschierte – und sie spät in der Nacht von dort wieder abholte. Das war keine Ausnahme.

Sie hat mir nie ins Gesicht gesagt, dass sie mich auf diesen Festen und Treffen nicht dabeihaben wollte oder dass die Leute mich explizit nicht mit eingeladen hätten. Sie sagte höchstens mal: »Ach, da sind nur Leute, die du gar nicht kennst.« Aber natürlich dachte ich mir schon, dass es ihr vielleicht peinlich wäre, dort mit ihrem dicken Freund aufzukreuzen. Ich hatte jedenfalls das Gefühl, dass sie sich nicht zu mir bekennen wollte. Gefragt habe ich sie nie danach.

Warum auch? Ich hatte viel zu viel Angst davor, dass mir die Antwort nicht gefiel. Ich nahm lieber die Situation in Kauf, wie sie war.

Ich konnte Gabi letztlich sogar verstehen. Ich sah mich doch selbst so – und hätte mir wahrscheinlich in 99 Prozent der Fälle ohnehin eine Ausrede gesucht, nicht mitzugehen, weil ich mir sonst dort die ganze Zeit Gedanken macht hätte, was die Leute wohl über mich tuschelten, diesen massigen Typen von der Gabi. Ich wollte uns beide dem Ganzen nicht aussetzen. Dem Klassentratsch am Tag danach. Es war vollkommen in Ordnung, dass sie sich in der Welt herumtrieb und ich irgendwo auf sie wartete – Hauptsache, ich war derjenige, der auf sie warten durfte, ich und kein anderer! Der Status als ihr Freund war für mich das Entscheidende, die Ausgestaltung dieser Rolle war mir letztlich egal.

Also hatten wir eine Art stumme Vereinbarung, die niemanden so richtig störte – die aber auch keinen weiterbrachte. Wir führten eine Beziehung, die für beide ihren Zweck erfüllte. Ich erinnere die Zeit mit Gabi jedenfalls nur dann als restlos komplikationsfrei, wenn wir gerade nicht so viel miteinander zu tun hatten. Dann war da so etwas wie Sehnsucht, Vermissen, Leidenschaft, Träume.

Wann genau diese Gewohnheit begann zu verletzen, vermag ich nicht mehr zu sagen. Nachdem das mit dem Zusammenglucken einerseits und getrennt Feiern andererseits eine Weile so gegangen war, überschritten wir beide auf unsere Weise jeweils eine Grenze, was mich in seiner Selbstverständlichkeit mittlerweile erschreckt. Aus heutiger Sicht würde ich sagen, dass meine Übergriffigkeit die schlimmere war, damals war es aus meiner Sicht eindeutig Gabis.

Ich weiß nicht, was mich dazu trieb, ob es eine schleichende Ahnung war, ob schwelende Eifersucht, ihr ständiges Schweigen oder schlicht die Verlockung der Möglichkeit. Vielleicht tat ich es auch einfach so.

Aber als Gabi eines Abends nicht in meiner Nähe war, griff ich zu. Ich wusste genau, wo ihr Tagebuch lag. Ich begann, darin zu lesen. Natürlich kannte ich dieses kleine, samtartig eingeschlagene Notizbüchlein, das da im Bauch des hellbraunen Schreibtischs schlummerte. Natürlich wusste ich, dass sie darin vor allem Zustandsbeschreibungen festhielt. Tagesablaufprotokolle. Sachen wie: »War mit XY im Schwimmbad«, oder: »Kaffee mit YZ getrunken«. Gabi neigte nicht zum Philosophieren, Schwadronieren, Formulieren. Aber auch ein paar intimere Dinge waren darin pelikanfüllerblau auf weiß festgehalten. Nun begann ich damit, das Buch systematisch durchzublättern und gezielt nach Stellen zu suchen, die mich oder uns betrafen. Und natürlich fand ich sie. Vieles, was ich zu dieser Zeit von Gabi wusste, habe ich mir in dürrem Lampenschein erlesen. Heimlich, wenn sie mit dem Hund mal eben unten war.

Oder in der Nacht, wenn sie schlief. Je mehr mein Hunger auf ihre Gedanken wuchs, je mutiger wurde ich dabei, ihn zu stillen. Und erfuhr so, dass auf einer Party ein stadtbekannter Sportler nicht nur seinen linken Wurfarm um sie legte – auf dieser Party, zu der ich sie gefahren und in sicherer Entfernung samt Rad aus dem Auto verabschiedet habe. Keine Ahnung, wie weit das mit ihm ging, aber es war ihr zumindest einen Eintrag in ihrem Büchlein wert.

Natürlich fragte ich mich, wie viele solcher Begegnungen sie gehabt hatte, von denen sie nichts schrieb. Natürlich tat mir das weh. Aber das Allernatürlichste fiel mir nicht ein: mich betrogen zu fühlen und sie, wenn schon nicht zu verlassen, zumindest zur Rede zu stellen. Ich verarbeitete es alleine. Womöglich hätte sie noch eine Konsequenz gezogen. Nein, nein, lieber mal nicht auf dumme Gedanken bringen … Natürlich schob ich auch dies auf meine Figur: »Kein Wunder, dass sie von Athleten fasziniert ist, bei so einem Fettsack als Freund.«

Es mag ein Indiz dafür sein, dass ich sie nie wirklich geliebt habe. Oder nie wirklich wusste, was Liebe ist und was mich verletzt. Jedenfalls veränderte sich dadurch für mich nichts. Wir waren weiter zusammen, allein zu zweit, sie ging weiter ohne mich auf Partys – und ich las weiter in ihrem Tagebuch. Ich hinterging sie in einer Weise routinemäßig, die mir heute Angst einjagt. Es gab auch noch weitere Andeutungen, aber nichts so Eindeutiges. Es wäre mir allerdings letztlich egal gewesen. Am Ende wäre alles in den Schatten gestellt worden von dem einen, dem einzigen Eintrag, der mir so richtig in die Magengrube fuhr, der mich taumeln ließ, mir die Röte ins Gesicht trieb und Schauer über den Rücken jagte. Es ist faszinierend, wie so wenige Worte so viel in einem Menschen auslösen können. Worum es ging? Um eine Nichtigkeit, werden viele sagen. Eines Tages fand ich bei meiner täglichen Tagebuch-Lektüre in einem kurzen Text, in dem Gabi über dieses und jenes schrieb, eher beiläufig eingestreut den Satz, der mich nachhaltig erschütterte:

»Er ist ja doch ganz schön dick…«

Da war es raus.

Ich hatte es immer gefürchtet, geahnt oder gar gewusst, aber nun hatte ich es königsblau auf weiß von Gabi höchstpersönlich.

Doch. Ganz. Schön. Dick.

Die Worte sprangen in meinem Kopf herum wie ein Multiball beim Flippern, sie dröhnten immer lauter, wuchsen zu Leuchtreklamen für das Dicke in Gabis Leben – oder besser: dagegen. Sie dachte es also auch.

Ich weiß, es ist eine arge Verzerrung: Die paar Wörtchen als Beleg herzunehmen dafür, dass sie so über mich dachte – und all die Jahre, die sie mit mir zusammen war, einfach zu ignorieren. Aber so ist es doch meistens: Wer annimmt, dass andere schlecht von ihm denken, wer immerzu nach Beweisen für dieses Denken sucht, ist dann zugleich vor Glück und Schreck wie vom Donner gerührt, wenn er auch nur den Ansatz einer Bestätigung dafür findet. Für mich standen ihre Worte auf derselben weltweit sichtbaren Marmortafel wie der heimlich aufgezeichnete Ausspruch von meinem Kumpel Christoph in unserem »Tonstudio«.

Doch auch dieser Fund brachte mich nicht dazu, die Beziehung zu Gabi zu überdenken oder gar das große Klärungsgespräch mit ihr zu suchen – im Gegenteil. Ich war nur noch froher, dass sie bei mir blieb und hatte noch mehr Angst, sie zu verlieren und wieder allein dazustehen. Meine Strategie: Bloß keine schlafenden Hunde wecken! Vor allem keine dicken Hunde. Zum Glück hatte Gabi bald die Idee, mich tatsächlich zu verlassen – aber nur räumlich.

Denn in etwa zu dieser Zeit machte Gabi ihre Abiturprüfungen und spielte mit dem Gedanken, für ein halbes Jahr als Au-pair nach Australien zu gehen. Wir sprachen oft darüber. Sie war einerseits sehr heiß darauf, andererseits sehr unsicher, ob sie es tun sollte. Es entstand die irrwitzige Situation, dass sie zumindest vordergründig meinetwegen in Deutschland bleiben wollte – und ich sie drängte, doch bitte zu gehen. Ich erinnere mich an den langen Waldweg bei Schwetzingen, den wir gelaufen sind. Wenige Tage, bevor es losging. Sie bekam Bedenken. Ich nicht. »Du musst fahren! Nie mehr wirst du diese Möglichkeit haben. Und wenn wir einmal nicht mehr zusammen sind, wirst du sagen: ›Wegen dieses Typen habe ich diese einzigartige Chance nicht genutzt.‹« Und so weiter. Das klang doch ganz vernünftig. Selbstlos. Großherzig. Gescheit. Das war keine geheuchelte Parteinahme, dahinter stand nicht die Hoffnung, sie würde vielleicht gerade dann bei mir bleiben, wenn sie sah, wie sehr ich sie in allem unterstützte – es entsprach schlicht genau meinem Naturell. Es war eine Selbstaufopferung bis hin zur Behaglichkeit. Wie bitte? Ja, so ist es tatsächlich. Die Vorstellung war für mich geradezu perfekt: Der Status quo – Christian hat eine Freundin – bliebe erhalten. Aber das tägliche bange Warten darauf, dass sie mir womöglich ins Gesicht sagte, dass ich zu dick sei und sich von mir trennte, wäre vom Tisch. Ebenso dass wir Probleme wälzten, vor uns herschoben, wir uns einander unsere Liebe verunsicherten.

Ich wollte sie loswerden, um sie zu vermissen. Den Verlust zu betrauern. Und ihre kleinen Bösartigkeiten habe ich gleich mit ans andere Ende der Welt geschickt. Ohne sie war ich mir ihrer am sichersten. Eine sichere Entfernung, um mich süchtig zu sehnen. Es würde eine andere Art von Qual werden, aber eine sinnvolle, wie mir schien. Eine, die jeder verstehen konnte. Eine nach außen hin sicht- und vorzeigbare. »Ooch, der Arme, seine Liebste ist so weit weg!« Nie habe ich mir mehr gewünscht, nichts von ihr zu hören – um ebendiesen Status quo zu erhalten. Verrückt? Für mich vollkommen normal. Ich würde sogar sagen, es ging mir mit Gabi am besten, wenn ich ohne sie war. Wenn sie nicht da war, wenn ich sie nur vermissen konnte – aber trotzdem das Halsband mit ihrem Namen um den Hals trug.

Langer Rede kurze Geschichte: Im Sommer 1989, direkt nach dem Abi, ging Gabi nach Australien. Ich blieb zu Hause und war der glücklichste Alleingelassene der Nordhalbkugel. Ab und an ging es mir tatsächlich schlecht. Immer dann, wenn Luftpost aus Australien kam. Dann flogen die Probleme nur so aus den dürren Zeilen. Und diesmal konnte ich sie nicht zerreden, sondern mir nur ausreden, diese Zweifel, ob diese Beziehung das tatsächlich übersteht. Gabi wurde selbstständiger und selbstständiger. Sie tauchte und fuhr durchs Land. Sie pflückte Tomaten, feierte Partys, segelte auf Katamaranen der Sonne entgegen. Kletterte durch von Aborigines bemalte Höhlen. Und in meinem Hirn wurde dieses Bild immer klarer gezeichnet: Sie ist weg, verloren. Wie sollte sie nach all dem mit einem wie mir noch etwas zu tun haben wollen?

Ja, nun war ich der, der so etwas wie Tagebuch schrieb. Lückenlos klärte ich Gabi in langen Briefen darüber auf, was ich machte, dachte. Ich drängte mich ihr schriftlich auf. Jeden Tag, seit ihrem Einstieg in diesen Jumbo der Singapore Airlines. Und dann beschloss ich zu kämpfen, entwickelte den größten Geheimplan der westlichen Welt. Kern des Ganzen war ein folgenschwerer Entschluss, letztlich auch nur ein paar Wörter, die aus ein paar anderen Wörtern entsprangen. Hätte ich damals mein eigenes Tagebuch geführt, wäre dort zu lesen gewesen:

Wenn sie wiederkommt, bin ich dünn.

Und das Perfide daran: Ich wollte es nicht für mich, sondern für sie. Damit sie sich meiner nicht schämen musste. Und wie immer, wenn ich etwas für andere tat, tat ich es mit völliger Hingabe und absoluter Konzentration auf ein perfektes Ergebnis. Ich musste dafür keiner Spezialdiät folgen, keine Ernährungspläne einhalten. Ich aß einfach keinen Süßkram und kein Knabberzeug mehr, verzichtete auf Essen nach 20 Uhr, Limo und Cola, lernte Kohlsuppe zu lieben, Fisch zu filetieren. Und spielte regelmäßig Fußball. Ich durfte in der zweiten Mannschaft des VfR Bürstadt mittrainieren. Mitlaufen eben. Das genügte mir schon. Binnen eines Jahres – Gabi verlängerte ihren Aufenthalt um weitere sechs Monate – verlor ich fast 50 Kilo.

Klingt toll? Vordergründig ja. Aber heute muss ich sagen: Ich habe damals die Büchse der Pandora geöffnet. Ich hatte die erste Lektion der Magersucht gelernt: Wer will, kann sein Gewicht kontrollieren. Er kann extrem abnehmen, wenn er sich nur am Riemen reißt. Essen ist ein Feind, und er ist durch Willenskraft zu besiegen. Ich wusste es damals nicht, aber ich hatte meine Füße in einen reißenden Strudel getaucht, der mich in die Tiefe zog.

Die nächste Lektion folgte nicht viel später.

Neues kam, Altes blieb.

Das Ende von Gabis Australienaufenthalt war nicht zugleich das Ende unserer gemeinsamen Geschichte. »Down Under« war Historie – unsere Beziehung nicht. Aber die Gegensätze blieben – sie wurden jetzt nur auf eine andere Weise sichtbar.

Als Gabi zurückkam, war ich dünner – und sie ein echtes Pummelchen. Fast-Food-Frust-Fraß auf den Rippen, die allerdings schon bald wieder von den überschüssigen Pfunden befreit waren. Die Tage vergingen. Die Leiden nicht. Wir zogen zusammen. Erste Station: Raunheim. Erdgeschoss, drei Zimmer mit Bad und einer Riesenküche. Es begann so etwas wie ein Alltag. Ein schwieriger. Wir beide hatten völlig verschiedene Ansichten vom Zusammenleben. Bisweilen prallten da zwei Welten frontal und ungebremst aufeinander. Was auch auf das Mobiliar zutraf. Ein kruder Mix zweier Geschmäcker, wie sie nicht unterschiedlicher sein konnten. Die Küche war das Prunkstück. Neu und gut.

Im Widerstreit unser beider Richtungen suchte ich meist einen Mittelweg. Nur keine Konfrontation. Ich gab mich einsichtig und offen für Neues, und wenn Gabi aus dem Haus war, lebte ich meine Gewohnheiten. Gabi und ich waren oft getrennt von Bett und Tisch. Sie ging mittlerweile oft in die

Luft. Sie hatte eine Anstellung bei einem bekannten Charterflieger gefunden. Ein Job, zu dem ich ihr natürlich dringend geraten hatte und alles mir Mögliche dazu beisteuerte, damit sie den Job bekam. Gabi flog viel herum und landete in den Paradiesen dieser Erde. Seychellen, Malediven, Mauritius, Dubai und Ko Samui. Ganze Urlaubsperlen-Ketten wurden da aneinandergereiht.

Viele Lebenspartner nutzten die Gelegenheit, um als »PAD« (Passenger Available for Disembarkation) mit auf Reise zu gehen, als Begleiter, der einen eventuell frei gewordenen Sitzplatz günstig erwerben konnte. Ich blieb freiwillig am Boden und lernte von dort aus alles über das Fliegen. Ich kannte die Three-Letter-Codes der Flughäfen auf diesem Globus, die Fachausdrücke, die kompliziertesten Regelungen von Einsatz- und Ruhezeiten. Ich musste das wissen. Denn so konnte ich mein Leben um Gabis Flüge herumplanen. Er musste ja erhalten bleiben, der Status quo.

Meine Statur blieb es im Prinzip auch. Zwar hatte ich deutlich abgenommen, aber wirklich schlank war ich noch immer nicht. In Kleidern wirkte ich schmaler, ja – aber darunter hatte ich diese vielen ehemals Fettleibigen bekannten Fettlappen, mit denen ich nun leben musste. Meine Haut war mir schlicht zu groß geworden. Mir passten nun zwar viel engere Hosen und Hemden – aber ich genierte mich, sie an- und erst recht auszuziehen. Ich trug also weiterhin Schlabber-Shirts in XL, was aber irgendwie zu der Erotik in unserer Beziehung passte, die auf der nach unten offenen Knisterskala allenfalls die Größenordnung XS einnahm. Unsere sexuellen Aktivitäten kann man quantitativ – über die Jahre gesehen – bedenkenlos als »nicht der

Rede wert« einordnen. Magerkost, mit einigen unerwartet präsentierten Leckerbissen. Und irgendwann wurde ich auf Nulldiät gesetzt. Ich habe das geschluckt, wie alles andere. Als ich wieder einmal abgewiesen wurde, mich mit der kleineren Liebe zufriedengegeben hatte, lag ich wach, um mir zu schwören: »So geht das nicht weiter. Morgen, morgen sage ich es ihr.« Noch ehe der Morgen anbrach, war der Schwur gebrochen. Stille. Der Mann hungerte nach mehr, der Christian gab sich zufrieden. Muss ja auch nicht sein. Hauptsache, sie blieb bei mir. Jemand blieb bei mir. Die Beziehung zu Gabi blieb also, wie sie war – oder wurde immer mehr, was sich schon länger abgezeichnet hatte: Ein aneinander Abarbeiten. Keine Veränderung auch an dieser Stelle.

Bei Gabi kamen die Dinge also wenigstens beruflich in Bewegung. Sie war dauernd unterwegs. Mir gefiel das. Es traf ja wieder genau mein Bedürfnis, mit ihr zusammen zu sein – aber so wenig wie möglich mit ihr *zusammen* zu sein, denn das konnte mich ohnehin nicht erfüllen. Wieder machte ihr Wegsein meine Tage hell. Ich arbeitete gerne und viel, verbrachte so viel Zeit als möglich bei der Arbeit. Das schlechte Gewissen war verreist.

Ich schmiss den Haushalt, flickte das soziale Netz und hielt es zusammen. Wofür, wusste ich nicht so genau. Gabi nutzte es nur selten. Doch wenn sie dann mal für ein paar Tage gestrandet war auf unserer Raunheimer Scholle und startklar für gemeinsame Ausflüge, suchte ich mir eine ganze Besatzung, die uns begleitete. Erst Jahre später wurde ich gewahr, dass es genau das war, womit ich Gabi die Distanz quasi aufzwang. »Gerne«, sagte sie später einmal, »hätte ich mal etwas mit dir alleine unternommen.« So weit ließ ich es aber nicht kommen. Nur keine Sentimentalitäten, keine Tête-à-têtes, keine allzu heftigen öffentlichen Sympathiebekundungen. Wir waren zusammen, aber das musste ja nicht gleich jeder sehen. Und die Gesellschaft anderer bewahrte vor peinlichen Paar-Possierlichkeiten, Zweierbeziehungskistenritualen und Krisenkommunikation. Dabei merkten wir nicht, dass wir längst eine Kommunikationskrise hatten, die nie mehr zu bewältigen sein sollte.

Wenn sie nach einem Flug ihren Schlüssel in das Schloss unserer Wohnungstür steckte, fiel alle Leichtigkeit von mir ab. Gabi war gelandet, aber sie war noch längst nicht angekommen. Noch lange war sie im Flieger, im Hotel, auf der Firmen-Basis. Gedanklich, verbal. So erfuhr ich alles, wirklich alles, was sie so erlebt hatte, zu Luft, zu Land und am Wasser. Und ich ertappte mich nicht selten dabei, dass ich am Ende der Ausführungen fragte: Und wann musst du wieder weg?

Aber natürlich hörte ich zu, war ehrlich interessiert, kommentierte und sprang sofort an, wenn es galt, Rat zu geben, Lösungen zu finden. Das waren die Highlights unserer Gespräche, in die Tiefe wagten wir uns nicht. Wir beichteten uns unsere Verfehlungen nie. Ein Selbstbetrug.

Aber es hatte auch sein Gutes: Wir hatten einander. Wir wollten nicht wieder suchen, weil wir nicht wussten, was und wen wir finden würden. Lieber die kleinere Liebe als gar keine, als die falsche, als die ungewisse. Wir steckten unter einer Sicherheitsdecke.

Es ist unsagbar schwierig zu beschreiben, was uns letztlich siebzehn Jahre (!) ausharren, festhalten ließ an einer

Beziehung, die rückblickend doch nie eine Chance hatte. Wir hatten uns verbissen in eine Vorstellung von Zweisamkeit, Zusammenleben und Zukunft. Es war die Zweckgemeinschaft zweier Menschen, von denen einer Vertrauen suchte, Liebe, Verständnis, Wärme. Oder schlicht jemanden, der ihm nah war. Die andere suchte nicht wirklich etwas, sondern fand. Jemanden, der da war, der Probleme löste, der Blitzableiter, Abhol- und Bringdienst war. Einer, der funktionierte, der in der Opferrolle aufging.

Doch natürlich war ich auch Mittäter, weil ich das alles zuließ. Mich nie erklärte. Weil ich leiden wollte. Und ich litt oft, weil Gabi es verstand, mich zu quälen. Mein wundester Punkt: der ständige Wunsch, sie durch Geschenke zu kontrollieren, ihr in perfekter Planung Gefühle einzuhauchen: Überraschung, Freude, Dankbarkeit. Ich ging darin auf zu überraschen. Ich dachte mir Abläufe aus, Reaktionen, führte Regie in immer neuen Filmen meines Kopfkinos. Ich liebte es, Geschenke zu machen, ich lechzte danach, etwas zurückzubekommen. Aber je mehr ich gab, desto tiefer empfand ich ihre Demütigungen und die Enttäuschungen, desto mickriger und unbedeutender erschien mir mein Lohn. Gabi wusste, wie wichtig mir diese Dinge waren – aber sie ließ sie nicht zu. In schöner Regelmäßigkeit und mit Leichtigkeit zerschoss sie meine Pläne, ließ meine dicksten Drehbücher platzen. Wie damals, als Randy Crawford in der Alten Oper in Frankfurt spielte, am Abend ihres Geburtstags. Monate vorher schon hatte ich alles arrangiert, Tickets besorgt, den Abend geplant. Im Kopf ging ich diesen Tag immer wieder durch. Immer mehr Details kamen mir in den Sinn. Und dann war es so weit. Ich steckte die Karten ein und fragte sie beiläufig, ob sie denn Lust habe auf einen Spaziergang. Ich sagte so etwas wie: »Wir können doch nicht den ganzen schönen Tag hier drinnen hocken.« Sie hatte keine Lust. Sie sah es überhaupt nicht ein, auch nur ein bisschen Lust zu haben. Sie wusste, dass ich etwas im Schilde führte. Die Uhr tickte gegen mich und meine Überraschung. Also musste ich das Ziel des Spaziergangs preisgeben. Peng! Wieder einmal floppte meine Inszenierung. Am nächsten Tag machte ich mich daran, die für das nächste Jahr vorzubereiten.

Es waren sicherlich zu einem großen Teil diese kleinen Gemeinheiten, dieses konsequente Verweigern gegenüber meinen Glücksprojekten, die mich zu Gabi innerlich auf Distanz gehen ließen. Nicht nach außen hin. Oh nein. Es blieb zusammen, was zusammengehörte. Aber ich schaute mich jetzt mehr um. Dazu trug noch ein anderer Aspekt bei. Nach meinem rapiden Gewichtsverlust machte ich eine einschneidende Erfahrung: Ich war plötzlich für viele Frauen nicht mehr nur der nette Dicke. Ich wurde auch als Mann interessant. Ich kann das schwer beschreiben, es war diese Zwischen-den-Zeilen-Kommunikation, das Nonverbale, das gefühlte Wort. Es war die Art, wie sie mich ansahen – im Unterschied dazu, wie sie zuvor noch wegsahen, als ich dick war. Ich sprang darauf an, es elektrisierte mich, dieses mir völlig unbekannte Gefühl des Attraktiv-Seins. Ich fasste es für mich in eine Art Gleichung:

***Schlank* + *geistige Leistungsfähigkeit* =**
attraktiv* + *anziehend* + *begehrenswert

Ich suchte schnell nach Anwendungsgebieten für meine Formel, probierte mich aus als attraktiven Mann. Ich schäkerte, flirtete, ich ging sogar fremd. Es funkte, es zündete, es brannte im Bett. Ich fühlte mich gut und verhielt mich mies. Ich gab mir auch nicht sonderlich viel Mühe, Gabi zu verheimlichen, dass da was war. Was da war, wusste sie nicht. Sie ahnte es nur.

Es wurde ihr Gewissheit, als sie die andere zum ersten Mal sah, auf der Feier zu meinem 30. Geburtstag. Gefeiert am Bornheimer Hang, der Fußball-Heimstatt des FSV Frankfurt. Das fein hergerichtete Zimmerchen im Tribünenbauch wurde zu meinem ganz persönlichen VIP-Raum: Very Important Party. Dieser Abend veränderte vieles, wenn nicht alles. Die Tür ging auf, und Klaudia trat ein. Mit einem einzigen Schritt stand sie in unserem Leben, in dem von Gabi und mir. Klaudia und ich hatten uns knapp vier Wochen zuvor kennengelernt. Das neue Jahr war da gerade einmal sechs Tage alt. Noch ehe ich ein Wort mit ihr gewechselt hatte, spürte ich, dass sie mich im Visier hatte. Noch heute erinnere ich mich an das Gefühl, dass Blicke mehr berühren können als eine Hand, die nach einer anderen greift. Ich fühlte mich wahrgenommen, beachtet, respektiert, ich fühlte mich wohl. Und das inmitten dieses neonröhrenlichtbestrahlten, schmucklosen Raums, der einen gewissen Jugendherbergs-Charme nicht leugnen konnte. Ich hatte es auf jemandes Radar geschafft. Es war mir egal, was es war: mein Aussehen, mein Auftreten, meine Worte, meine Art…? Klar war: Klaudia interessierte sich für mich, und während der nächsten Wochen trafen wir uns häufig. Wir gingen oft spazieren. Und wir gingen weit.

Es gibt keine Zufälle: Klaudia wohnte in einem bekannten Stadtteil in Frankfurt am Main. Gabi und ich wohnten zu dieser Zeit ganz in der Nähe. Der Rest war ein Kinderspiel. Und meine anfängliche Geheimnistuerei eine Beleidigung von Gabis Intellekt. Ich tischte ihr Albernheiten auf, musste ganz plötzlich noch mal zur Arbeit, in die Waschanlage oder zu einem Termin. Ich war mir kein bisschen peinlich. Und das ist aus heutiger Sicht das Peinlichste.

Hätte Gabi gewusst, dass ich ahnte, dass sie mich längst und oft betrogen hatte oder ich mich von ihr zumindest betrogen fühlte, sie hätte sagen können: Okay, der Geschlagene schlägt zurück. Stattdessen überschlugen sich die Ereignisse. Schreie, Tränen, Trennung, Zweifel, Angst, Neustart, Ende der Liaison mit Klaudia, Auszug, Wieder-Einzug. Bis zum nächsten Mal.

Ich genoss es jedenfalls einige Monate lang, beachtet und geschätzt zu werden. Es streichelte das Ego, gemocht und für attraktiv befunden zu werden. Es war ein gutes Gefühl. Im Nachhinein muss ich sagen: Das war die zweite Erfahrung mit dem Nicht-dick-Sein, die mich weiter hinabstieß in den Strudel der Magerspirale. Die Kehrseite der Glücksformel.

Ich erfuhr am eigenen Leib, dass ich über meinen Körper, über mein Gewicht Vorgänge in meinem Leben steuern konnte. Was ich bislang nur mit Worten vermocht hatte, konnte ich nun mit Körperformen: manipulieren. Dinge, die mir über die Maßen wichtig waren: Anerkennung, Zuneigung, Nähe. Die irrwitzige Schlank-gleich-attraktiv-Formel, die ich mir zurechtgebastelt hatte, war im Begriff, zu meinem Lebensprinzip zu werden.

Arbeitsessen

Abnehmen als Glücksformel

Auch in anderer Hinsicht zeichnete sich ein geradezu weltbewegender Wechsel ab – jedenfalls was die heile Frommert-Welt betraf. Ich erkannte nach etwa drei Jahren an der Uni Heidelberg dann doch, dass das von meinen Eltern, sprich meiner Mutter, ausgewählte Jura-Studium nicht das Richtige für mich war. Es war sogar grundfalsch. Alsbald erkannte ich, dass Jura leider weit mehr ist als spannendes Strafrecht als Vorspeise und interessante Einblicke ins Bürgerliche Gesetzbuch als ersten Hauptgang. Was danach kam, schmeckte mir gar nicht. Es passte nicht zu mir, meinen Fähigkeiten, meinen Wünschen und Träumen, meiner Vorstellung davon, wer und was ich einmal sein wollte. Es passte nur zu den Wünschen und Träumen meiner Eltern. Meine Mutter und mein Vater haben mir vieles ermöglicht – sie hatten aber auch stets ganz klare Vorstellungen davon, wie ich diese Möglichkeiten nutzen sollte und worin sie münden sollten. Das Umfeld tat sein Übriges. Heidelberg mag pittoreskes Pflichtprogramm von Touristenhorden auf ihrer Entdecke-Europa-in-drei-Tagen-Tournee sein. Für mich war es keine 50-Kilometer-Fahrt mehr wert. Zwar verließ ich morgens das Haus. Dann aber studierte ich nicht, sondern schlug die Zeit tot, nicht selten im Wohnzimmer meiner Schulzeit: in der »Café Bar Jardin« in Bensheim.

Und so erging im Namen des Christian folgendes Urteil: Uni wechseln, Fachrichtung ändern, ein paar Semester auf Bewährung.

Im Sommer 1990 begann ich mein Studium der Germanistik und Politologie in Mannheim. Vor meinen Eltern hielt ich diese Entscheidung noch länger als ein Jahr geheim. Klingt nicht so nach heiler Welt? Richtig – aber aus ihrer Perspektive wäre vor allem ich der Störenfried gewesen. Wer in einer eher konservativ geprägten, von christlich-demokratischer Hand geführten Kleinstadt aufwächst mit all ihren Herzlich-, Nichtig- und Scheinheiligkeiten, dort wo die Menschen meist einfach waren und die Moral oft doppelt, wird vor allem an dem gemessen, »was wohl die Leut' sagen werden …?«. Und was sagten die Leute wohl über einen, der das Studium abbrach, der auch noch für dieses »rote Blatt« schrieb, als das die *Frankfurter Rundschau* (*FR*) damals noch galt. All dies hätte nur zu Streitereien geführt, die ich uns allen so lange wie möglich ersparen wollte. Sachlich wären sie ohnehin nie zu führen gewesen.

Meinen späteren Job als Journalist haben meine Eltern auch nie richtig akzeptiert, trotz einiger durchaus vorzeigbarer Erfolge – sie hätten lieber den »Dr. jur.« als Namenszusatz gelesen als Artikel über die Sportwelt, die neue weltweite Datenflut, Großkonzerne wie die Telekom, Technik- oder Tourismustrends …

Irgendwann musste ich ausbrechen aus dieser Beziehung mit meinen Eltern und mich gegen ihre festen Vorstellungen, wie ich zu leben hatte, auflehnen. Ich habe diesen überfälligen Richtungswechsel nie bereut. Das Volontariat, das ich als logische Folge meiner Umorientierung 1996 bei der

FR begann, das zeigt sich immer wieder, war eine goldene Chance, die perfekte Gelegenheit. Ich war journalistisch nicht untalentiert – und hatte dort vom ersten Tag an das Gefühl: Das ist es, was ich machen will!

Der Weg in die Zentrale der *Frankfurter Rundschau* war ein verschlungener.

Nie hatte ich dieses berühmte »Irgendwas mit Medien« im Sinn. Ich hatte nicht einmal Schülerzeitung-Vergangenheit. Die machten immer die anderen. Irgendwann fragte mich der stadtbekannte Sportschreiber, ob ich denn die Stadionzeitung des VfR 1910 Bürstadt übernehmen könne. »Och, warum nicht?« Ich studierte mehr schlecht als recht und hatte durchaus Ressourcen frei. Und der VfR war eine Herzensangelegenheit. Spitzenreiter der »Ewigen Oberliga-Hessen-Tabelle«, deutscher Fußball-Amateurmeister, Zweitligist, 7:2-Sieger über den MSV Duisburg. Und das als Kleinstadt. Ich war stolz auf meinen Verein. Viele Jahre bestimmten die Helden meiner Kindheit wie Horst Schauß oder Hans-Otto Jordan meine Wochenend-Laune. Meine Eltern wussten schon, als ich durch die Tür kam, wie das Spiel ausgegangen war. Ich trug mein Fußballherz auf den Lippen die Treppen hinauf. Wenn ich pfiff, hatten sie gewonnen, wenn nicht, war's der Schiri.

Infolgedessen begann ich auch, für die *Bürstädter Zeitung* zu schreiben, Texte für die regionalen Zeitungen folgten: *Mannheimer Morgen*, *Wormser Zeitung*, Kurzberichte für den *Kicker*. Ich fuhr regelmäßig zur allwöchentlichen Oberliga-Pressekonferenz, immer mittwochs im Raum Frankfurt. So lernte ich Leute kennen, die Leute kannten: Journalisten, Funktionäre, Trainer, Spieler, Platzwarte.

Eines Tages, es war ein Samstag, klingelte das Telefon. Die Redaktion der *FR* fragte an, ob ich mir denn vorstellen könne, öfter für sie zu schreiben als bisher. Eine Redakteurin sei ausgeschieden, weil sie weggezogen sei. Schon sonntags fuhr ich nach Frankfurt. Doch es wurde nicht viel geredet, sondern schnell gehandelt: Zum American Football sollte ich gehen, »draußen im Waldstadion«: Frankfurt Galaxy gegen Birmingham Fire. Ich hatte keine Ahnung von diesem Sport. Ich brachte einen ordentlichen Hintergrundbericht zustande. Als ich in der Redaktion saß und nervös bis zum Gehtnichtmehr meinen Bericht tippte, fand ich Gefallen an genau diesem Gefühl.

Nach wenigen Wochen wusste ich: Das will ich machen, und nie mehr etwas anderes. Und so investierte ich alle Kraft. Binnen kürzester Zeit machte ich Redaktionsdienste, Spätdienste, plante Seiten, schrieb und schrieb. Ich wurde zum festen Bestandteil der Redaktion. Mir war nichts zu viel und nichts zu schwer. Ich hatte immer irgendwie eine Lösung, immer gute Laune. Es war das, was ich heute meine glücklichste Phase nennen würde. Wir waren dort ein verschworener Haufen. Ich kannte das Wort »Feierabend« ebenso wenig wie »Nein« oder »müde« oder »Jetzt nicht« oder »ich muss nach Hause«. Geht nicht gab's nicht. Ich sagte Gabi immer, ich muss präsent sein, meinen Willen zeigen. Mein Wille geschah: Ich wurde vom freien Mitarbeiter zum festen Freien, zum Pauschalisten mit festem monatlichen Honorar. Ich machte sogar alleinverantwortlich eine Zeitung zu den Olympischen Spielen in Atlanta. Es gab damals noch die *FR am Abend*, die so hieß, obgleich sie am Morgen kam. Es war das Altpapier der Tageszeitung in einem aktuellen Mantel. Und der bestand im Sommer 1996 eben aus Olympia. Ich wurde durch meinen Einsatz bekannt und bekannter im Haus. Der Ressortleiter, Erich Stör, ein wunderbar gelassener, unaufgeregter, uneitler Endfünfziger, der sich und die Welt nicht so wichtig nahm, war zufrieden, der Volo-Ausbilder, Adolf Karber, war zufrieden, alle waren es, inklusive mir. Denn man entschied sich dazu, mir ein Volontariat anzubieten.

Ein Volontariat bedeutete den Aufenthalt in verschiedenen Redaktionen, Einblicke in Verlagsabteilungen und war mithin eine ernst gemeinte Ausbildung zum Redakteur. Eine Station war das Ressort Wirtschaft. Dessen Leiter war einer der härtesten Chefs im Haus, zumindest was seine Ansichten zum Thema Journalismus, Sprache und Zeitungsmachen angeht. Er war aber auch im Zwischenmenschlichen nicht immer leicht zu handhaben, urteilte teilweise gnadenlos und bisweilen auch voller Häme, Spott und beißender Ironie. Seine Tiraden trafen mich selten bis nie. Wir hatten unsere eigene Art der Kommunikation gefunden. Er mochte mich, meine Herangehensweise und meinen Humor, meine Schreibe und meine Ideen. Ich mochte seinen scharfen Verstand, seine Herzlichkeit, die fand, wer danach suchte. Rückblickend habe ich sicher von ihm am meisten gelernt, unter anderem meine peniblen Textkorrekturen. Fortan förderte er mich derart, dass es den Argwohn der Kollegen weckte. »Der Günstling des Chefs.« Mir sagten sie das nie, aber ich spürte es in jedem ihrer Sätze, in jedem ihrer Blicke. Sie hatten ja auch nicht unrecht: Da war einer mit gepflegtem Halbwissen, ein Quereinsteiger, der den Rahm abschöpfte. Länger als üblich blieb ich in der

Wirtschaft, und mir wurden weittragende Themenfelder angeboten, auf denen Reputation zu ernten war: die Telekommunikation beispielsweise, die gerade im Begriff war, liberalisiert zu werden, Tourismus, Handel, Technik, Neuer Markt – die spannenden, sexy Themen dieser Zeit eben, die geprägt war von der Goldgräberstimmung an den Märkten. Die Zeit, in der es vor Weltmarktführern nur so wimmelte. Die Zeit, in der Firmen, von denen man vorher nie etwas gehört hatte, hunderte Millionen einsammelten. Die Zeit von ahnungslosen Anlegern, die heute 5000 Euro investierten, morgen Millionäre waren und übermorgen nicht mehr wussten, wie sie ihre Miete zahlen sollten. Es war die Zeit der Prepaid-Anbieter, von Ron Sommer, von Herrn Mobilcom-Schmidt, der billigen Jakobs, von integrierten Reisekonzernen und Fusionsphantasien. Es war eine irre Zeit, und ich war mittendrin. Ich hatte das Gefühl, den Neuen Markt eröffnet und wieder mit geschlossen zu haben. Ich bin um die Welt geflogen mit den Telekoms und Condors dieser Welt. Nach Seattle und New York, Madrid und Rom, Paris oder Budapest.

Bis mich ein neues Redaktionssystem am Boden hielt. Ein internes Netzwerk, das Ressorts verband, mit Agenturen vernetzte, Dienstleistern Zugang verschaffte, Grafiken einband, Anzeigen integrierte, Zeitungen druckte. Ein Mammutprojekt. Ich wurde gefragt, ob ich Lust hätte, da mitzumachen. Aussuchen, testen, konfigurieren, implementieren, ausbilden. Ich nahm an, die Sache reizte mich – und es hing Verantwortung daran, die mir danach nicht mehr so leicht zu nehmen sein würde. Ich wurde freigestellt, ritt aber abends dann auch noch meine Wirtschaft-Steckenpferde aus: Tariftabellen, Tipps & Tricks, Kommentare zu diversen Themen.

Ich war nie Sport-Redakteur geworden, dabei war es das, was mich antrieb seit damals, als ich vom Galaxy-Spiel zurückkam und nach den journalistischen Sternen griff. Wenn es für mich eine Bestimmung gab, habe ich sie nie frühzeitig gekannt. Irgendwie ist mit mir immer alles passiert, ich habe es nie betrieben, nie habe ich mich beworben. Ich war einfach da, immer präsent. Ich weckte eine Nachfrage – nach mir, indem ich einfach »mich« anbot. Ich war offenbar die Lösung für viele Probleme, auch weil ich immer dachte, es sei ein Zeichen von Schwäche, wenn ich ein Problem als solches auch benannte. Für mich gab es keins, auch wenn innerlich alle Alarmglocken bimmelten. Ich hörte sie, aber ich hörte nicht auf sie.

Vielleicht hätte ich einfach mal sagen sollen: »Nein, ich will in den Sport, dann warte ich eben, bis ein Platz frei wird.« Aber ich habe alle freiwerdenden Plätze abgelehnt und blieb in der Wirtschaft, irgendwie gegen meinen Willen. Der aber war zu schwach, als dass ich ihn hätte dergestalt spüren können, dass er mich zu etwas zwang. Dafür hatte ich das alte Motto verinnerlicht: Wer A sagt …

Bald folgte die nächste Stufe nach oben. Es war keine hochoffizielle Anfrage, so wie man sich das vorstellt. Eher ein zwischen Tür und Angel aus der Verlagsleitung im sechsten Stock geraunte »Lust ins Büro des Chefs vom Dienst zu gehen, als Stellvertreter?«. Der neue CvD wusste aus den vergangenen Monaten um meine Funktionsfähigkeit. Schnell hatte er realisiert, dass da nicht nur ein Rücken-, sondern gleich auch ein Beidehändefreihalter engagiert werden kann. Natürlich nahm ich den Job an. Die Aufgabe war einfach: Arbeite und funktioniere, funktioniere und arbeite. 24 Stunden täglich nur ein Programm: *FR*. Die totale Rundschau. Alle kamen, alle wollten was. Und sie wollten es von mir. Egal, was es war, und es war immer alles: »Mein Laptop funktioniert nicht mehr.« »Wir können den Redaktionsschluss nicht einhalten.« »Die Anzeige kommt nicht.« »Kannst du mal mit vermarkten?« »Wie machen wir das mit dem Dienstplan?« »Wir brauchen eine Seite mehr!« »Das Toilettenpapier ist alle.« »In New York ist ein Flieger ins World Trade Center geflogen.« »Wie soll unser neues Magazin heißen?« »In der Druckerei wird gestreikt.« »Kannst du mal bitte über den Artikel auf Seite 3 lesen?« »Kann ich die Dienstreise zum Fußballspiel machen?« »Ich brauche einen neuen Schreibtisch.« »Wollen wir mal einen Kaffee trinken gehen?«

Ich lieferte, und ich servierte.

Erst später wurde mir klar, wie sehr die Bezeichnung CvD wirklich auf mich passte. Denn mein pausenloser Einsatz für andere, den ich im Job zeigte, war auch privat schon immer mein Elixier, mein Antrieb, meine Definition von mir selbst, meine Daseinsberechtigung. Eigentlich war ich schon immer der CvD – der Christian vom Dienst.

Bei der *FR* lernte ich auch meine heute beste Freundin kennen, den wichtigsten Menschen für mich: Steffi. Sie arbeitete als Redaktionsassistentin im Regionalen. Sie beklagte sich nicht darüber. Sie fühlte sich wohl, weil sie sich keine Gedanken darüber machte, was sein könnte, aber nicht ist. Steffi ist eine schlaue, reife Frau, die im Leben mehr Schatten- als Sonnenseiten gesehen hatte. Davon aber wusste ich nichts damals, als wir uns trafen. Ich wusste beinahe überhaupt nichts von Steffi. Außer dass sie älter war als ich und ich das Gefühl nicht loswurde, dass sie weit unter ihren Möglichkeiten eingesetzt wurde. Man hat sie einfach unterschätzt – oder anders: Keiner hat sie genug wertgeschätzt. Vielleicht lag es an der OP-Narbe, die ihr Gesicht zeichnete, zugefügt schon in früher Kindheit von einem Quacksalber, so dass sich keiner traute, genauer hinzusehen. Nie habe ich einen stärkeren Menschen kennengelernt als Steffi. Einer, den das Leben hart, aber nie abgestumpft oder verbittert gemacht hat. Im Gegenteil. Steffi nahm wahr, verarbeitete, speicherte. Sie ließ nicht mehr jeden in ihr Herz, aber wer es einmal erobert hatte, der wurde reich belohnt, und dem war der wärmste, wohligste Platz dieser Erde bereitet.

Immer wenn ich mit ihr zu tun bekam, war ich überrascht, wie scharfsinnig und klug sie Sachverhalte analysierte und Lösungen fand. Welch verständigen, versöhnlichen Blick sie auf Menschen und deren Probleme warf. Auch auf Menschen, die ihr nicht ausschließlich wohlgesonnen waren. Wolfgang Storz, *FR*-Chefredakteur in diesen bewegten Tagen, sah es ähnlich. Und alsbald saß Steffi statt in der Regionalredaktion in der Zentrale der Macht. Sie arbeitete mit einer Konsequenz, Kompetenz und Zuverlässigkeit, die ihresgleichen suchte. Aber auch mit Emotionalität, und manche Tage ertrug sie nur mit einer ordentlichen Portion Baldrian. Das, was alles kommen sollte, bewegte sie. Uns alle. Es war eine Achterbahnfahrt, bis schließlich der Schlitten zu schnell um die Ecke bog und einige sich darauf nicht mehr halten konnten. Dass sie später zu einer meiner engsten Vertrauten werden würde, konnte ich bei unseren ersten Treffen nicht ahnen – aber ich wäre auch nicht überrascht gewesen.

Steffi war ein Beispiel für einen sehr nahen persönlichen Kontakt. Schon vor unserer ersten Begegnung hatte ich damit begonnen, mir langsam, konsequent-beharrlich ein umfassendes Netzwerk aufzubauen und es zu bespielen. Ich saß im vierten Stock, alleine, in einer Art Elfenbeinturm. In einer Revolutionszelle sozusagen. Ausgestattet mit Tisch und Regiestuhl, aufgestellt an einem verschwiegenen Plätzchen, von dem aus ich meine Fäden spinnen konnte. Alles im Blick, vieles im Griff. Und so wurde nach und nach aus dem netten Christian eine echte Hausmacht mit besten Beziehungen zu den einflussreichen Stellen des Verlags. Und als das Haus schwer verschuldet unaufhaltsam dem Abgrund entgegentaumelte, spielte ich dieses Netzwerk aus.

Gemeinsam verstärkten wir – eine sich nie konstituierende Interessensgemeinschaft aus Ressortleitern, Redaktions- sowie Verlagsschwergewichten und den wichtigen Kollegen an den entscheidenden Schnittstellen – eine Situation, in der die Möglichkeit entstand, die bis dahin regierende und – nach Ansicht vieler – überforderte Chefredakteur-Doppelspitze abzusetzen. Dass wir statt ihrer inthronisiert würden, war in dieser Konsequenz nicht vorgesehen. Die Stimmung war klar auf unserer Seite.

Im Oktober 2002 war sie endgültig gekippt. Ich saß also zu Hause in Hofheim, und es war klar: An diesem heißen Abend im tristen Herbst werden rund 20 Kilometer entfernt Entscheidungen von enormer Tragweite getroffen. Für mich persönlich waren diese enervierenden Stunden auf einen einfachen Nenner gebracht: Klettern oder Fallen.

Es war ein in jeder Hinsicht bemerkenswerter Abend, unter anderem auch ein Abend, an dem ich Gabi richtig kennenlernen sollte. Ich war aufgelöst, nervös, ein Bündel aus Bedenken und Gedanken. Ich wollte Worte machen, anreden gegen die Angst vor dem, was kommen könnte. Ich war so oft bei jedem noch so kleinen Mist für Gabi dagewesen, hatte sie animiert, motiviert, mit ihr Vokabeln für ihren Job als Flugbegleiterin gebüffelt – noch heute kann ich diese so genannten Three-Letter-Codes für die Flughäfen dieser Welt in- und auswendig. Jede Klage über verschüttete Milch an Bord hatte ich mir angehört. Als ich nun aber reden wollte, Ablenkung suchte, Zerstreuung, war die Antwort: »Ach, Christian, ich kann doch damit nichts anfangen …« Das saß. Das vergaß ich nicht.

Die interne Kommunikation war nicht in Gang zu bringen. Also suchte ich die fernmündliche. Doch auch bei der *FR* hieß es: »Sorry, noch nichts Neues.« Alles blieb beim Alten, die ganze Nacht.

Der neue Tag begann vor einem grau gestrichenen Heizkörper im zweiten Stock des Zeitungshaues. Hinten an den Toiletten, unweit des Paternosters, traf ich Dr. Storz, den designierten neuen Chefredakteur, der mich stoppte und mehr oder weniger um meine Hand anhielt. Ich sollte unter ihm neuer CvD werden. Der alte rückte mit in die Chefredaktion. Und von sofort an galt: »Le roi est mort, vive le roi!«

Danach drehte sich alles immer schneller.

Ein Relaunch wurde angeregt, geplant und bis ins letzte

Detail konzipiert. Berge von Mails wurden verschickt, Briefe geschrieben, Strategien entworfen, Untersuchungen veranlasst. Diskussionsrunden, kleine und große und noch größere standen auf der Tagesordnung und manchmal auch auf der der Nacht. Es gab ein Programm, rund um die Uhr: *Frankfurter Rundschau.*

Unmittelbar nach dieser kompletten Neugestaltung der Zeitung, die den Auflagenschwund stoppen, die Qualität heben und einen Mehrwert bieten sollte, im April 2003 also, beendete ich die Beziehung zu Gabi. Einfach so. Es war Sonntag, der 6. Es musste dieser Tag sein, kein anderer. Ich spürte es. Irgendwer hatte mir mal gesagt: Irgendwann wirst du aufwachen und wissen, heute ist der Tag. Genau so war es. Doch es dauerte bis zum späten Abend, ehe ich »meinen Tag« seiner Bestimmung zuführte.

Ich werde nie den Dialog vergessen, der das laute Schweigen zwischen uns beendete und auslöste, was nie mehr zurückgeholt werden konnte. Nur selten saßen wir noch gemeinsam vorm Fernseher. Wir machten überhaupt kaum noch etwas gemeinsam. Ich war bei der *FR*, Gabi war bei Thorsten. Er war ihr das Eine, Sie ihm das Alles. Thorsten & Gabi, das wäre das Paar gewesen. Sie hatten Leidenschaft füreinander, waren kreativ, konnten gemeinsam lachen, wollten Zeit miteinander verbringen. All das eben, was ich mit Gabi nie oder nur selten konnte. All das, was ich ihr nicht bieten konnte oder wollte. Gabi fand in der platonischen Liebe zu Thorsten die Erfüllung, diese Geborgenheit und Heimat, die sie bei mir vergeblich suchte.

Wenn Gabi am Nachmittag in den Keller zur Waschmaschine ging, verabschiedete ich mich schon mal von ihr, denn sie kam meist nicht vor, eher weit nach Mitternacht wieder zurück. Auf dem Weg nach unten oder spätestens auf dem nach oben musste sie an Thorstens Wohnung vorbei. Wir hatten uns bei dem Eigentümer der Wohnung starkgemacht, dass Thorsten diese Wohnung bekam. Und der Vermieter hatte nichts gegen ein schwules Paar. Also zogen Thorsten und Claus ein. Aber eigentlich zog Thorsten zu Gabi.

An diesem sechsten April aber hatte Gabi thorstenfrei. Im Fernsehen liefen diese grünstichigen Bilder, aufgenommen scheinbar durch ein Nachtsichtgerät. Man sah Luftbilder von Gebäuden, die wenig später, von Raketen getroffen, nur noch als helle Flecken kurz wahrzunehmen waren. Es war wie eine Computersimulation, aber es war Krieg. Gut zwei Wochen vorher hatte der zweite Irak-Krieg begonnen. Gabi und ich ließen uns in Frieden. »So kann das doch nicht weitergehen«, sagte ich plötzlich und unerwartet. Und dieser Satz schoss raketengleich durch den Raum. »Im Irak?«, fragte Gabi. Noch ehe ich antworten konnte, schob sie den Satz nach, der mir Absolution erteilen sollte für alles, was folgte: »Wenn du willst, dass ich ausziehe, ziehe ich aus ...«

Stille. Das war's. Schluss. Aus. Vorbei. Das Ende einer 17 Jahre währenden Beziehung. Eine, die scheinbar alles ausgehalten hat. Die uns Hornhaut wachsen ließ. So dick, dass wir schon lange nicht mehr merkten, was wir uns eigentlich antaten. Keine Träne wurde vergossen. War was? Gute Nacht! Für mich war klar: Gabi hatte längst mit mir abgeschlossen, sie hatte nur darauf gewartet, diesen Satz loswerden zu können: »Wenn du willst, dass ich ausziehe, ziehe ich aus ...« Es gab nichts mehr zwischen uns, das es zu beweinen galt. Außer der Frage vielleicht, was da zwischen uns gewesen war und wann wir uns zunächst verirrt und dann verloren hatten.

Wir lebten noch eine Zeitlang unter einem Dach. Gabi suchte eine Wohnung, über die Ergebnisse schwieg sie. Wir schwiegen oft in diesen Wochen. Manchmal wurde es auch hysterisch. An einem warmen Juli-Sonntag kam ich von einer meiner seltenen Dienstreisen zurück, die mich in die Telekom-Zentrale nach Bonn geführt hatte, um von dort aus weiterzureisen zur Hochzeit einer Kollegin, die in Kochel am See »Ja« sagte. Etwas, das mir persönlich wahrlich fernlag. Aber ich hatte Freude, Sympathie und Respekt für die Menschen, die diesen Versuch wagten

Als ich von meiner Reise wiederkam, traf mich der Schlag. Gabi war weg. So weit, so gut. Aber mit ihr war sehr viel Mobiliar gegangen. Und plötzlich spürte ich doch so etwas wie Trennungsschmerz. Wo war der Spiegel? Warum auch das Kissen? Die Blumenvase auch? Wo ist mein Strandkorb? An allem, was fehlte, hing plötzlich mein Herz, eine Erinnerung, eine verklärte Romantik. An Gegenständen, die ich vorher kaum wahrgenommen hatte. Plötzlich hatten sie Bedeutung für mich. Jedes Messer, jede Kerze, einfach alles. In den nächsten Wochen wendete ich eine nachgerade übermenschliche Energie auf, um den Hausstand so wieder herzustellen, als sei nichts geschehen. Ich überzeugte Lieferanten davon, mir auch noch am Samstagnachmittag Ware ins Haus zu schleppen. So entstand Stück für Stück der Nachbau des alten Ambientes für ein neues Leben. Ich lernte schnell und vor allem dies: Haushalt ist kein Buch mit sieben Siegeln und auch Männersache.

Trotz allen Aktionismus, trotz aller Arbeit und manch

emotionaler Verstrickung in diesen Tagen gab es auch die Phasen, in denen ich ratlos war, leer. Voll mit trägemachendem Selbstmitleid. Dann starrte ich vom lindgrünen Sofa aus durch das große Fenster auf einen tristen Himmel voller dunkler Wolken. In mir kam damals zum ersten Mal der Gedanke auf, wie es wäre, jetzt auf einer Brücke zu stehen, Blick nach unten ins Nichts – oder in die Ewigkeit. Es war diese Art von Leere, dieses: Was kommt jetzt? Dieses dicke, lebensgroße Fragezeichen. Und nur unbefriedigende Antworten. Gabi war weg. Ich stand vor der Frage: Was nun? Und warum ruft keiner an?

Und dann kam wie eine Antwort die Frage aus der Geschäftsführung, ob ich nicht in die Verlagsspitze wechseln wollte. Wieder nahm eine Kraft von außen sich meiner an. Nicht gänzlich unerwartet. Ich hatte vorher immer mal wieder Ideen geäußert, dieses oder jenes zu optimieren. Und ich hatte den geradezu unerhörten, aber wohl eben nicht ungehörten Vorschlag gemacht, eine nicht nur für *FR*-Verhältnisse bis dahin undenkbare Einheit zu gründen: eine Gesellschaft, die Teile der redaktionellen Arbeit übernimmt. Das gab es damals in dieser Form noch nicht. Eine eigene Gesellschaft zuständig für Sonder-, Anzeigen-, Serviceseiten. Der Betriebsrat war natürlich außer sich, weil er ob solcher Überlegungen reflexartig außer sich sein musste. Jeder wusste, es wird verhandelt, es wird eine Einigung geben. Halb so wild. Viel schlimmer für mich: In den Augen von Storz war ich wohl ein Verräter. Das Tischtuch zwischen uns war nicht zerschnitten, es war zerfetzt. Binnen kürzester Zeit wurden aus der verschworenen Gemeinschaft Antagonisten. Zumal ich für die Neugründung auch noch den

Chefgrafiker abwarb. Mir war es egal, Hauptsache, es ging weiter.

Mit der gleichen Verve wie stets ging ich an die Aufgabe heran. Ich vertraute vor allem mir selbst – entwarf und entwickelte, baute auf und holte dann loyale Mitstreiter. Ich brachte mir das Chef-Sein selbst bei: Gehaltsgespräche, Vorstellungsgespräche, Einstellungsgespräche. Eine One-Man-Show mit kleiner, verlässlicher Crew. Ich führte plötzlich eine Firma, *main.sign*, ein ganz neues, ganz anderes »Baby«. Und ich denke, wir hatten Erfolg. Ich zog sogar externe Kundschaft heran, die teilweise noch heute an Bord ist.

Doch der angekündigte Untergang der Eigenständigkeit war nur eine Frage der Zeit. Das Druck- und Verlagshaus hatte bedenkliche Schlagseite. Nur mit einer (christdemokratischen) Landesbürgschaft konnte sie sich über Wasser halten, flottgemacht werden sollte sie von der (sozialdemokratischen) Verlagsgesellschaft DDVG, die ihre schnelle Eingreiftruppe nach Frankfurt schickte, um das Unternehmen zu beraten und zu betreuen. Und das hieß vor allem: sparen, stutzen, sozialplangetrieben Stellen streichen.

Eine große Koalition zum Erhalt der *Frankfurter Rundschau*. Überparteilich, abhängig. Viele im Haus konnten mit dieser Konstellation schwer leben. Ich war pragmatisch. Hauptsache, es geht weiter. Also arbeitete ich mit und protestierte nicht. Gehen? Das Risiko schien mir größer, als zu bleiben. Außerdem: Ich war doch irgendwie immer hier?

Wie sagte ich? Irgendwie ist mit mir immer etwas passiert, ich habe es nie betrieben. *main.sign* mag eine Ausnahme gewesen sein. Danach ging es mit der Regel weiter: Das Telefon klingelte. Ein Rrrring, ein »Hallo«, ein Gespräch, und nach 180 Sekunden steht man vor einem Berg von Fragen und das Leben vor gravierenden Umwälzungen. Erst einmal absagen, dachte ich. Lieber keine Experimente. Ich zu T-Mobile? Ich konnte mich nach 15 Jahren *FR* nicht einfach so trennen. Ich hatte doch einst gesagt: Hier bin ich, hier will ich nicht mehr weg. Das stand.

Auch ein zwischenzeitlicher Flirt mit dem Fernsehen (*Sat1)* hatte mir gezeigt, dass ich ein Zeitungsmann war.

Aber die Lage bei der *FR* wurde immer unerträglicher. Es gab herzzerreißende Situationen, denen ich mich immer weniger gewachsen fühlte. Listen in der Hand zu halten und markieren zu sollen, wer bleiben kann, wer gehen muss. Fragen zu beantworten wie: »Wie viele Leute brauchen wir eigentlich höchstens, um eine Zeitung zu machen?« »Eine« Zeitung. Die *FR* war endgültig beliebig geworden. Letztlich galt es, das zu zerschlagen, was ich mit aufgebaut hatte. Und mit einigen Menschen zusammenzuarbeiten, die einfach nur schrecklich waren in ihrem Habitus, in ihren Umgangsformen und Ansichten, die so gar nichts gemein hatten mit der Seele dieser Zeitung. Mit dem, was sie ausmachte.

Rückblickend kann ich sagen, dass der Gang in die Insolvenz Ende 2012 zwar plötzlich, aber nicht gänzlich unerwartet kam.

Schließlich gab ich mich wieder der Hand hin, die mich lenkte. Es war vielleicht dann doch an der Zeit, etwas Neues zu probieren.

Diese *FR*-Ära, ich werde sie nie vergessen. Es war die intensivste Zeit meines Lebens, weil ich mich in ihr aufgegeben und gleichzeitig gefunden habe. Ich habe in dieser Zeit alles gewonnen und alles verloren. Ich habe gearbeitet wie ein Tier und doch zum ersten Mal richtig gelebt. Ich habe geliebt und habe gelitten. Mein Büro in der Redaktion sah aus wie ein Wohnzimmer: Blumen, Fernseher, Obstkorb, eigener Flachbildschirm, bezahlt teilweise aus eigener Tasche. Ich saß Tag und Nacht in dieser Bude. Ich habe alles als meine Aufgabe angesehen, als mein Projekt: das Reparieren von Fenstergriffen und Besorgen von Toilettenpapier ebenso wie den Relaunch einer Zeitung.

Aus. Vorbei. Abfahrt. Nächster Halt: Bonn!

Bisweilen sind es einzig platteste Plattituden, die Realität zu erklären vermögen. Und so ist es diese: Erstens kommt es anders und zweitens, als man denkt. Fortan sollte ich die Radsportwelt kennenlernen und sie mich. Das hieß zunächst, raus aus einer *FR* in Trümmern und rein in die nagelneue, starbucksbecaterte Hightech-Zentrale eines weltweit erfolgreichen Mobilfunkers. Der Bub vom Land kommt in die große Stadt. Bonn ist kleiner als Frankfurt – aber es kommt immer drauf an, was man draus macht. Um es in Bürokategorien zu sagen: Auf zehn Quadratmetern T-Mobile hatte man Arbeitsbedingungen, die es auf 2000 Quadratmetern *FR* nie gab, nicht ansatzweise. Modernes Leben und Arbeiten. Eine völlig neue Welt, in die ich katapultiert wurde. Ich ging wie ein kleines Kind durch die Räume und staunte alles an: eine Bar, ein Kaffeeautomat, höhenverstellbare Schreibtische, Sprachkurse, Inhouse-Supermarkt, ebenso eine Bank, ein Friseur, Geld- und Fahrkartenautomat, Laptops für alle, Super-Rechner auf den Tischen und in Taschen. Es war alles da – und was nicht da war, war bald hergeschafft – Anruf genügt.

Nur der Christian vom Dienst blieb der alte. Rackern bis zum Umfallen. Ich bekam von der Telekom ein Appartement in Bonn zur Verfügung gestellt. Es war nur ein Zimmer, was nicht schlimm war, weil ich es ohnehin nur selten sah, und wenn, dann im Dunkeln. Ich sollte es nur für eine kurze Übergangszeit beziehen, blieb aber länger, da keine Zeit blieb, etwas Eigenes zu suchen. Ich wohnte im Betrieb. Ich hatte später eine Wohnung in Königswinter. *Gelebt* habe ich in Bonn und Umgebung nie. Ich ging früh arbeiten, fuhr abends zum Einkaufen, aß, ging ins Bett und stand schnell wieder auf. Oder ich war auf Reisen. Ich war sehr viel auf Reisen. Ich hatte so gesehen kein Zuhause mehr. Meine zwischen Tür und Angel IKEA-aufgemöbelte Wohnung in Königswinter war meist unbewohnt, die in Hofheim zu einem Wochenendlager verkommen. Oder besser: einer Art Terroristenwohnung. Im Dunkeln rein, im Dunkeln raus. Sowohl hier wie da.

Im Oktober 2006 kam ich von der Tour de France zurück, die traurige Berühmtheit erlangen sollte. Doch dazu später mehr. In meiner Bude zwischen Rhein und Königswinter-Drachenfelsen hing immer noch der Kalender von T-Systems an der Wand. Darauf schöne große Segelschiffe und das Monatsblatt November 2005. Danach hatte ich nie wieder ein Blatt abgerissen. Ich nehme das symbolisch: Die Zeit, die ich dort verbrachte, war mir schlicht egal gewesen.

Krankenhauskost, die Zweite

Krankenhäuser machen nicht gesund, sonst würden sie Gesundhäuser heißen

Was ich damals bei der *FR* so gegessen habe, unterschied sich übrigens gar nicht so sehr von dem, was es in der Roseneck-Klinik gab. Ich weiß noch genau, was ich damals zu mir nahm. Mittags lief ich immer in den benachbarten Kaufhof, kaufte mir Obst, Frischkäse (mit wenig Fett) und diese kleinen Karotten in Tüten, auch Fingermöhren genannt. Sonntags nahm ich mir immer einen Pott Müsli mit, da kam dann – natürlich – Magermilchjoghurt hinein. Wenn ich nach Hause kam, gab es Rohkostsalat mit Hüttenkäse, manchmal auch Hüttenkäse mit Rohkost. Immer. Ein wenig auffällig war mein Essverhalten also schon damals. Das blieb niemandem verborgen. Als Abschiedsgeschenk produzierten die *FR*-Kollegen die obligatorische »eigene Zeitungsseite«. Die Überschrift des so genannten Aufsetzers am Fuß der Seite: »Ein Mann sieht Obst«.

Erinnerungen. Was blieb mir hier sonst? Der Alltag in Prien war bald nur noch Trott.

Der anfängliche Kitzel des Nur-nicht-beim-Cola-Zero-Trinken-erwischen-Lassens war geschwunden – schließlich war es auch egal, wenn man ertappt wurde. Der Reiz des In-den-Therapierunden-verbal-Auftrumpfens verfiel mit der Erkenntnis der Sinnlosigkeit dieser Gesprächskreise.

Auch Neugier und Faszination ob der Parallelen zwischen mir und meinen Mitpatienten schwanden mehr und mehr. Ich hatte trotz meiner drastischen Symptome keinen Zweifel: Die meisten hier litten mehr als ich. Denen ging es richtig schlecht. Ich sah hier junge Frauen, ach was: Mädchen, deren tiefe rote Narben an Armen und Körper aussahen, als hätte jemand versucht, sie in Scheiben zu schneiden. Bald wusste ich: Jemand hat das versucht. Sie selbst. So weit war ich nie. Aber selbst wenn das eine ermutigende Erkenntnis hätte sein können und selbst wenn es anfangs bei mir womöglich noch eine Hoffnung auf wundersame Heilung gegeben haben mochte – oder sagen wir: Verbesserung, denn ich hielt mich ja nicht wirklich für krank –, so wollte ich schließlich nur noch weg, weg, weg. Und das ganz bestimmt nicht auf die Weise wie so viele, die jetzt von »draußen« Postkarten schrieben, und sich wieder zurück hierher sehnten. Sondern wirklich weg. Nach Hause. In meine Burg.

Es ist natürlich logisch, dass eine Einrichtung, die sich in erster Linie an Frauen und vor allem junge Frauen richtet – sie stellen noch immer die große Mehrheit aller Essgestörten, zumindest derer, die sich behandeln lassen –, auf einen 43-jährigen Mann nicht besonders gut eingestellt ist. Mein Denken, meine Lebenserfahrung und meine Perspektiven hatten mit denen dieser jungen Frauen so gut wie keinerlei Deckungsgleichheit. Bis auf die Vorliebe für Magerquark, Light-Produkte und kleine kindische Trickssereien, natürlich. Mein Alter und mein Geschlecht waren den Verantwortlichen vor der Aufnahme bekannt, ein wenig mehr darüber nachdenken und reden hätte man vorher können.

Immerhin: Ich habe dort viel gelernt über die Magersucht.

Ich bin Ihnen ja ohnehin noch eine Antwort schuldig, eine Antwort auf die Frage, was Magersucht denn eigentlich nun ist. Darum lasse ich den Trott weg und gebe mal etwas vom Gelernten weiter. Wie gesagt, es bräuchte wahrscheinlich mehr Seiten, als dieses Buch umfasst, um die Sache in der nötigen Breite und Tiefe zu beschreiben. Aber ein paar Zahlen und Fakten will ich Ihnen nicht vorenthalten.

Um eines noch einmal ganz klar zu sagen: Magersucht heißt nicht einfach die totale Abwesenheit von Nahrung im Leben des Kranken. Im Gegenteil. Essen ist mein Hauptlebensinhalt – genauer gesagt die geistige Auseinandersetzung damit. Das ist eines der gemeinsamen Merkmale aller Magersüchtigen. Die ritualisierte Kontrolle und die dauernde Beschäftigung mit der Auswahl nicht dick machender, ungefährlicher Lebensmittel ist bei uns allen der Alltag. Ich zum Beispiel fahre 20 Kilometer, um einen Joghurt mit zwei Kalorien weniger pro 100 Gramm zu bekommen. Der Fünf-Liter-Eimer von der Metro mit 0,1 Prozent ist übrigens der beste, dünn wie Wasser. Ständig rechne ich nach, was ich gegessen habe oder im Begriff bin zu essen. Manchmal denke ich, ich ernähre mich mehr von Nährwertangaben auf den Packungen als von deren Inhalt. Die zumindest sind garantiert fett- und kalorienfrei.

Etwa 100 000 Deutsche leiden an Magersucht, ein Zehntel von ihnen sind Männer, die Dunkelziffer ist jedoch extrem hoch. Die Zahl der an Anorexia leidenden Männer ist dabei in den vergangenen Jahren deutlich gestiegen. Die Erkrankung gehört wie Fettsucht oder Bulimie zu den Essstörungen. Um auch das ganz klar zu sagen: Bulimisch war ich nie. Ich bin nicht der Typ, der sich zum Üben den Finger in den Hals steckt und am Ende ganz automatisch ausspuckt, was er in sich hineingestopft hat. Ich bin eher der Typ, der Rad fährt bis zum Umfallen und sich danach mit einem Teller voller Leere belohnt. Aber für Typen wie mich gibt es da ja zum Glück eine Erweiterung der Angebotspalette. Männer neigen eher dazu, extrem viel Sport zu treiben, um abzunehmen, darum sind wir, wie bereits erwähnt, auch in viel größerer Gefahr, in die Sportanorexie abzugleiten. Also die Magersucht durch körperliche Überanstrengung in Kombination mit Nahrungsverzicht. Sporthungern. Es ist kein Zufall, dass die wenigen bekannten Fälle männlicher Magersucht unter Leistungssportlern auftraten, noch dazu in Sportarten, in denen das Gewicht eine Rolle spielt. Am meisten bekannt ist in der Hinsicht wohl der erfolgreiche Skispringer Sven Hannawald. Hätte mir das während meiner Zeit bei der Telekom und in der Welt des Radsports mal jemand gesagt. Denn auch die bloße Nähe zu einer solchen Art des Leistungssports dreht an den Stellschrauben im Kopf, ohne dass wir es merken. Was wir sehen, was wir erleben, was uns vorgelebt wird – das macht uns mindestens so sehr aus wie das, was in uns steckt. Darum sind ja auch Magermodels so gefährlich.

Noch ein interessanter Aspekt: Nicht von ungefähr haben viele magersüchtige Männer, genau wie ich, früher mal an mehr oder weniger extremem Übergewicht gelitten. Das ist alles andere als widersinnig – vorausgesetzt der Betroffene nimmt irgendwann stark ab. Wer einmal die Erfahrung macht, dass der Verlust von Gewicht ein Leben extrem verändert, kann schlechter mit dem Abnehmen aufhören. Das kann ich nur bestätigen. Den Kick vergisst keiner.

Krank statt schlank werden Sie, wenn Sie dem eigenen Spiegelbild nicht mehr glauben. Es heißt, die allgemeine Selbstwahrnehmung von Magersüchtigen ist hochgradig gestört, oft ist die Rede von einer »Körperschemastörung«. Das heißt, der oder die Magersüchtige sieht Körperzonen unförmiger und dicker, als sie eigentlich sind. Das ist dann wie beim Wetterbericht: Synchron zur »gefühlten Temperatur« gibt es bei Magersüchtigen so eine Art »gefühltes Gewicht«. Die Vorhersage ist da allerdings viel leichter als beim Wetter: Das gefühlte Gewicht ist immer zu hoch, selbst bei extremer Magersucht. Und die Gefahr, dass ich explosionsartig fett aufquelle, lauert in jedem Krumen Brot. So stehe ich vor dem Spiegel und sehe mich gar nicht. Ich schaue lieber weg, um nur keine schlechten Nachrichten zu sehen.

Ich habe einen »Rassismus gegen Fett« entwickelt. Es ist ein Kreuz: Ich weiß, ich muss zunehmen, um zu überleben. Aber ich wehre mich innerlich dagegen, mein Geist stößt den Gedanken an mehr Fett ab wie Antikörper die Viren. Dabei kann ich im Grunde froh sein, wenn ich überhaupt wieder zunehme. Als es ganz schlimm um mich stand, hatte mein Körper komplett auf Lebenserhaltung umgestellt – er hatte gar keine Ressourcen, um damit den körperlichen Aufbau zu befeuern. Der Weg für mich ist noch weit: Bereits unterhalb von 57 kg erfüllt ein 1,80 Meter großer Mensch die Gewichtskriterien für Magersucht. Ich müsste zehn Kilo zunehmen, um überhaupt an dieser Grenze zu kratzen.

Meine ruinöse Erscheinung bezeichnet der Arzt als »typische Erscheinungen einer schwer ausgeprägten Magersucht, ausgeprägte Mangelernährungserscheinung bei vermutlich ständiger körperlicher Überbeanspruchung«.

Sag ich ja: Gerippe eben.

Weitere Symptome: Starker Bewegungsdrang, zwanghafte Rituale, immer getrieben von der Angst, unnötig zuzunehmen, gedankliches Einengen und verzerrte Wahrnehmung.

Interessant finde ich, dass viele Experten nicht dem Magersüchtigen allein die Schuld an seiner Krankheit geben. Liegt ja nahe zu sagen: »Idiot, dann iss halt was.« Es liegt so nahe, dass es mir fast jeder auch sagt, oder ich sehe, dass er es denkt, schreiend laut. Der psychische Zwang und die Not, die damit verbunden sind, die gründen ja nicht nur auf der jeweiligen Persönlichkeit, sondern auch im Umfeld. Und was sehe ich da? Diätbücher, regenbogenfarbene Illustrierte, Nachrichten- und Fitness-Magazine, die nur noch einen Inhalt kennen: dünner! Denn dünn sein heißt: Gesünder. Schneller. Fitter. Geiler. Nichts soll mich exkulpieren. Ich weiß sehr genau um meinen Teil der Schuld, meinen Teil der Verantwortung, die ich für mich trage oder eben nicht. Ich arbeite daran. Auch wenn ich noch nicht genau weiß, in welche Richtung mit welcher Geschwindigkeit.

Diätwahn und Körperkult sind Teil des Problems. In der heute normal gewordenen Überinszenierung des Körperlichen sehen viele Experten einen Grund für eine ganze Generation voller Essgestörter. Ich gehe noch weiter und behaupte: Das übertriebene Schlankheitsideal unserer Überflussgesellschaft ist pervers. Wer den Zusammenhang nicht glauben will, macht die einfache Gegenprobe: Schauen Sie sich mal in Ländern um, in denen Menschen per se wenig zu essen haben – in der Sahel-Zone werden Sie keine Magersüchtigen finden.

Und wir, die wir genug zu essen haben, was tun wir? Wir nutzen Essen zu allem möglichen, nur nicht zum Sattwerden. Wir essen Salat aus Tuben, schauen gestern noch unbekannten Leuten auf teuren DVD-Sondereditionen beim Kochen zu, geben viel Geld für ihre Bücher aus und lassen uns zum zigsten Mal im Fernsehen erklären, wie ein Fisch gebraten, eine Artischocke vorbereitet und der Garnele der Darm gezogen wird. Wir modellieren unsere Körper zu einem Ideal, das einer Industrie entsprungen ist, die mit Ernährungstipps, Sixpack-Übungen und Trizeps-Trainings Millionen verdient. Dazu gereicht wird die Für-alle-Fälle-Abnehmgebrauchsanweisung und ganz viel Quatsch mit Soße. Wir basteln uns ein körperliches Selbst, das mit den Ansprüchen und Wünschen unserer Seele nichts zu tun hat und ihm nicht selten gar entgegenläuft. Unser Körper ist wie eine Visitenkarte, er transportiert sich nur noch als Idealbild seiner selbst, aber nicht des Menschen, zu dem er gehört – dieser definiert sich letzten Endes darüber, was er isst, und nicht mehr darüber, wer er ist.

Auf diesem Wege können wir uns nicht nur verirren, wir können darüber verloren gehen, glauben Sie mir, ich weiß, wovon ich rede. Ich habe seit jeher die perfekten Voraussetzungen für die Magersucht in mir getragen – und ich habe alle diese »Trümpfe« ausgespielt. Mangelndes Selbstwertgefühl bei hoher Anpassungsbereitschaft, Schwierigkeiten im Umgang mit Gefühlen, gestörte Wahrnehmung der eigenen Identität, gestörtes Verhältnis zum eigenen Körper – und zu dessen Ausmaßen. Und diesen Grad der Perfektion, der Gewohnheiten schnell zum Zwang werden lässt. Alles, was betrieben wird, muss mit letzter Konsequenz geschehen: wenn schon magersüchtig, dann aber auch richtig!

Damit liege ich natürlich auch ein bisschen im Trend: Männer wissen heute anders als früher oft nicht, wie und wer sie sein sollen, wofür sie stehen. Männer laufen zwar allgemein seltener Gefahr, an Magersucht zu erkranken, weil das idealisierte Körperbild beim Mann in der Regel kein schmales, dünnes, sondern ein muskulöses, kräftiges ist. Aber wie gesagt, Ideal- und Selbstbilder unterliegen ständigen Veränderungen, und zudem gibt es ja diese Alles-für-einen-guten-Zweck-Magersucht: die Sportanorexie.

Ein weiteres Problem bei männlichen Magersüchtigen, und einer der Gründe für dieses Buch, ist, dass Männer mit ihrem Leiden nicht zum Arzt gehen. Wir suchen viel zu oft keine Hilfe, oder erst viel zu spät. Wir warten und hoffen auf Besserung. Selbst wenn wir das Problem in seiner Schwere erkennen. Ich habe bis kurz vor einem Multiorganversagen gewartet. Es ist nichts, worauf ich stolz bin. »Hilfe« rufen, Hilfe suchen, das bedarf Kraft; still zu erdulden und mit hoher Leidenschaft zu leiden, das ist letzlich nichts anderes als Feigheit.

Und weil ich gerade dabei bin, noch dies zum Begriff, der irreführend ist und wohl dafür verantwortlich, dass diese Kranheit nicht als solche wahrgenommen wird. Insbesondere vom Umfeld. Wie kann Nicht-Essen eine Sucht sein? Ein Bedürfnis? Eine Obesssion? Die Magersucht ist nicht das, was wir gemeinhin unter einer Sucht verstehen. Sie hat nichts zu tun mit dem übermäßigen Konsum von Stoffen und Giften wie Alkohol oder Nikotin oder Kokain. Essen ist ja für mich kein Suchtmittel. Im Gegenteil. Der Begriff kommt wohl eher aus der Ecke »Magersiechtum«. Aber eine Suchtkomponente hat das Ganze, das kann ich Ihnen versichern. Dieser unwiderstehliche Kick, dünner geworden zu sein und immer dünner werden zu können, ist mir noch sehr gut in Erinnerung, nein, er ist gegenwärtig. Dieses innerliche Hochgefühl, wenn wieder ein paar Gramm weniger auf der Waage angezeigt werden. Dieses Hungern auf den einen erlösenden Zeitpunkt hin, wenn die Essensaufnahme ansteht. Dann fällt vieles ab und baut sich umgehend wieder auf: War's zu viel? War's das Richtige? Und wieder dreht sich das Hirn nur um das eine. Es ist allein schon eine verdammte Sucht, an sein gestörtes Verhältnis zum Essen unablässig denken zu müssen. Und zugegeben: Die akribische Kalorienzählerei hat auch etwas von einem Junkie, der nachrechnet, wie viel Kohle er für den nächsten Schuss benötigt.

Am Ende ist es egal, was ausschlaggebend ist – ob nun Sucht, verzerrte Selbstwahrnehmung, das kranke Ideal von Schlankheit oder der Kontrollwahn, Druck der Gesellschaft, Perfektionismus, Zwangshandlungen – alles zusammen ergibt den tödlichen Mix.

Und das Kränkste am Kranken ist: Ich weiß das alles – kann aber trotzdem nicht einfach so etwas ändern. Auch wenn ich den Ernst meiner Lage erkenne und die Absurdität meiner Fett-Phobie noch so klar vor Augen habe, kann ich mich aus der Umklammerung meiner eigenen, kranken Schlankheits-Ideologie nicht befreien. Das sagt mir jeder Therapeut: Diese verzerrte Wahrnehmung meiner selbst und der Welt ist ganz tief eingesickert, unter das volle Bewusstsein, in dessen völliger Klarheit ich diese Zeilen schreibe. Das kann ich nur in jahrelanger Therapiearbeit mühsam in den Griff bekommen – und selbst dann, dessen bin ich mir sehr sicher, wird es wieder aufflackern. So wie ein ehemaliger Raucher nie mehr zum Nichraucher werden kann, weil er einmal von dem Gift nippte und weiß, wie es wirken kann, zumindest in der Einbildung.

Was tatsächlich hilft, ist sich einzulassen, sich zu öffnen, nicht zu verschließen, zu reden, nicht totzuschweigen. Expertenrat einzuholen und anzunehmen. Therapie zu wagen im Sinn von inhaltsvollen, eher freundschaftlich geführten Gesprächen. Sich beraten, nicht bevormunden zu lassen. Wege gezeigt zu bekommen. Gehen kann man sie nur selbst. Und sich dabei auch nicht entmutigen zu lassen, wenn der erste nicht der beste Therapeut ist. Es ist fast wie in einer Beziehung. Aber was heißt fast? Es ist eine sehr innige Beziehung. Drum prüfe, mit wem man sich verbinde. Beziehungen, in denen Ehrlichkeit und Aufrichtigkeit herrschen, sind das Allerwichtigste. Essstörungen und gerade Magersucht machen die Betroffenen heimlich und in wachsender Isolation mit sich selbst aus. In einer Konsequenz, die dazu führt, dass man sich vom eigenen Ich löst und zu sich hinblickt wie einst Meister Propper, der neben sich stand und sich selbst Ratschläge erteilte. Befehlsempfänger und -geber in Personalunion, nur von unterschiedlichem Geist getrieben. Doch das hier ist keine Reinigungswerbung. Es ist bittere Realität. Sich mitteilen, auf offene Ohren stoßen heißt demzufolge auch Großreinemachen, raus mit dem seelischen Müll, raus mit dem Unrat im Kopf. Ich darf und will mich einfach nicht länger verkriechen. Also, lesen Sie weiter! Sie helfen mir damit.

Einen Punkt, der mir an der Magersucht besonders widerlich erscheint, habe ich schon anklingen lassen, und ich will ihn hier nicht verschweigen. Ich sagte bereits, dass ich mich lange geweigert habe, den Fakt anzuerkennen, dass ich krank bin, mein für andere offensichtliches Leiden als Krankheit zu akzeptieren.

So sind wir alle.

Wir sehen uns ja auch nicht als ungesund, hässlich dürr, sondern als schön schlank. In Wahrheit trug ich für meine Hungergestalt lange Zeit eine tiefe Wertschätzung. Sie wissen: Anna! Viele Magersüchtige lieben ihre Krankheit. Ein Blick auf die Foren und Fotoseiten der »Pro Ana«-Bewegung, in der sich die absolut fanatischsten Magermonster organisiert haben, genügt, um sich das Ausmaß dieses Wahnwitzes bewusst zu machen. Diese Menschen zelebrieren ihr Dünnsein, ihr graduelles Verschwinden, ihre Selbstausrottung durch Hungern auf eine Weise, bei der selbst mir schlecht wird.

Aber ich war lange Zeit keinen Deut besser.

Auch ich verehrte meine Krankheit wie eine Geliebte, ließ sie von mir Besitz ergreifen und mir von ihr Befehle einflüstern.

Sie erwischte mich. Immer wieder neu.

Wir wurden eins, sie saugte mich aus, regierte mich, und ihr warmer umschmeichelnder Griff war eiskalt, eisenhart und unerbittlich. Nicht einmal die unmittelbare Begegnung mit der Wahrheit über sie, also mein Aufenthalt in Prien, konnte mich ihr entreißen. Im Gegenteil: Ich war sogar stolz darauf, die Versuche der Ärzte, mich ihr abspenstig zu machen, erfolgreich abzuwehren. Aus heutiger Sicht komme ich mir fast vor wie ein pubertärer Verliebter, der in impertinenter Unvernunft allen Versuchen der Eltern trotzt, ihn und seine asoziale kleine Freundin auseinanderzubringen. Ich war stolz, dass ich nicht zuließ, dass jemand mich ihr entriss. Ich war stolz und glücklich, dass wir diese Sache gemeinsam durchstanden. Und unsere Liebe durch nichts zerstören ließen.

Am 9. Juni 2010, nach sechs Wochen Eiertanz und Mimikri, hatte sie es geschafft: Ich verließ die Roseneck-Klinik in Prien. Das alles erschien mir so sinnlos und überhaupt nicht zielführend. Aus objektiver Sicht war es das wahrscheinlich auch, weil die Therapien und alles andere eben nicht auf einen Mann mittleren Alters ausgelegt waren. Und doch war es ein völlig wahnwitziger Entschluss, ohne geeignete Nachbetreuung zu gehen. Aber der Aufenthalt ist eben freiwillig – somit ist es auch der Abgang. Dass es längst nicht so leicht war, allein klarzukommen, sollte mir noch bitter klar werden.

Nichtsdestotrotz war ich glücklich über meinen Abschied, und ich war zu 1000 Prozent davon überzeugt, dass es die richtige Entscheidung war, vorzeitig und als längst nicht austherapierter Kranker nach Hause zu gehen. Um im Bild zu bleiben: Ich war letztlich stolz auf eine Entscheidung, die nicht ich getroffen hatte, sondern sie: Anna. Alles würde gut werden, säuselte sie mir ins Ohr, wenn wir nur erst wieder unter uns wären. Ich glaubte ihr. Wollte ihr glauben. Aber auch wenn ich das Schlimmste körperlich hinter mir hatte – den sicher scheinenden Tod, die akute Krankheit meiner Organe –, kamen die härtesten Prüfungen erst noch auf mich zu.

Ich ahnte bereits tief in mir drin: Ich würde mich von ihr trennen müssen. Aber zum damaligen Zeitpunkt wäre ich tatsächlich lieber gestorben, als ohne sie zu sein.

Hausmannskost

Warum es zu Hause doch nicht am schönsten ist

Nichts wurde gut. Anna hatte gelogen.

Kaum war ich – nein: waren wir – wieder bei mir zu Hause, fühlte ich mich wie unverdaut ausgespuckt, ausgesetzt in einer unwirklichen Welt. Alles schien mir eine Nummer zu groß, mindestens. Schränke, Wohnung, Leben, Verantwortung. Ich fühlte mich nicht nur allein, sondern zum ersten Mal auch einsam. Und im Stich gelassen. *My home is my castle*, schoss es mir durch den Kopf – aber ist mein Castle nun eher eine Burg, auf der ich mich sicher fühlen kann, oder eine, in der ich eingekerkert bin? Zugbrücke hoch, Wassergraben gefüllt, Burgfrieden.

Klar, es war und ist ein schöner Gedanke, zu Hause zu sein. Aber ich fühlte mich dort eher komplett verloren. Das Gefühl, tatsächlich *nach Hause* gekommen zu sein, stellte sich nicht ein. Hatte ich noch eines? Und wenn ja, wo war es eigentlich? Kaum hatte ich die Tür hinter mir geschlossen, war mein erster Impuls, wieder hinauszurennen, hinunter in die Tiefgarage, ins Auto zu klettern, das Tor via Knopfdruck von der kleinen Kette hochziehen zu lassen und wieder davonzubrausen. Ich fuhr gerne im Auto. Wenn ich mich erst mal hineingequält hatte, fühlte ich mich wie in einem geschützten Käfig. Musik, Telefon, alles im Blick, alles im Griff. Und dann? Wieder zurück, immer Richtung Süden, dorthin, wo mir Gebackenes und Gebratenes in den Mund fliegt? Oder eben woanders hin … Nur, wohin …?

Ich überlegte, in der Klinik in Prien anzurufen und mir Rat zu holen. Die Hauptfragen: Was sollte ich essen, wann, wie viel? Zwar hatte ich mir die Essenspläne mitgebracht, erbettelt bei den Damen an der Theke oder fotografiert via Handy, ich hatte mir die Rezepte aus der Ich-Versuch-Küche der Klinik mitbringen lassen. Aber alles war einzig dem Goethe'schen Motto geschuldet: Denn was man schwarz auf weiß besitzt, kann man getrost nach Hause tragen. So hatte ich es ja auch stets mit meinen Kochbüchern gemacht, die ich mir in meinen mageren Jahren in Massen kaufte. Sie waren teilweise noch Jahre nach Lieferung in ihre Plastikhüllen eingeschweißt. Hauptsache haben. Ebenso wie dieses tiefe Wissen über jedes kleinste noch so unwesentliche Ernährungsdetail. Ich kannte jedes Spurenelement mit Vornamen. Wusste, was mit wem wann wie welche Verbindung eingeht, wie sie dann auf die Gesundung des Körpers wirkt und wann und warum das schlecht ist. Für mich. Gegessen wurde immer das Gleiche. Gelerntes, Rituelles. Rückzug auf sicheres, weil gewichtsstress-getestetes Terrain. Aber einfach wieder zurück in die Zukunft? Immerhin war ich doch nun eine längere Zeit weg gewesen, sollte das nun wirklich komplett umsonst gewesen sein?

Die in Prien kennen sich doch sicherlich aus mit solchen Fällen, dachte ich. Und vergaß dabei völlig, dass mir noch vor wenigen Stunden nichts wichtiger war, als von dort wegzukommen und nie, nie wieder etwas mit denen zu schaffen haben zu müssen. Da kann ich doch jetzt nicht anrufen, schoss es mir schließlich doch durch den Kopf.

Das wäre eine Niederlage vor Beginn der Schlacht.

Die Gedanken wanderten dennoch unvermeidlich zurück. Nach Prien. Da saß ich zwischen unausgepackten Koffern, körperlich bereits wieder an meinen Grenzen, und zog Bilanz.

Hatte mir die Klinik überhaupt etwas gebracht?

Und wie immer: Ich suchte Kompromisse. Die Mitpatienten, die waren wunderbar für mich gewesen. Sie hatten mir Augen geöffnet und sogar ein Stückweit den Mund.

Sicher, ich hatte jetzt ein anderes Essensgerüst. Das aber wackelte dauernd. Zumindest eine minimale morgendliche Kohlenhydratration ließ ich zu. Doch, ich war stabiler geworden, wenn man das von einem wandelnden Skelett sagen kann. Bei genauerer Betrachtung war diese Stabilität aber durch Tricks ergaunert. Ein Beispiel: Seit Prien esse ich zum Frühstück immer das Gleiche. Zwei Brötchen. Die allerdings ausgehöhlt bis zum Exzess, so dass nur die Kruste übrig bleibt. Dieser durchscheinende Rest wird dann im Toaster tiefschwarz gebrutzelt. Dazu gibt es eine Art Diabetiker-Honig (Crème Royal) und die kalorienärmste Marmelade, die ich finden kann. Es wundert sicherlich niemanden, wenn ich sage, dass ich diese Kalorienträger mehr oder weniger an meinem Brötchen-Hauch vorbeihalte. Und die Krönung der von Roseneck nach Hofheim transportierten Essenswelt: Ich serviere mir meinen Magerquark und meine Marmeladen-Honig-Mischung in den Original-Schälchen aus der Klinik. Auch davon habe ich mir einen Vorrat angelegt.

Das ist Essen als Geste, nicht mehr. So viel zum stabileren Gerüst.

Dann überlegte ich wieder andersherum: War ich vielleicht zu streng, verlangte ich zu viel von solch einer Klinik? Ich kannte all die Sprüche: »Letztlich kann man in solch einer Einrichtung nur einen Anstoß bekommen. Alles andere muss aus einem selbst heraus geschehen.« Aber von jetzt auf gleich, dachte ich, von null auf Normalgewicht? Allein? Niemals. Eben noch nehmen sie dir jedes Denken und jede Entscheidung ab – und schon sollst du eigenständig wieder ein normales Leben mit – fürs Erste – 1800 bis 2100 Kalorien am Tag führen? Eine Therapeuten-Fantasie. Eine Christian-Utopie.

Insofern scheint mir das größte Problem bei Einrichtungen dieser Art der Mangel an Antworten auf die letztlich entscheidende Frage zu sein: Was kommt danach? Wohin nach der Klinik? Wie könnte es aussehen, das Wandeln zwischen den Welten, zwischen den Extremen? Es gibt viel zu wenige Einrichtungen, die sich mit dem Thema »Nachsorge, betreutes Wohnen, Auffangen, leichter(er) Übergang« in das wieder freie Leben beschäftigen. Noch dazu für Männer. Das Vorhandene als Angebot zu bezeichnen wäre ein Irr-Witz. Dabei ist genau dies so unendlich wichtig: dass es ein Haus gibt, in dem die Leute tagsüber betreut werden, Teilzeit zumindest, es muss ja gar kein komplett betreutes Wohnen sein. Einfach ein Ort, an dem man nach dem Klinikaufenthalt aufgefangen und langsam in den Alltag zurückgeführt wird.

Mir ging es ja so weit ganz gut. Sicherlich konnte ich vieles allein und selbstbestimmt schaffen. Aber so richtig zunehmen? Nein, Leute, das klappt so schnell nicht. Und zu dem ohnehin zerrütteten Verhältnis zum Essen kommen noch diese Zwänge hinzu. Es gab Mitpatienten, die allein deshalb schon nichts essen konnten, weil sie ihre Teller, Bestecke, Töpfe, Pfannen und Gläser nicht schmutzig machen konnten. Der Gang in die Klinik war da im wahrsten Wortsinn der einzige Ausweg. Und plötzlich fiel mir auf, dass ich ganz unbewusst seit Jahren auch stets das Gleiche benutzte. Immerhin hatte ich mir aber eine Art Altgeschirr definiert. Doch auch ich hütete das Neue, denn ich kaufte ständig welches nach. Stellte es in den Schrank und vergaß, dass ich es hatte. Es war sicher verstaut, und wenn ich es mal brauchte, dann war es da. Irgendwo in den Bäuchen der Hängeschränke, den Tiefen der Apothekerschubladen oder den Regalen der Vorratskammer.

Sooo regelmäßig, wie ich es andere und damit auch irgendwie mich gerne glauben machte, aß und esse ich dann nämlich auch wieder nicht. Das eben ist die Gefahr zu Hause, noch mehr als auf den Zimmern in der Klinik: Sorgt keiner für Disziplin, bescheißt du nur – und, wie immer, vor allem nur einen Menschen: dich selbst.

Es fehlt einfach jemand, der ab und zu da ist, der ansprechbar ist, den Schaden reguliert und minimiert, der Ahnung hat und sich auskennt und einen im Alltag begleitet, der eben nicht Klinik-Alltag sein darf. Wer lebt schon in einer Klinik? Wir alle leben zu Hause, auch ich lebe zu Hause – aber es ist schwer, ganz ohne professionellen Beistand.

Ich hatte nur Anna – und deren Meinung zum Thema »Nachbetreuung« können Sie sich vorstellen.

Du willst das doch jetzt nicht wirklich alles essen, oder?! Weniger geht immer. Jedes Gramm zu viel!

Aber was half alles Lamentieren? Also tat ich, was ich von Mama gelernt hatte: Ich riss mich zusammen. Wer A sagt, muss auch B sagen. Wer nach Hause will, muss es dort auch aushalten. Selbst wenn ihm vor Einsamkeit und Angst die Decke auf den Kopf fällt.

Vielleicht war es auch diesem Umstand geschuldet, dass ich mir einfach Menschen ins Haus holte, von morgens bis abends. Per Knopfdruck. Die Menschen wurden mir mehr und mehr vertraut. Sie kamen zu mir via Radio, Fernsehen oder Zeitschriften. Und kurz nach meiner Rückkehr sorgte ja die Fußball-Weltmeisterschaft für Zerstreuung. Unterhaltsame gar.

So schleppte ich mich durch die ersten Wochen. Einerseits nervte das Alleine-klarkommen-Müssen. Andererseits gab es auch Hilfe, die keine war – wo es dann letztlich ohne Hilfe besser wurde. Natürlich hatte ich mich schon vor Prien um eine Therapie gekümmert, ich musste das ja tun. Die Therapeutin war jene, die damals bescheinigte, dass in meinem Oberstübchen dann doch noch einige Lichter brennen und ich nicht gar so umnachtet war, wie manche gedacht hatten. Sie vermutete – zurecht –, dass ich auch ihr eine Rolle vorspielte, weil ich wusste, was sie von mir hören wollte, was die Ämter von mir hören wollten, um mir nicht meine Eigenständigkeit zu nehmen. Ich fühlte mich verfolgt: Alle hatten ja nur das eine im Sinn, mir einzureden, dass ich krank bin. Sie wollten mich mästen und mir zu diesem Behuf sogar einen Vormund servieren. Die Therapie tat mir gut, auch wenn es mir immer wieder montags davor graute, den Weg gen Königstein anzutreten. Vom Parkplatz über die Straße, den hohen Bordstein hoch, was mir nicht immer unfallfrei gelang, dann die schwere Tür aufdrücken und in Super-Zeitlupe die Treppen hochstiefeln. Oben in der Tür wartete dann schon die Therapeutin, bis ich sie bat, nicht mehr auf mich zu warten, weil es mich wahnsinnig machte, in Empfang genommen und »abgeholt« zu werden. Ich wusste sehr wohl um meine Langsamkeit, und sie war mir schlicht und ergreifend: peinlich.

Ich war froh, überhaupt jemanden gefunden zu haben. Die meisten Therapeuten wollten mir erst gar keinen Termin geben. Magersucht, 43 Jahre, Mann, Kommunikationsberater. Nein danke. Ausgebucht. Einer hat sich sogar auf ein Gespräch eingelassen. Brachte gleich Verstärkung in Form einer Praktikantin mit in die erste Annäherung und eine Art Schriftführerin. Das Tribunal saß mir gegenüber. Das Trio verschanzte seine Gedanken hinter gerunzelten Stirnen, nachdenklichen Mienen und kanalisierte die gemeinsame Zukunft in viele Frage-, Anmelde- und sonstige alberne Bögen, die nur eines sollten: abwimmeln. Don't call us! We call you! Ich habe nie wieder etwas von dem Mann gehört.

Meine erste Therapie war eine erste Hilfe, eine Erfahrung und immerhin eine, die mich die Notwendigkeit erahnen ließ, eine Klinik aufzusuchen sei nicht die dümmste aller Ideen. Und so wurde mein Sprung an den Chiemsee sozusagen einer mit einem sechs Monate langen, therapeutisch begleiteten Anlauf.

Danach war aber auch Schluss. Es brachte einfach nichts mehr. Was wir uns zu sagen hatten, hatten wir uns gesagt.

Wir drehten uns im Kreis und später gemütliche Plauderrunden. Wir saßen da wie zwei gute Freunde und schwadronierten über Immobilien, Urlaube und so weiter. Mein Vorstoß »Ich denke, wir sollten mal eine Pause machen« stieß auf offene Ohren. Und wir beide wussten: Es wird eine Pause auf ewig.

Ich war mit Anna wieder allein. Sie umarmte mich knöchern und hielt mich mit geflüsterten Komplimenten für meine dünne Statur und gezischten Warnungen vor der Kalorienlast der Welt vom Kühlschrank fern. Ab und zu entwand ich mich ihrer Umklammerung und fasste ein paar klare Gedanken. Dann saß ich da auf einem Stuhl in meiner Wohnung, die einmal Gabis und meine Wohnung gewesen war, bis wir uns endlich getrennt hatten, und versuchte mich anzufreunden mit dem Alleinsein, horchte hinein in die Leere und die Stille.

Und eines Abends fiel mir plötzlich auf: Leer war es da eigentlich gar nicht. Im Gegenteil. Es war entsetzlich voll.

Die Bude war vollgestopft mit Krempel. Zeug, das ich nicht brauchte. Und das ich doch gekauft hatte aus dem dringenden Bedürfnis heraus, es zu besitzen. Und jetzt stand und lag und hing es herum, überall. Meine Wohnung war ein Museum des Konsums, ein Gedenktempel der Shopping-Sekte. Ich hatte in den letzten Jahren wie ein Besessener gekauft – und saß nun inmitten meiner Discount-Designer-Webshop-Beutesammlung, fühlte mich jedoch noch verlorener als je zuvor. Ich war ein verhungernder Schiffbrüchiger, der nach einer Havarie in einem Meer aus teurem Plunder und Müll umherdümpelte. Plunder und Müll in oftmals doppelter Ausfertigung.

Ich beruhigte mich wieder, dachte schließlich mit besonnenem Kopf über die Sache nach und fand es letztlich logisch und gar nicht so kompliziert.

Wer nichts isst, wird nicht satt. Wer hungert, leidet Mangel. Wer nicht satt wird und Mangel leidet, sucht nach Ausgleich für den Mangel. Das Hungern schadet schließlich auch dem Geist, der Seele. Die leidet und hungert mit. Glauben Sie mir: Ich habe gelernt, dass Sattsein nicht nur das Gefühl eines vollen Magens ist – und Hunger nicht nur das eines leeren.

Wer nun wie ich systematisch und aus einer Art Lifestyle heraus hungert, wer also jederzeit essen könnte, aber einfach nicht will oder sich aus verschiedenen Gründen nicht dazu überwinden kann, der kann sich auf das Mangelgefühl der Seele nicht einlassen, sonst würde er wahnsinnig. Denn auf die schlüssige Frage »Warum lässt du mich leiden, warum isst du nicht einfach?!« kann er keine Antwort geben.

Also musste ich den Mangel der Seele anders kompensieren. Essen ist letztlich die ursprünglichste Form von Konsum. Mittlerweile gibt es da doch ganz andere Möglichkeiten. Also konsumierte ich anders. Ich belohnte mich. Für was? Dass ich so tapfer war, dies alles zu erleiden. Und wieder hatte Anna höchstpersönlich mir Absolution erteilt. Du darfst! Etwa indem ich Kochbücher kaufte. Und nicht nur ein paar.

Ich lüge wahrscheinlich nicht, wenn ich sage: Nur Amazon hat mehr Kochbücher im Angebot als ich. Jamie Oliver, Tim Mälzer, Johann Lafer, Alfons Schuhbeck, Steffen Henssler, Lea Linster, Alexander Herrmann ….

Ich habe sie alle, das Lebenswerk jedes noch so unbekannten TV-Kochs und derer, die es im Begriff sind zu werden, findet sich in meiner Bibliothek. Meter um Meter reihen sie sich aneinander, es sind mittlerweile mehr als 300 Stück, ganz zu schweigen von den Kochsendungen auf DVD und den Zeitschriften der Sparte »Essen und Trinken«. Und den Sendungen, die ich live bis spät in die Nacht hinein verfolgt habe. Ich könnte aus meinem Fundus an Rezepten zehn Jahre lang jeden Tag ein anderes Essen kochen, ach was: Drei-Gänge-Menüs, mindestens – morgens, mittags und abends.

Das Problem ist nur: Ich koche nicht. Nicht mehr. Also, jedenfalls keine von diesen kaloriengranatigen Monsterspeisen in diesen Büchern und Fernsehsendungen. Ich bin doch nicht verrückt. Ich war es einmal. Habe mit Inbrunst und voller Herz und Leidenschaft Freunde bekocht. Mein besonderer Stolz: ein Acht-Gänge-Menü für zwölf Personen. Ganz alleine zubereitet über Tage. Mit pikanten Vorspeisen, selbstgebackenem Brot, gebratenem Fisch und Sorbets. Angerichtet auf zig Tellern, für jeden Gang das passende Besteck, das rechte Glas für jeden Tropfen. Feinstes Tuch, Platzteller – das ganze Repertoire eben. Das Auge isst mit. Ich aß schon damals nicht. Ich lutschte an einer Papaya. Als Kind wollte ich Koch werden. Befeuert durch unseren täglichen Max Inzinger, der kochte in der Drehscheibe. Diese Sendung im Zweiten, Vorabendprogramm.

Was ich sagen will, ist: Die Zeiten, in denen ich Freunde an einem Tisch versammelte und ihnen viele Gängen servierte – damals schon eher für andere als für mich kochend –, sind schon lange vorbei. Und wenn ich für mich kochte, dann allenfalls mal 100 Gramm ungewürzten Brokkoli, fettfrei gedünstet. Aber aus Bequemlichkeit landete er auch gerne mal roh auf dem Teller.

Die Kochfibeln sollten mir nur ein Gefühl davon geben, dass ich kochen könnte, wenn ich denn wollte, jederzeit – und sie ließen mich teilhaben am Lifestyle-Wahn der Kochsüchtigen, ohne dass ich deren Fresswahn fröhnen musste.

Papier ist geduldig – und hat keine Kalorien. Vor allem dann, wenn man es nur anschaut.

Das ist im Übrigen gar nicht so untypisch für Magersüchtige. Wie gesagt: Wir befassen uns sehr viel mit dem Thema Essen, eigentlich rund um die Uhr: Denn immer muss man ihm irgendwie entkommen, körperlich, geistig, und immer muss man zusehen, dass man sich irgendetwas einverleibt, das dem Gaumen schmeichelt und ihn glauben macht, da ist was, das sättigt. Also: Magerquark. Diese sämige Konsistenz, kühl, stopfend, voll von Gehaltlosigkeit. Alles drin, was Christian braucht.

Wir lesen Kochbücher, verschenken Feinkost und verwöhnen andere mit erlesenen Speisen, und wir bunkern massenweise Nahrungsmittel. Meine Speisekammer ist stets zum Bersten gefüllt, und immer kaufe ich neue Lebensmittel nach. Es könnte ja etwas fehlen, ich könnte ja für jenen dies und für jemand anderen das benötigen. Oder alle Supermärkte könnten von Al Qaida in die Luft gejagt werden, so dass ich nicht mehr an meinen Magerquark käme …

Werfen Sie doch mal einen Blick auf meinen Vorrat: Da haben wir derzeit etwa 60 Gläser Konfitüren, Marmeladen und anderen Fruchtaufstrich in verschiedenen Sorten, diverse Gläser Crème Royale (nein, das ist keine Augenpflege, sondern ein Diät-Aufstrich mit Fruktose, so eine Art Diabetiker-Honig), ein ganzes Regalbrett voller Diät-Süße zum Streuen, 10 Liter entrahmte Milch (höchstens 0,3 Prozent Fett), etwa 30 Gläser und Konservendosen Gemüse, ein paar Kilo Espresso, Würzpasten, scharfe Gewürze, Wasabi, Senf und mehr. Im Kühlschrank dann die beeindruckende Palette von vier 1-Liter-Eimern Magerjoghurt Natur, 15 150-Gramm-Bechern 0,1-prozentigem Fruchtjoghurt in verschiedenen Geschmacksrichtungen, und natürlich mindestens zehn 500-Gramm-Becher Quark-Crème Natur mit 0,2 Prozent Fett. Und das sind nur die Milchprodukte. In der Kühltruhe lagern säckeweise Obst, Himbeeren zumeist, und Gemüse. Man weiß ja nie ... Und natürlich hektoliterweise Getränke. Die gesamte Palette von Zero- und Light-Getränken, und selbst Wasser mit Ohne: Kohlensäure. Sicher ist sicher.

Belassen wir es dabei, ich denke, der Eindruck ist eindeutig. Mit einem Wort: Überbevorratung. Ich schmeiße auch immer wieder gern Sachen weg, deren Haltbarkeitsuhr nur um Stunden abgelaufen ist. Sie glauben ja gar nicht, wie gerne ich Essen wegwerfe. Nichts ist so erleichternd. Das ist meine Art, mir den Finger in den Hals zu stecken: Ich stecke die Hand in den Kühlschrank und schaue, was in den Müll kann. Mit Vorliebe das, was ich einmal testen wollte, was mir aber Angst macht. Käse zum Beispiel. Harzer zum Beispiel. Der magerste, den man finden kann. Aber eben ein unbekanntes Essobjekt. Also ließ ich ihn verhungern, ihn einfach links oben im gedeckelten Butterfach liegen. Bis der Tag der Erlösung kam. Mindestens haltbar bis ... : Oh, sorry, kleiner Harzer. Dumm gelaufen, deine Zeit ist gestern abgelaufen.

Mit dem Kauf von Kochbüchern und Lebensmitteln war der Seelenhunger natürlich niemals ausreichend gestillt, mit dem Wegwerfen von Nahrung, von der sich kleine Familien locker eine Woche hätten ernähren können, schon gar nicht. Man könnte sogar behaupten, dass durch den Anblick dieser teuflischen Leckerberge und dem gegenüberstehenden Kalorienmangel in meinem Körper erst recht das Höllenfeuer eines Hungers in mir entfacht wurde.

Also weiter im Shop. Angefixt von den TV-Sternen und Sternchen-Köchen habe ich mir auch gleich noch das passende Küchenequipment gegönnt. Kochtöpfe, Pfannen, Saucièren, Kellen, Rührbesen, Pürierstäbe, und am allerliebsten Geschirr und Besteck. Und natürlich alles vom allerfeinsten. Hauptsache teuer, Hauptsache, es knallt.

Bergeweise steht das Zeug bei mir herum, stapelt sich in den Regalen und Schränken, zum großen Teil noch unausgepackt. Denn wie gesagt: Kochen war gestern. Ich bin das wandelnde Lexikon der Ernährungsirrtümer, der Nährstoffe, der Gesundheitskost. Der Theorie-Gourmet, der Leib- und Magerkoch des Suppenkaspers.

Zum Essen verwende ich wie schon einmal erwähnt seit Jahren denselben Teller und dasselbe Besteck, dieselbe grüne Müsli-Obstschale, die mir Gabis Mutter einst schenkte. Ich werde wahnsinnig, wenn ich diese Utensilien nicht habe, besonders meinen Löffel, einen winzig kleinen Laborlöffel mit stecknadelkopfgroßer Kelle. Wenn ich den nicht habe, kann ich gar nichts essen, noch nicht einmal die geringen Mengen, die ich sonst in mikroskopischen Happen in mich hineinlaborlöffle.

Mein Ersatzkonsum erstreckte sich aber auch längst auf

andere, küchenferne und nicht nahrungsrelevante Branchen. Mode, Medien, Musik – da geht schließlich noch einiges. Ich kaufe Bücher, die ich nicht lese (ja nicht einmal auspacke), CDs, die ich nicht höre, und DVDs, die ich mir nicht anschaue, und weil die Technik auch den Trend »weniger ist mehr« kennt, werden die Discs, auch die nicht gesehenen, scheibchenweise gegen Blu-Ray ausgetauscht. Viele Bücher, CDs und Filme habe ich mehrfach. Aber wer, frage ich, soll sich auch noch merken können, was er während eines Kaufrauschs so alles bestellt. Immer wieder erinnere ich mich filmszenegleich an den Tag, an dem der einzige meinen Burgfrieden stören dürfende Mensch, Steffi, ihren Blick durch meine Regale streifen ließ und sagte: »Wow, cooler Film ... Aber wieso hast du den dreimal? Und den hier auch? Und diesen?«

Nur ein ABC der doppelten Spielfilme (und da fehlen bereits die vier Handvoll, die ich weiterverschenkt habe): *Apollo 13, Amadeus, Before Sunrise, Before Sunset, Black Hawk Down, Boston Legal 1* bis *7, Casino, Club der toten Dichter, Collateral, Crossroads ...*

Wenige dieser Filme, schon gar nicht aus der Abteilung D bis Z, habe ich doppelt gesehen. Nur gekauft. Manchen sah ich nicht einmal. Nicht, dass ich mich rechtfertigen wollte – aber das Vergessen wird natürlich dadurch erleichtert, dass die Sachen oft nicht nur in ihren Originalverpackungen bleiben, sondern auch in der Plastiktüte des Geschäfts, in dem ich sie erworben habe. Da verliert man schon mal den Überblick.

Gleiches gilt für meinen Kleiderschrank. Dort und auf Extra-Kleiderstangen drängen sich Markenanzüge und andere Klamotten bekannter Designer. Ich konnte eine Zeitlang an keinem BOSS-Shop vorbeigehen, ohne dort etwas zu kaufen. Ich habe bisweilen auch schon zweimal die gleichen Hemden gekauft, konnte mich nicht mehr erinnern, dass ich das ja eigentlich schon vor Wochen in Hamburg am Flughafen erstanden hatte. Immerhin konnte ich sicher sein, dass es ein Hemd ist, das mir tatsächlich gefällt. Und immer kaufte ich ein klein wenig größer, denn: Ich bin ja aktuell krank und viel zu dünn. Wenn es als Erklärung taugte, nahm ich mir meine Krankheit einfach als Ausrede. Vor mir selbst, als Erklärung für mich. Die Verkäuferinnen und Verkäufer hinterließ ich meist mit einem großen Fragezeichen auf der Stirn. »Aber wieso denn XL?! S würde genügen, nehmen Sie halt M, das trägt man körperbetont.« Alles wollte ich betonen, nur nicht meinen Körper. Er sollte verschwinden. Und außerdem, wenn ich mal älter bin, nehme ich ja wieder zu. »Darf ich zahlen?« Eingepackt, nach Hause geschleppt und ab damit in den Schrank. Was nicht auf dem Bügel hängt, steckt in einer der vielen unausgepackten Tüten. Die Klamotten darin stammen aus unterschiedlichsten Stadien meiner Krankheit. Einige will ich gar nicht mehr anprobieren aus Angst, sie könnten mir womöglich passen. Schließlich war ich damals ja noch viel zu dick.

Nur damit die Dimension ganz klar wird: Wenn ich in der Garage einen eigenen kleinen Privat-Trödelmarkt organisieren würde, nur um meine Kleidungsbestände etwas zu reduzieren, bekäme ich wahrscheinlich eine Abmahnung der HUGO BOSS AG, weil es so aussähe, als wollte ich hier, ganz auf die feine chinesische Art, einen falschen Markenshop betreiben. Nur dass die fabrikneue Ware bei mir wirklich von BOSS ist.

Trotz dieser Berge von Klamotten habe ich außer meinen Mädchenjeans bald nichts mehr anzuziehen, weil alles viel zu weit ist. Ich besitze nicht nur mittlerweile eine Gürtellochzange, ich benutze sie auch ohne Skrupel.

Würde mir also jemand sagen, dass mit einer Magersucht automatisch eine Kaufsucht einhergeht – ich würde es ihm (verzeihen Sie den Kalauer) ohne Weiteres abkaufen. Aber es ist ja nicht nur dieses schöne, erquickliche Zeug, das ich wie ein Besessener kaufe. Da ist ja auch noch der ganze Ramsch. Ich sage jetzt nicht: Ich kaufe mehr, als ich schleppen kann – denn das ist ja bekanntermaßen nicht viel. Aber ich kaufe definitiv viel mehr, als ich brauche. Genauer gesagt: Ich kaufe totalen Mist, den ich überhaupt nicht brauche. Oder was will ich mit Heizungsregulierungsthermostaten von Aldi für sensationelle 2,99 Euro das Stück – wenn ich eine Fußbodenheizung habe?! Egal, her damit. Dazu noch LED-Leuchten, Autotaschen, Raclette-Grills. Alles schien im Moment des Kaufs immer so ungemein sinnvoll und brauchbar. Und ich musste mich ja nicht bremsen, ich war alleine, aß nichts, ging nicht aus, fuhr nicht in den Urlaub. Geld, um sich ein wenig zu verwöhnen, war da – Platz auch, aber nicht mehr viel. Mein Wandschrank hatte bisher noch alles gefressen. Nicht auszudenken, er könnte sich an all dem Schrott verschlucken, und es könnte ihm im schlimmsten Fall schlecht werden. Die Welle würde mich aus dem Haus spülen.

Und wieder kommt mir Goethe in den Sinn: ... kann man getrost nach Hause tragen. Und auch wenn es mir schwerfällt: Ich trage einiges nach Hause. Oder meine Nachbarn tun es für mich.

Inmitten dieser Fülle von Krempel, Kram und Gerümpel der teuersten Art saß ich nun und beschloss wieder einmal, dass sich alles würde ändern müssen. Ich sperrte Anna in eine Kammer in meinem Kopf und beschloss: Es würde jetzt alles anders laufen. Von nun an würde ich mir mal wieder etwas gönnen. Mal wieder etwas Gutes essen. Aber nicht einfach so irgendwann. Es musste schon ein besonderer Tag sein. Silvester vielleicht? Ein Tag, den ich nicht sonderlich schätze. Einer dieser ritualisierten Pflichtfeiertage. Kampfsaufen, Fröhlich-sein-Müssen, geheuchelte Wünsche, alberne Vorsätze, peinliche Spielchen. Ich weiß – Kritik an Ritualisiertem von einem, dessen zweiter Vorname mittlerweile »Ritual« ist …

Anna zischte unter der Tür ihrer Kopfkammer hindurch: *Na fein, mach doch, friss dich doch fett! Vollgestopft ins neue Jahr, Prosit!*

Ich ignorierte sie – fast jedenfalls. Etwas nicht ganz so Kalorienreiches müsste es sein. Es muss ja nicht gleich knallen, man muss es ja nicht gleich übertreiben.

Ach komm, ist doch egal, Dickerchen. Hau dir was rein, Pummel!

Also bloß kein Fleisch oder Kartoffeln oder Nudeln oder Reis. Hm. Vielleicht etwas vom Asiaten?

Guten Hunger, Moppelchen!

Da schoss es mir durch den Kopf: Sushi! Eines meiner Leibgerichte, nicht so kalorienreich, genau richtig. Das Wasser schoss mir schon in den Mund. Ihre Stimme schnitt in meinen Kopf: *Sushi, Sushi, fett wie John Belushi!*

Und das war nur der Anfang. Ich habe Ihnen ja nun bereits einiges davon erzählt, was passiert, wenn einer nichts isst. Über das Runterhungern und Abmagern und Auslaugen und das Gerade-so-eben-am-Leben-Halten. Jetzt will ich Ihnen einmal darüber berichten, was geschieht, wenn einer, der sonst nichts isst, dann doch beschließt, etwas zu essen. Wenn ich tatsächlich einmal mehr esse als den üblichen Magerjoghurt-Mist. Mancher mag ja glauben, alle meine Probleme wären gelöst, wenn ich einfach nur mal wieder etwas esse.

Und auch Sie denken sicherlich: Ist doch kein Weltuntergang, wenn er mal einen Happen zu sich nimmt. Da gebe ich Ihnen sogar recht. Ein Weltuntergang wäre das nicht. Denn beim Weltuntergang nimmt man in der Regel nicht mehr zu. Zumindest ist es angesichts des bevorstehenden Armageddon dann auch egal.

Insofern habe ich auch vor dem Weltuntergang keine Angst.

Vor in Alge gerolltem Fisch schon. Dennoch habe ich das Sushi gekauft. Mehr mit Gemüse als mit Fisch.

Gegessen habe ich auch … Jedenfalls einen Teil der gemischten Maki-Nigiri-Platte. Um genau zu sein: einen verschwindend geringen Teil. Denn kaum hatte ich mich damit gegen 18 Uhr hingesetzt, kaum hatte ich sie ausgepackt, kaum hatte ich auch nur daran gedacht, sie auszupacken – sagte meine Freundin Anna leise: *Guten Appetit, Fetti!*

Und sofort löste es in mir Alarm aus. Ich wartete zunächst noch ab. Bedenkzeit für die Henkersmahlzeit. Ich stieg auf den Stuhl, zückte mein Handy und fotografierte diese unglaubliche Tischdekoration. Das würde mir ja sonst niemand glauben, wie sehr ich über die Stränge schlug. Anschließend ging ich ins Wasser.

Ich badete nie bis selten, ich bin eher der Duschtyp. Früher gerne kalt, nun wäre mich Warmduscher zu nennen eher ein Lob. Ich lag also in der Wanne, hörte traurige Musik in melancholisch anmutendem Ambiente. Kerzenschein und keinen Schimmer davon, wie es weitergeht.

Ich aß also, ich kaute, nagte, nippte. Zwei Stück, drei. Fertig, das muss genügen. Nur keine Maßlosigkeit ... Der Rest wanderte in den Kühlschrank, auf dass die Bakterien ihren Dienst verrichten und ich wieder sagen konnte: »Ui, ungenießbar geworden. So ein Pech aber auch ...«

Der Silvesterabend war jung, die Gedanken die alten: Wie viele Kalorien sind das jetzt? Wie viel habe ich davon gegessen? Wie lange muss ich morgen aufs Fahrrad? Oder jetzt noch mal schnell? Und danach nichts mehr essen?

Das Gefühl meines Kontrollverlustes muss in etwa vergleichbar sein mit dem eines Fahrgastes der Titanic, der beim Aufprall auf den Eisberg gerade auf dem Klo saß.

Bei mir war es kein Eisberg, den ich gerammt hatte, es war eine Flutwelle der Angst, die über mich hinwegschwappte. Angst, so diffus, dass es schwerfällt, Nuancen herauszupicken und zu benennen. Am besten funktioniert das noch, indem Sie sich schreiende Stimmen vorstellen: »DU WIRST WIEDER FETT! FRISS NUR SO WEITER, DICKSACK! BALD PASSEN DIR WIEDER DEINE ALTEN KLAMOTTEN! HABEN DIE LEUTE ENDLICH MAL EINEN ANDEREN GRUND, SICH AUF DER STRASSE NACH DIR UMZUDREHEN, SCHWEINEBACKE!«

Diese Ängste schnürten mir dann buchstäblich den Hals zu, so dass ich keinen Bissen mehr hinunterbekam.

So ist es jedes Mal, wenn ich »einfach mal wieder etwas esse«.

Durch »neue« Nahrung auf dem Speiseplan bin ich immer so verunsichert, dass ich danach anderes entweder gestrichen oder eingeschränkt habe. Einsparen für das, von dem man nicht weiß, ob es je kommt.

An dem Sushi-Tag hatte ich sicherlich in 24 Stunden nur 200 bis 400 Kalorien zu mir genommen – das war am Ende sogar weniger, als ich mir sonst erlaube. Irgendwie bildet, wenn ich die Kalorien nachrechne, ansonsten eine Zahl unter tausend die absolute Grenze pro Tag. Naja, um ehrlich zu sein, eher 900, na ja vielleicht doch eher 800. Sicherheitshalber. Das ist schon zu wenig. Aber 400? Davon wird kein Hamster satt.

Die Nacht war dann entsprechend miserabel. Wie so viele davor, wie so viele danach. Vielleicht war es das Sushi, versuchte ich mir noch einzureden, das böse, verdorbene, kalorienträchtige Mörder-Sushi. Es musste das Fleisch von Walen gewesen sein. Aber wahrscheinlich war es eher das Nicht-Essen des Sushi. Der Körper war nun auch noch seiner gewohnten Mini-Mangelration beraubt.

Die Folge: Dauerlauf.

Kaum lag ich im Bett, musste ich auch wieder raus. Und das wiederholte sich fast alle zwanzig Minuten. Die Toilette lag um die Ecke, wie praktisch. Die Bewegung: aufstehen, gehen, setzen, aufstehen, gehen, hinlegen war in etwa so wie einatmen, ausatmen. Der Körper kann ohne Fettzufuhr das Eiweiß nicht binden, das ich im Verhältnis zu allem anderen ja in Massen zu mir nehme, also jagt er es durch die Blase hinaus aus meinem Körper. Der weiße Strahl.

In Folge der Dauer-Toiletten-Orgie schlafe ich seit Jahren schlecht, und das auch noch in Etappen. Es ist wie Folter. Und am Morgen, dann, wenn dieser Druck nachlässt, ich den lieben Gott einen guten Mann sein lassen und einmal ruhen könnte, treibt mich irgendeine Kraft, ein Weckruf aus dem Bett. »Los aufstehen, schau mal auf die Uhr, Faulpelz, Müßiggänger, Versager. Los, antreten.« Und schon stemme ich Gewichtchen, imitiere Liegestütze, dehne Muskeln, die es nicht gibt. Dann geht es aufs Rad. Das Pedalspiel ist keine Farce. Es ist echter Sport. Ebenso wie der Lauf danach. Kein Joggen, eher ein Walken, aber immer den längsten Weg. Warum zum Bäcker um die Ecke laufen, wenn ich um zwanzig Ecken zum Bäcker laufen kann.

Ich weiß noch, dass ich an diesem Neujahrsmorgen, an dem ich selbstverständlich um spätestens 5.30 Uhr auf dem Rad saß, gleich wieder einen hehren Vorsatz fasste.... Da waren doch noch die restlichen Sushiröllchen... Aber nein, Frischfisch, ein Tag alt, weg damit. Annas ätzende Lache schwappte der Angstwoge hinterher.

Du Miststück, dachte ich und starrte in die überfüllte Leere meines Zuhauses.

Ich bekam plötzlich das Gefühl, dass mein Hunger viel größer als der nach etwas zu essen war – und immer gewesen ist. Dass mein Hungern nur Ausdruck einer Sehnsucht war, genau wie die Gier, die mich jedes Mal überkam, wenn ich diesen ganzen Krempel kaufte.

Mir kam ein Gedanke: Das waren Geschenke. Geschenke

an mich selbst. Kleine Aufmerksamkeiten, wie man so schön sagt.

Geschenke, Aufmerksamkeit, lange Zeit war das genau meine Währung. Erst investierte ich jahrelang in andere – und dann eines Tages kam die Aufmerksamkeit zu mir zurück.

Jetzt überschlugen sich die Gedanken in meinem Kopf. Ich rutschte neben meinem Stuhl auf den Fußboden.

Die Aufmerksamkeit.

Wie eine Welle schwappte sie damals über mich und riss mich mit sich fort. Wir sprechen hier nicht nur von ein paar Anrufen. Wir sprechen von internationaler Aufmerksamkeit. Von einer Sport-Welt-Öffentlichkeit.

Ich saß allein und ausgemergelt in meiner Wohnung und dachte an die Zeit zurück, als ich voll im Saft stand und nie allein war. Als immer mindestens ein Reporter bei mir war. Alle wollten etwas von mir wissen. Und ich bediente ihren Wissenshunger. Ich gleite ab in die Vergangenheit. In die Zeit der absoluten Aufmerksamkeit. Ziel meiner Zeitreise: Die Tour de France 2006. Der Anfang vom Ende.

Erfolgshunger

Die Welt des Leistungssports und wie krank sie machen kann

Die Zukunft des deutschen Profi-Radsports wurde zwischen Platzwarthäuschentür und Anger entschieden. Die Ära eines der wenigen Superstars, die der Sport hierzulande zu bieten hatte, bis dahin noch auf Augenhöhe mit Boris Becker, Michael Schumacher oder Dirk Nowitzki, beendeten zwei Worte, ausgesprochen zwischen Rasenmäher, abgenutztem Gartengerät und alten Lappen: »Wir suspendieren!«

Im gediegenen Golfklub draußen vor den Toren der 3900-Seelen-Gemeinde Plobsheim wurde alles gerichtet. Wie immer, wenn die Deutsche Telekom AG oder eine ihrer Töchter irgendwo in der Welt und in aller Öffentlichkeit Arbeit verrichtete. Agenturen werkelten, Hostessen wuselten, Konzernmitarbeiter dirigierten, Besucher staunten, Journalisten warteten. An diesem Morgen auf einen Bus, der zunächst nur Verspätung zu haben schien. Seine Haltestelle hat er nie erreicht. Für ihn war das große Einfahrtstor Endstation. Mit laufendem Motor wartete das magentafarben bemalte Gefährt, hinter dessen getönten Scheiben ein Rad-Team saß, das es eigentlich zu präsentieren galt, hier auf dem weitläufigen Grün des Golfplatzes im Elsass. Das Zeichen für die Vorfahrt sollte nie kommen.

Es gab stahlblauen Himmel, Sonne satt, reichlich Informationsmaterial, Kanapees auf schicken Sofas und Getränke nach Wahl. T-Mobile International hatte eingeladen zum Grand Déjeuner vor dem Grand Depart, der großen Abfahrt der Tour de France 2006 in Straßburg. Fahnen wehten, Banner standen, Flyer lagen auf Tischen und Theken zwischen den alten Backsteingemäuern mit ihrer modernen Gastronomiemöblierung. Der »Kempferhof« war eingerichtet auf seine internationalen Gäste: ausgestattet mit Kamera, Fotoapparat, Mikrofon, Block, Stift und viel Optimismus. In diesem Jahr sollte es doch klappen. Also drückten auch die fest die Daumen, die laut Stellenbeschreibung eher neutral sein sollten. Radsportreporter unterscheidet dabei nichts von den Berichterstattern anderer Sportbranchen. Alle gehen sie mit großer Leidenschaft und mitunter zu geringer Distanz an ihre Arbeit. Der Grat zwischen Fan und Chronist ist bisweilen schmaler als die Laufräder, auf denen sich die Tour-Helden mehr als 3000 Kilometer kreuz und quer und hoch und runter durch Frankreich und einige Nachbarländer quälen.

Jan Ullrich war ihr Darling. Er war Everybody's Darling. Schließlich lieferte er ihnen in schöner Regelmäßigkeit ihr täglich Brot: Emotionen, Dramen, Erfolge, Niederlagen und Skandälchen – er war der perfekte Held, gerade weil er stets den labilen Anti-Helden gab. Ganze Generationen von Radsportschreibern verzweifelten an dem Genie, das so schlampig mit seinen vielen Talenten umging, der viele Hoffnungen hatte fahren lassen müssen, weil er sitzen blieb, als er besser aufgestanden wäre, zu viel aß oder zu wenig oder einfach nur Pech hatte. Die Geschichten wiederholten sich, die

Hoffnung auch. Der sehnliche Wunsch, dass er noch dieses eine Mal in Gelb nach Paris radeln würde, der verband Journalisten mit Sportlern, mit Entourage, mit Fans und Sponsoren – Jahr für Jahr. Jan Ullrich – der Name war wie ein Versprechen.

Auf ihn zuvorderst warteten sie also zwischen Brötchen, Marmelade, Käse, Champagner, Kaffee und Tee. »Der Jan« würde das Team als Kapitän anführen, als einer, der von sich und anderen bezichtigt wurde, in diesem Jahr in der »Form seines Lebens« zu sein. Anzutreten, um zum zweiten Mal diese »Große Schleife« durch Frankreich zu gewinnen. Vor nunmehr neun Jahren war Jan Ullrich das schon einmal gelungen. Ein historischer Sieg, der eine Ikone aus ihm werden ließ. Der Typ von Nebenan, dem die Herzen zuflogen, weil er bodenständig war, unprätentiös, authentisch und einfach ein lieber Kerl, der Jan.

Egal, wie die stets den Radsport umwuchernden Dopinggerüchte, Manipulationsvorwürfe, Betrugswahr- und -halbwahrheiten oder aalglatten Lügen auch zu bewerten sind – die Leistung, die diese Sportler erbringen, ist außergewöhnlich. Auch Mittelchen und medizinische Umwege machen aus einem mäßig talentierten Radsportler keinen Tour-Sieger. Vielleicht ist es auch das, was sie mit einem gewissen Selbstverständnis und einem reinen Gewissen zu Beschleunigern greifen lässt, zu Aufputschern, Längerdurchhaltern oder Schnellerwiederregenerierern. Und wie immer setzte sich außen die Überzeugung durch: Die anderen schon, aber er doch nicht. Nicht der Jan. Man glaubt an seinen Star, weil man an ihn glauben will. Überhöhen, hochhalten, fallen lassen, drauftreten – so funktioniert People's

Business nicht nur im Boulevard. Das gezeichnete Bild dort ist nur professioneller, weil tägliches Kiosk-Programm.

Ullrich, auf immer Rotschopf aus Rostock, so wie Becker auf ewig der 17-jährige Leimener ist oder Schumacher der frühere Kartfahrer aus Kerpen, hat viel gewonnen seit diesem Tag im Juli 1997. Die Tour de France, die mit nichts in der Branche auch nur annähernd zu vergleichenden Olympischen Weltmeisterschafts-Spiele, dieses Allerheiligste des Radsports, gewann er nicht mehr. Obwohl ihm damals nicht wenige noch weitere sieben, acht, neun Siege zugetraut hatten. Mindestens. »Kaiser« nannten sie ihn ehrfürchtig. Doch es fand sich immer einer, der aus welchen Gründen auch immer stärker war, und es war immer derselbe. Hase und Igel fahren Rad. Lance war immer da, wo Jan hinwollte. Schon damals rankten sich viele Spekulationen um diese übermenschlichen Leistungen, die Lance Armstrong alljährlich wie auf Knopfdruck abzurufen vermochte. Derweil Jan Ullrich immer irgendwie, irgendwo, irgendwann patzte. Das machte Armstrong zur Maschine und Jan Ullrich zum tragischen Helden. In diesem Jahr nicht. Der im Oktober 2012 aus den Tour-Annalen getilgte Seriensieger und Seriendoper Lance Armstrong war zurückgetreten.

Nächster Halt, »Le Kempferhof«, Klubgebäude, Plobsheim, Elsass also. Warten auf den 9.30-Uhr-Bus in mondäner Kulisse. Keiner ahnte auch nur annähernd, was sich nur wenige Meter von dem Menschenauflauf entfernt in diesem weniger gediegenen Verhau seit Minuten abspielte. Ein Schuppen, nicht größer als zweimal zwei Meter, dunkel und schummrig, Gerümpel in den Ecken, Gartenpflegeutensilien, ein Schrank, ein Stuhl, ein Tisch, ein Fax. Vier

Männer davor. Auch sie warteten. Eine scheinbare Ewigkeit lang. Und dann brach das Fax sein Schweigen, es sprach mit uns, endlich. Es spuckte große Töne, die zunächst nur einer verstand: Luuc Eisenga, polyglotter Pressesprecher des T-Mobile-Team. Zunächst murmelte er nur das, was dort in Französisch verfasst war. Dann begann er zu übersetzen. Es war eine kurze Zusammenfassung dessen, was die tourveranstaltende Amaury Sport Organisation (ASO) aus Spanien zugetragen bekam. Stefan Wagner, neben Eisenga ebenfalls für die Pressearbeit im Team engagiert, Sponsoring-Manager Franz-Stefan Hornung und ich als verantwortlicher Konzern-Kommunikator für die Sponsoring-Engagements des Bonner Mobilfunkers, hörten das, was sie gar nicht hören wollten. Die Rede war von Madrid, Ärzten, Kühlschränken, Razzien und Blut in Beuteln, sehr viel Blut. Somit wurde zur Gewissheit, was seit Wochen nur häppchenweise serviert und wieder auf Eis gelegt worden war.

Angeblich hatten die spanischen Ermittlungsbehörden eine Liste mit 58 (Code-)Namen aufgestellt, gegen die im Zusammenhang mit dem Doping-Skandal um den spanischen Arzt Eufemiano Fuentes und seinen Partner Merino Batres ermittelt wurde. Wir wussten im Grunde bereits, wer alles auf der Liste stehen würde. Es hatte wie gesagt auch deshalb Telefonate gegeben, Konsultationen, Getuschel und Geschrei. Um ehrlich zu sein, waren uns 57 Namen mehr oder weniger egal.

Hinter uns lagen heiße Tage. Gerüchte und Spekulationen warfen nicht nur Schatten auf die Sommersonne, in deren Licht die Republik gerade sich selbst und die Fußball-WM feierte. Während dieser vereinende Geist durch jeden Winkel dieses Landes huschte, saß ich nahezu pausenlos am Telefon in irgendwelchen mithörsicheren Räumen. Im Auto, zu Hause, in den Katakomben deutscher WM-Stadien. Interne Konferenzen, Szenarien, Empfehlungen, Befürchtungen, Beschwichtigungen, Versprechungen, Beteuerungen. Nicht nur ich hatte vorher schon auf Ullrich eingeredet, sich doch zu erklären. Unzählige Telefonate mit denselben Fragen: War da was? Stimmten diese Vorwürfe? Das Bestehen des Teams stand immerhin auf dem Spiel. »Jan, da sind so viele Menschen, die sich für deinen Erfolg den Arsch aufreißen. Menschen, die du noch nicht mal kennst. Sie haben Familie, Kinder, denen bist du auch was schuldig.« Er wusste das. Er schwieg. Ich denke, es hätte damals eine realistische Chance bestanden, das alles in andere Bahnen zu lenken. Reden, Verstehen, Polieren. Kommunikation ist nicht alles, heißt es, aber ohne Kommunikation ist alles nichts.

Ich bekam Nebelkerzen in die Hand gedrückt und warf sie auch gleich wieder in die Öffentlichkeit. Ich war neu und naiv genug daran zu glauben, was mir die Beschuldigten sagten. Ich stellte ihnen, wie ich glaubte, messerscharfe, investigative, tiefmoralische Fragen und war erleichtert ob ihrer Unschuldsbekundungen. Ich wollte sie hören, ich wollte sie glauben, weil nicht richtig sein kann, was doch einfach nicht wahr sein darf.

Und nun schrie uns dieses Fax ins Gesicht: »Ihr Narren! Wie doof seid ihr eigentlich? Für wie dumm lasst ihr euch verkaufen?« Diese paar dürren Worte nahmen uns die Hoffnung, dass es schon irgendwie wieder gut werden würde. Unsere Frage: »Was sollen wir machen?« Die Antwort der ASO: »Eure Entscheidung!«

Luft! Erst mal raus aus dem Verschlag. Die Fassungslosigkeit musste ab- und die Funktionsfähigkeit wieder hergestellt werden. Das klappte am besten draußen, inmitten des Open-Air-Wartesaals. Längst kam dieses Szenario aber auch den Journalisten spanisch vor. Ein Team, das nicht kam, und das fünf Minuten vor Beginn der Pressekonferenz. Und dann standen da ja noch diese vier Männchen im kleinen Kreis, hielten die Köpfe gesenkt, stemmten die Hände in die Hüften oder hielten sie wahlweise vor die verkniffenen Münder, Lippen knetend. »Die müssen weg, ruft an!« Ich musste aufpassen, dass der Bus nicht ins Visier der Kameras geriet. Bilder von einem mit Telekom-Logos beklebten Bus, der langsam auf dieser langen Allee entlangfährt, wendet und wieder abrauscht, mussten in jedem Fall verhindert werden. Zum Glück erreichten wir Bert, den Fahrer.

Alle waren wir extrem angespannt. Und alle schauten auf mich. Entscheidungen zu treffen ist das eine, sie dauerhaft, glaubwürdig und so wenig imageschädigend wie möglich zu kommunizieren eine andere. »Was sagst du?« Die Frage war genau so doppeldeutig gemeint, wie sie klingt. Wir durften nicht zulassen, dass andere über uns entschieden. Wir mussten es verhindern, dass ein Jan Ullrich womöglich vor laufenden Fernsehkameras vom Rad geholt würde. Allen war klar, egal was wir hier nun beschließen würden, uns stand Übles bevor. Ich schaute mich um, bat darum, die Banner einzurollen und die Flyer schnell verschwinden zu lassen. Es galt, alles Spektakuläre, alles Symbolische und Bildhafte – kurz: alles, was in Erinnerung bleiben könnte – zu tilgen und zu vermeiden. Denn auf all diesem Zeug prangte Jan Ullrich, die Ikone, die in wenigen Minuten verblassen würde. Das musste man den TV-Kameras ja nicht noch frei Haus liefern. Und dann: »Wir suspendieren!«

Es war der Morgen des 30. Juni 2006, ein Freitag. Es war 9.27 Uhr, drei Minuten vor dem Anfang des Endes des deutschen Radsports. Punkt halb zehn ging sie los, die Show: »... liegen uns seit wenigen Minuten neue Erkenntnisse vor, die uns zu dem Schritt zwingen ...« Peng! Es war der Startschuss meines Medien-Marathons, der Öffentlichkeit auf dem Präsentierteller zum Fraß vorgeworfen. »Heuchler, Lügner, Blender, Schwätzer, Scheinheiliger ...« Es sind Worte, die im Auge des Sturms abprallen und erst nach und nach ins Bewusstsein kommen. Lange nachdem alle Texte geschrieben sind und das Rotlicht der Kameras zum letzten Mal erloschen ist. Doch das würde ich erst in knapp 600 Tagen erfahren.

Jetzt hieß es zunächst: Augen auf und durch. Die Krise managen, intern wie extern. Zunächst war da viel Schockstarre, die die Journalisten befiel. Nicht wenige, die diese Entscheidung nun gar nicht nachvollziehen konnten. Die Arbeitsgrundlage wurde ihnen gerade vor der Nase weggezogen. Ihre Hierseinsberechtigung war ihnen genommen. Keiner hatte sie geschickt wegen Matthias Kessler, Patrik Sinkewitz, nicht einmal wegen Andreas Klöden und schon gar nicht wegen Serhij Hontschar, der drei Tage lang im Gelben Trikot des Gesamtführenden durch Frankreich radelte. Sie kamen wegen Jan Ullrich, und so war es leicht, zunächst die Story auch als tragisches Schicksal zu verkaufen. Weil das Mitgefühl mindestens so groß war wie die Sympathie. Doping? Ach was! Habt ihr Beweise? Die Chronisten wurden zu Anklägern und Verteidigern in Personalunion. Bei anderen wiederum war der Jagdinstinkt geweckt. Die Story roch nach Geschichteschreiben, nach Profilierung. Egal wie, im Mittelpunkt stand der polarisierende tragische Held und letztlich das Exempel, das an ihm, dem prominentesten der gelisteten Blutspender, statuiert wurde. Keinen hat es auch nur annähernd so hart getroffen.

Doch ich hatte keinen Sinn für Tragweiten, Fairness oder Ungerechtigkeiten. Keine Zeit, darüber nachzudenken. Alles lief ab wie ein Film, bei dem ich interessierter Zuschauer war. Aber ich war Hauptdarsteller und Statist in einer Person. Die Regie hatten andere. Ich wurde ins Licht gesetzt und in den Schatten gedreht. Rund um die Uhr, ganz nach Gusto. Alles war unwirklich und doch so real. Sie prallten an mir ab, die Drohungen im Internet ebenso wie die Hochzeitsanträge und andere Liebesschwüre. Abgegeben via Mail oder Post, manchmal via Call-Center. Das Grummeln auch aus dem eigenen Lager vernahm ich, es glitt ab. Ich war hoch konzentriert auf mich und meinen Job. Keine Gefühle, nur funktionieren. Keine Zeit für Nervosität. Hätte ich auch nur eine Sekunde darüber nachgedacht, was ich da tat, wer mich dabei so alles beobachtete und was ich so alles hätte falsch machen können und wahrscheinlich auch falsch gemacht habe, ich wäre in die Knie gegangen, vielleicht gar ausgestiegen aus der Tour durch die und in den Medien. Hier ein Interview, da eine interne Entscheidung, dort eine Live-Schalte. Ich hatte das nie vorher gemacht, nicht einmal eine Vorstellung davon gehabt.

Ich weiß noch, dass ich an diesem »Abend der Entscheidung« im abgeriegelten Hof des »Hotel au Boeuf« in Blaesheim saß. Menschen hingen am Hoftor, in Zweierreihen und in der Hoffnung, einen Blick zu erhaschen, ein Foto zu schießen, einen vor die ewig wachsame Linse zu bekommen, vor das immer offene Mikro. Unpublic viewing. Deutschland spielte sein Viertelfinale gegen Argentinien, am Ende wurden Elfmeter geschossen. Deutschland hatte gewonnen, aber ich hatte sehenden Auges nichts mitbekommen von den Toren in 90 Minuten und vom finalen Shoot-out. Später am Abend dann die Partie Frankreich gegen Brasilien. Dazwischen *Tagesschau* und ein *Brennpunkt*. Einer mit mir im Fokus. Keinen Augenblick habe ich gespürt.

Vielleicht lag es daran, dass ich weniger aus Interesse am Radsport hier war, sondern ein Unternehmen vertrat und dessen Absichten, welche es mit seinem hohen Engagement im Sport, insbesondere im Radsport, verband. Mein Job war es nicht, den sportlichen Erfolg zu begleiten oder ihn gar mit herbeizuführen. Ich verkörperte vor Ort die Deutsche Telekom AG, einen milliardenschweren Konzern. Und als Manager in der Sponsoring-Kommunikation, noch dazu in dieser Lage, war meine erste Priorität, mein erstes Ziel: Schaden vom Sponsoren abzuwenden, Image wenn schon nicht aufzubauen, so zumindest versuchen zu erhalten. Ich musste um jeden Preis verhindern, dass die Telekom in Zukunft als Stallwart der Doping-Radler in Verruf geriet. Also warf ich mich in die Bresche, vor Journalistenscharen, Bluthunde und Blutbeutel. Ich merkte nicht, wie sehr ich das Gesicht des Dopings wurde. Tauchte ich irgendwo auf, wurde unmittelbar assoziiert: Rad, Betrug, Doping. Wenn ich selbst mit dem Rad fuhr, natürlich in magentafarbener Klamotte, jubelte man mir entweder hinterher, oder aber ich wurde unflätig beschimpft. Irgendeinen Kommentar fing ich mir immer ein. Immer versuchte ich zu reagieren, immer bodenständig, nett und freundlich, auch wenn es in mir bisweilen ganz anders aussah. Wie gesagt, ich war ja eine Visitenkarte auf zwei Beinen.

Die Tageszeitung *Die Welt* schrieb damals: »Man fragt sich, wo er diesen ganzen Dreck hinsteckt?« Eine Frage, die ich zunächst nicht mal ansatzweise verstand und mir schon gar nicht stellte. Damals. Ich war wieder in meinem Element, der Christian vom Dienst, der jeden Tag eine neue Medienlektion lernte und auch gleich anwendete. Learning by doing. Nur konsequentes Durchgreifen und rückhaltlose Aufklärung konnten jetzt noch Schlimmeres verhindern. Transparenz, Offenheit. Kein Wischiwaschi, sondern Klartext. Offensiv, aktiv. Nicht alle fanden Gefallen an dieser Strategie, über die ich auch hätte stolpern können. Doch ich konnte mir der Rückendeckung zweier wichtiger und einflussreicher Telekom-Manager gewiss sein: Philipp Schindera, Kommunikationschef von T-Mobile und als solcher Sprachrohr des Mannes, der schließlich alle Verantwortung trug, René Obermann, damals Chef der Mobilfunk-Tochter eines Großkonzerns, den er wenige Monate später leiten sollte. Meine Interpretation von Kommunikation bedeutete aber auch die Verweigerung jeglicher Radsport-Romantik. Ich musste anhand von Fakten im Sinn meines Arbeitgebers entscheiden. Und ich konnte das. Ich schaltete alles andere ab. Mein Mitgefühl, mein Bedauern, meine Angst vor dem Mediengewitter, das kommen könnte. Das kommen würde.

Ich verschob diese Gedanken und Gefühle in einen anderen Teil meines Kopfes, wo sie mir nicht so auffielen, nicht allzu sehr störten. Sicher verstaut. Das machte es mir vielleicht einfacher, all diese Worte erst zu denken und dann auszusprechen. Manchmal war es auch umgekehrt. Es war vieles Intuition in diesen Tagen. Es war authentisch.

Zurück im Team-Hotel »Au Boeuf«, diesem historischen Ort in der Provinz, an dem sich am 19. Juli 1977 die Staatschefs von Frankreich und Deutschland, Valéry Giscard d'Estaing sowie Helmut Schmidt zusammen mit ihren Außenministern »Bonjour« sagten, jagte eine Gesprächsrunde die andere. Und in allen führte ich das Wort. Meine Expertise war gefragt. Manchmal entstand sie erst beim Reden. Wie gehen wir vor? Was nutzt wem? Was nicht? Ich entwarf Szenarien und verwarf sie wieder, es entstand so etwas wie eine Strategie. Und an meiner Seite hatte ich loyale, regulierende Mitstreiter: Eisenga, Wagner, Hornung, Schindera – sie gaben dem Ratgeber Rat. Wir ergänzten einander.

Und dann war es da, mein erstes TV-Interview, live im *Mittagsmagazin* des *ZDF*. Ich ließ es über mich ergehen, an mir herumzerren, steckte mir Stöpsel ins Ohr, Kommandos dröhnten in den Ganglien. Es war wie eine Art Countdown..... 3 ... 2 ... 1 – Dann war er da, um kurz nach zwölf, der Start in einen neuen Lebensabschnitt. »Gut gemacht«, hieß es aus dem Sendezentrum in Mainz, »aber das nächste Mal die Hand aus der Hosentasche.«

In der steckte auch mein Handy. Es vibrierte nicht lange nach Ende meines Interviews. Eine SMS. Eine Kurzmitteilung von Jan. Ich werde sie nie vergessen: »Ihr seid mir schöne Freunde ...«, waren die ersten Worte. Ich las weiter und konnte nicht glauben, was ich sah. Um 12.30 Uhr hatte noch keiner den Mut gefunden, ihm zu sagen, dass er nicht würde mitfahren können bei dieser Tour. Ich lief in den zweiten Stock des Hotels hinter mir, das zuvor als Kulisse für meinen Open-Air-Auftritt gedient hatte. Jan saß in seinem Zimmer, das laut Belegungsplan das seiner Physiotherapeutin war. Er machte das immer so, auf dass kein Unbefugter Einlass begehrte in sein Reich. Ich klopfte, trat durch die Tür, sah Jan strampelnd auf dem Bike sitzend. Vor ihm saßen die, die immer da saßen, die sich über Jan Ullrich definierten. Die wichtig waren, weil er es war. Seine engsten Vertrauten: Masseurin Birgit Krohme und Mentor Rudy Pevenage. Dass er suspendiert sei, nicht fahren könne und es die einzig mögliche Entscheidung gewesen war, sagte ich ihm. Er hörte es, aber er verstand das alles nicht. In der Form seines Lebens sei er, und: »Ich werde morgen starten!« Ich sagte ihm noch einmal, dass dies unmöglich sei, und ich sagte ihm auch, warum. Er erfuhr so von den konkreten Vorwürfen, den Verdächtigungen. Jan trat rein und stritt ab. In meiner Hilflosigkeit schlug ich vor, eine Art Schnelltest zu machen, irgendwie ad hoc zu beweisen, dass er unschuldig ist. Die beiden Zuhörer schwiegen. Was sollte die Masseurin auch sagen? Und Pevenage? Er hatte tags zuvor schon geschworen, als Eisenga und ich ihn befragt hatten, im dunklen Speisesaal des »Au Boeuf«. Er hatte uns ein Märchen aufgetischt. Wir ahnten es.

Ich verließ den Raum, in dem noch immer die Frage nach diesem Schnellest stand. Sie wurde bald beantwortet. Am Nachmittag erschien Jan mit seinem mittlerweile eingetroffenen Manager Wolfgang Strohband. Er hatte bereits die Anwälte seiner Wahl konsultiert. Jetzt ging alles ganz schnell: Ich saß noch mit Ullrich und Strohband zusammen, wir regelten die offizielle Sprache. Dann kam der Moment, der seitdem zigmal gesendet wurde: Schnell raus, die Treppen hinunter, vor die Kameras, Ullrichs erstes und einziges Statement. Dass es das Schlimmste sei, was ihm je passiert ist, dass er sich nun erst einmal zurückziehe und dann seine Unschuld beweisen wolle ... und ab durch die Mitte der wartenden Journalisten. Jan kletterte in den silberfarbenen Audi und verließ Blaesheim, die Tour de France, den Radsport. Es war das letzte Mal, dass wir uns sahen.

Bis heute überlege ich, ob es eine Alternative zu unserem, zu meinem Handeln gegeben hätte. Ich sehe keine. Wie sagte Teamsprecher Stefan Wagner, der im Gegensatz zu mir lieber einmal länger nachdachte, eher er sprach, treffend: »Die Faktenlage widerspricht den Unschuldsbeteuerungen von Jan Ullrich so stark, dass wir handeln mussten, um unserem Grundsatz vom sauberen Sport noch folgen zu können.« Durch den 2011 gefällten Urteilsspruch des CAS, der Ullrich wegen Dopings verurteilte und sperrte, fühlte ich mich allerdings auch nicht bestätigt. Ich hatte nie über ihn als Doper oder Radfahrer zu Gericht gesessen. Ich habe Schaden von meinem Arbeitgeber abwenden wollen – und dazu hatte ich keine andere Möglichkeit. Zumal in dieser Branche auch nie von »Wissen« die Rede sein konnte. Man ahnt, vermutet. Alles andere ist Spekulation, weil alles andere hinter verschlossenen Türen mit sich oder dem engsten aller engen Vertrauten ausgemacht wird. Es gab später hanebüchene Vorwürfe, die nur die formulieren können, die von Abläufen in einem Radteam nicht einmal eine Vorstellung haben.

Als alles vorbei war, musste ich vor Ausschüsse und Untersuchungsgremien. Dort saßen Menschen, die nicht einmal rudimentär eine Ahnung davon hatten, was mein Job war, keinen Schimmer davon, wie ein Radteam funktionierte, wie die Infrastruktur rund um so ein Unternehmen aussah. Ohne jeglichen Aufklärungswillen stellten sie pflichtschuldig die falschen Fragen und wollten nur das eine: es lieber nicht so genau wissen. Die, die es treffen sollte, hatte es ja längst getroffen. Wieso also dran rühren? Das eigene Haus schön sauber halten. Am Ende müsste man ja vielleicht selbst noch eine Verantwortung übernehmen. Bloß nicht. Also bitte nur die halbe Wahrheit und nichts als die halbe Wahrheit.

Immerhin hatte ich noch telefonischen Kontakt mit Jan Ullrich. Er hatte das Vertrauen zu mir nicht verloren und ich auch nicht meines in ihn. Zumindest nicht dahingehend, dass er sich nicht noch eines Besseren belehren lassen und sich erklären würde. Der Tross machte Station in Bordeaux, als die Idee reifte, ein TV-Interview zu organisieren. Wenn etwas an den Vorwürfen dran sein sollte, hätten wir das öffentlich machen können. Er hätte eine Sperre bekommen, aber *so what*? Er hätte danach weiterfahren können. Wir telefonierten. Er klang interessiert. Wir legten auf. Er wurde anders beraten. Deshalb hat Ullrich recht, wenn er heute erklärt, ihm seien damals die Hände gebunden gewesen. Er hätte auch sagen können: Meine Entscheidungen trafen meist andere.

Ich hätte gern gewusst, wie das alles ausgegangen wäre, wenn er mehr hätte selbst entscheiden können. Wenn er sein eigenes Schicksal hätte beeinflussen können.

Die Ironie der Geschichte: Für Ullrich war die Zeit der großen Öffentlichkeit erst einmal vorbei. Es wurde *über* ihn geredet. Für mich ging sie erst los. Ich weiß nicht, wie viele Interviews ich in den folgenden Wochen und Monaten gab – es müssen mehr als 1000 gewesen sein.

Wenn ich darüber nachdenke, wie das alles so weit kommen konnte mit mir, wie ich immer tiefer in die immer reißendere Spirale der Magersucht hinabgezogen wurde, komme ich immer öfter auf die Idee, dass das alles tatsächlich sehr viel mit meiner Zeit im Team Telekom zu tun hat. Ich will hier keine Schuldzuweisungen verteilen, überhaupt nicht. Ich war freiwillig dort, ich blieb freiwillig und gern. Ich bereue es nicht. Doch diese Zeit des Aufruhrs, diese Phase der absoluten Öffentlichkeit hat in mir etwas verändert.

Im Rampenlicht zu stehen, Tag für Tag erkannt, gar nach Autogrammen gefragt zu werden, nicht mehr hinter oder neben, sondern permanent vor der Kamera zu stehen, von Objektiven umringt, die wie einäugige Gaffer etwas Neues aus mir herauszugucken versuchten. Die ihre ständigen Begleiter mitbrachten, die Fragensteller mit den Mikrofonarmen. Es war, ich sage das ganz ohne Ironie, eine geile Zeit. Ich ging durch Terminals, und es schallte mir entgegen: »Hallo, Herr Frommert!« Anfangs überlegte ich mir immer: Woher kennen die mich? Irgendwann nahm ich es hin, dass sie mich, aber ich nicht sie kannte. Erst hinterher erkannte ich, wie all das an mir gezehrt hatte. Während ich mittendrin war, flog ich. Ich liebte es und verabscheute es. Es war alles – nur nicht egal.

Beschimpft, verflucht, gehasst – gemocht, bewundert, befragt, gefragt – es war ein Leben voll von scheinbarer Wichtigkeit, voller Emotionen. Im positiven wie im negativen

Sinne. Von der ganzen Doping-Problematik einmal abgesehen: Es war eine intensive Zeit.

Ich bin morgens von den Leuten vom *Frühstücksfernsehen* geweckt worden, habe den ganzen Tag Interviews gegeben, bis abends die Leute von den *Tagesthemen* mir das Schlaflied gesungen haben. Oder ich ihnen. Mal ganz davon abgesehen, dass ich in dieser Zeit nichts gegessen habe, weil ich nie dazu kam, weil einfach keine Zeit war – in den vier Wochen habe ich acht Kilo abgenommen –, war diese absolute Steigerung der Aufmerksamkeit eine Art Power-Potenzierung meiner alten Attraktivitätsformel. Sie erinnern sich?

Schlank + geistige Leistungsfähigkeit =
attraktiv + anziehend + begehrenswert

Diese Formel wurde jetzt multipliziert um den Faktor *Öffentlichkeit* beziehungsweise *Teilzeitprominenz*. Daher lautete das Ergebnis:

Superattraktiv!

Natürlich war ich nicht gleich selbst ein Prominenter, aber wenn sich ein Landei wie ich plötzlich vor Weltöffentlichkeit und Anerkennung nicht mehr retten kann, ist das ein Gefühl wie:

Ich bin Madonna!

Nur dass es bei Madonna nicht den ganzen Tag um spanische Ärzte, Zentrifugen, Eigenblut-Doping und immer wieder Ulle, Ulle, Ullrich geht. Ich nahm in totaler Offenheit zu jeder Zeit zu allem Stellung. Und ich bin überzeugt davon, dass ich das mir Mögliche dazu beigesteuert habe, das Image der Telekom auf einem ordentlichen Niveau zu halten. Aber ich sehe mich nicht als Heroen. Habe ich nie. Ich habe meinen Job gemacht – und ja: Es hat mir auch Spaß gemacht. Ich zeigte Ecken und Kanten an Runden Tischen. Lobbyierte in der Politik, saß auf Podien und in Foren, bei *Maybrit Illner* im Zweiten und *Flutlicht* im Dritten, im Aufsichtsrat der Nationalen Anti-Doping Agentur (Nada) oder vor Schulklassen und Journalistenkursen. Auch dafür war Jan Ullrich verantwortlich. Ich weiß sehr wohl, wem ich meine Teilzeitprominenz zu verdanken hatte. Mit allen ihren Chancen, Risiken, Neben- und Nachwirkungen.

Ich wusste schon damals, dass das alles nichts Echtes ist, und letztlich nichts Erstrebenswertes. Vergänglich. Irgendwann würden die Kameras abgestellt werden und sich auf andere richten. Irgendwann würde die Medienkarawane einfach weiterziehen und mich am Wegesrand liegen lassen. Na und? Was war, war. Und es tat gut.

Ich war so lange unterwegs, bin so weit gereist, habe so viel für so viele Menschen getan, von denen ich – gefühlt und oft auch nachweislich – nie etwas zurückbekommen hatte, da war diese Woge der Wertschätzung, dieser Ansturm der Aufmerksamkeit wie ein Geschenk. Die Welt umschmeichelte mich, sie hüllte mich bisweilen in einen wärmenden Pelz und verlieh mir zugleich das Gefühl, ich trüge eine unverwundbare Drachenhaut.

Plötzlich war ich der Bestimmende darüber, wer die Gunst meiner Gegenwart erhält und wem ich sie verweigere. Mit einem Mal lagen sie mir alle zu Füßen, hingen an meinen Lippen, und es war mir vollkommen egal, dass es bei all ihren Fragen, all ihrem Interesse nicht eine Sekunde lang um mich ging, sondern nur um eine Gruppe von Radfahrern und deren Sponsor. Ich war dieser Typ da im Fernsehen. Egal ob privat oder beruflich ... *Ich* war gefragt.

Nur ich.

Der superattraktive, superschlanke Superkommunikator, der jetzt endlich mal zeigen konnte, was er so alles draufhatte und was er doch für ein prima Kerl war. Ich zeigte alles, zeigte es allen und merkte gar nicht, wie ich mich in Richtung eines steilen Absturzes kommunizierte.

Natürlich blieb eines nicht aus: dass ich meine Außenwirkungs-Trefferquote auch beim weiblichen Geschlecht ausprobierte. Und da setzte ich mich dann auch gleich wieder in die Nesseln. Nina kannte ich schon von früheren Geschäftsterminen. Dabei blieb es – über Jahre. Auch weil ich für mich klare Regeln entworfen hatte: Treue gehörte dazu, und dass ich es tunlichst unterlassen werde, eine Geschäftsbeziehung in eine private münden zu lassen, auch. Abgesehen davon mangelte es schlicht an Gelegenheit. Ergriffen war nur ich, Nina beachtete mich nicht. Als sich unsere Wege wieder kreuzten, fuhr mir der Blitz erneut in die Glieder. Sie war klug, kühl, klar, klasse. Ich merkte, dass ich mich immer noch nach dieser Frau verzehrte. Und ich merkte auch: sie sich immer noch nicht nach mir. Dennoch: Meine Sympathiebekundungen wurden offener, allen Warnungen zum Trotz. Meine Freundin Steffi sagte nur: »Bloß nicht! Finger weg!«, und dass sie mir »nicht guttun« würde, ich »immer auf den gleichen Typ Frau reinfalle«, ich ganz offensichtlich »masochistisch veranlagt« sei. Egal. Ich biss mich fest, aber immer weiter auf Granit. Dass es zu nichts kam, lag allein an Nina. Abgesehen davon, dass ich offenbar nicht der Typ war, den sie sich an ihrer Seite vorstellen konnte, war Nina ungefähr seit Sandkastenzeiten vergeben. Diese Beziehung, das würde ich noch lernen, sollte jeden Ausreißversuch überdauern.

Jan Ullrich war längst schon wieder zu Hause. Derweil er also geschützt hinter zugezogenen Schweizer Gardinen saß, zeigte ich Medienpräsenz auf allen Bühnen und Kanälen. Zwei Jahre war es nun her, dass ich Frankfurt den Rücken gekehrt hatte. Mittlerweile kannte ich Gott und die Welt, und Gott und die Welt erkannte mich. Der Kontakt zu Nina war kaum noch der Rede wert, aus dem Kopf aber ging sie mir nie, gerade deshalb, weil ich mir seit meinem Abgang einzureden versucht hatte, dass sie mir fortan egal sein sollte. Sie wusste aber sehr genau, welche Wirkung sie auf mich hatte, welch unerfüllte Sehnsüchte ich mit auf meinen Weg zur Telekom nahm. Und so wusste sie auch genau, dass sie all das, was sie in mir auslöste, einfach wieder anknipsen konnte. Wir trafen uns zufällig wieder – und dann trafen wir uns weniger zufällig immer wieder. Dieses Mal war ich wer, auch für sie. Hielt sie mich einst auf Distanz und ich mich diszipliniert fern, krachten wir nun frontal aufeinander. In meiner Wohnung in Hofheim am Taunus.

Der erste Kuss: in der Küche, zwischen Kochfeld, Kühlschrank und Kaffeevollautomat. Ich fühlte mich im Recht, und an diesem Abend ließ ich nichts anbrennen. Ich fühlte mich stark, und es war mir völlig wurscht, dass sie seit Kindesbeinen diesen Freund hatte. Im Gegenteil, er verlieh Sicherheit, es war der Idealzustand. Nun konnte ich nehmen, ohne zu geben. Nur Spaß, keine Verantwortung. Endlich erlaubte auch ich mir mal, unverbindlich zu sein. Nun würde ich bekommen, was mir zustand, dachte ich, wofür ich so lange gekämpft hatte. Ich bekam es, in Hülle und Fülle – oder besser: ohne Hüllen.

Wir hatten keine Beziehung, im Bett landeten wir fortan aber dauernd. Oder woanders. Wir fielen oft und gerne übereinander her: im Kino, im Auto, beim Spazierengehen am hellichten Tag. Wir verlustreisten nach Berlin oder Hamburg, das Kosten-Nutzen-Verhältnis des Zimmerpreises fand ich jedes Mal überwältigend. Sie verausgabte sich bei mir, nur bei mir, und ich weiß nicht, wie sie ihre Abstinenz zu Hause erklärte. Ob sie sie überhaupt erklärte. Ich versuchte erst gar nicht dahinterzukommen. Wir waren mit uns selbst genug beschäftigt und probierten vieles. Gewissensbisse gab es für mich nicht.

Zunächst war es für mich »die Rache des Verschmähten«. Das Leben in der Öffentlichkeit hatte mich offensichtlich übermütig werden lassen. Bis dahin waren mir diese männlichen Rituale fremd, dieses Testosterongehabe zuwider. Kochen, Putzen, Bügeln, Reden – das war mir stets lieber gewesen als Flirten, Grölen, Trinken, Raufen, Rocken und Poppen. Aus dem Waschlappen war plötzlich der Herrscher über ein veritables Liebesnest geworden. Auch das Selbstvertrauen war gewachsen, die Bedenken weggewischt. Ich spürte Zuneigung, ich verspürte Lust. Ich ließ es geschehen und genoss es. Und ich beschloss, keine tieferen Emotionen in diese Sache zu investieren. Bloß nicht wieder diese Gefühlsduseleien. Ich war fest entschlossen, den Spieß mal umzudrehen. Angehimmelt werden und in die Hölle schicken. Ja, so sollte es sein.

Es sollte nicht sein. Die Geschichte war eben nicht nur

das, sie blieb es jedenfalls nicht. Ich lud sie mit anderen Dingen auf, bis ich sie schließlich überlud. Wieder verstrickte ich mich heillos. Alles auf Anfang: Ich habe mich demütigen lassen, gab den Ratgeber, den Versteher, den Liebestrottel. Ich habe Nina zugeschüttet mit Mails, Karten, Briefchen, Geschenken und Fürsorge. Ab und an kam sogar etwas zurück, es hatte etwas von Komplimenten, von Erwiderungen, von Hoffnung. Das immerhin hatte sich geändert. Aber im Kern war unsere Beziehung wieder so unausgewogen wie je. Längst wusste sie, dass sie mich wieder beherrschte und dass sie alleine das Ende dieser Episode bestimmen würde. Warum es also leugnen? Ich wollte mit ihr in eine Zukunft gehen, zumindest konnte ich es mir vorstellen. Aber sie blockte ab. Ich weiß noch, wie wir in meinem Auto vor dem Haus saßen, in dessen Erdgeschoss die Wohnung lag, in der sie mit ihrem Freund diese angebliche Vorzeige-Beziehung lebte. Ich ließ keinen Geringeren als George Michael antreten, um ihr selbstmitleidig vorjammern zu lassen: »I can't make you love me«. Ich sagte ihr, dass mich dieses Lied bewegt, traurig macht. Sie sagte: »Dann hör es nicht mehr!« Seitdem haben wir uns nie mehr gesehen.

Ich schrieb einige Tage später Nina einen Brief, in dem ich ihr meine Liebe und meinen Rückzug erklärte. Denn sie schaffte etwas, was bislang noch niemand schaffte: Sie brachte mich an meine Schmerzgrenze. Oder sagen wir: Meine bis dahin bekannte Schmerzgrenze. Natürlich konnte Anna da noch einiges draufpacken.

Sportlernahrung

Der Frommert-Triathlon aus Laufen, Radfahren und Hungern

Auch wenn es schwerfällt, das zu glauben: Für die Telekom war Jan Ullrich nicht das Schlimmste, was passieren konnte. Daraus hätte man trotz aller Widrigkeiten noch etwas machen können. Es war das berühmte »In der Krise liegen Risiken, aber auch Chancen«. Den eigentlichen GAU, den Größten Anzunehmenden Unfall, baute ein Jahr später Patrik Sinkewitz.

Es nahm uns allen den Atem, was kommen sollte. Als wir gerade einmal wieder damit beschäftigt waren, Wogen zu glätten und Außergewöhnliches versuchten zu erklären, kam dies: Sinkewitz positiv. Ein paar Tage zuvor, bei einer Abfahrt auf der achten Etappe, war schon T-Mobile-Team-Kapitän Michael Rogers verunglückt und hatte aufgeben müssen. Die Tour 2007 war eine einzige Katastrophe.

Denn Jan hin, Ullrich her: In diesem Jahr, 2007, dem Jahr danach, hätten wir beweisen können, nein: beweisen müssen, dass alle aus den Fehlern und Skandalen der Vergangenheit gelernt hatten. Dass wir es mit dem Kampf gegen Doping ernst meinten, so bitter ernst, dass es schlichtweg unmöglich war, dass ein gedopter Fahrer in unserem Trikot antritt. Das Vorhaben misslang nicht unbedeutend.

Schon im Juni musste ich eine Entlassung publizieren.

Serhij Hontschar, der stämmige Zeitfahrer aus der Ukraine, 2006 noch drei Tage lang im Gelben Trikot, war ob seiner Blutwerte auffällig geworden. Raus!

Und dann mussten wir den nächsten Skandal präsentieren, den GAU eben:

Patrik Sinkewitz war positiv auf Testosteron getestet worden. Zwar schon lange vor der Tour, während eines Trainingslagers am 8. Juni. Es dauerte länger als einen Monat, bis es publik wurde, und das war es letztlich, was eine Kettenreaktion auslöste, die nicht mehr zu stoppen war.

Vor Ort versuchten wir einzuordnen, dass es doch dies ist, was alle wollen: Die Doper werden gefunden, die Tests greifen. Es hörte keiner, die Logik interessierte zumindest niemanden. Die Paukenschläge, die folgten, vernahmen indes alle. Sie wurden auch professionell in Szene gesetzt. *ARD* und *ZDF* saßen öffentlich-rechtlich über uns zu Gericht. Bevor sie ihre Kameras abschalteten, sendeten sie noch eine Reihe schmutziger Bilder. Und diese Tour 2007 lieferte reichlich Dreck, um sich darin zu suhlen und sich selbst Absolution zu erteilen für die Verteufelung und die Verbannung einer Veranstaltung, die lange Programm war und ganz unverhohlen auch für eigene Zwecke benutzt wurde. Sendeschluss!

Alexander Vinokourov, einst ebenfalls in Diensten der Telekom-Radler schuftender Kasache, wurde wegen Blutdopings nach Hause geschickt, zwei weitere Fahrer waren positiv getestet und des Fahrerfeldes verwiesen, und dann folgte das Tüpfelchen auf dem i des Wortes »Doping«: Der seit Tagen Gesamtführende, der Däne Michael Rasmussen, wurde ausgeschlossen, weil er schlicht und ergreifend gelogen hatte und nicht dort war, wo er vorgab zu sein, als Dopingfahnder ihn unter die Lupe nehmen wollten. Vor diesem Hintergrund bekam der Fall Sinkewitz eine Dimension, die nachgerade überdimensional war. In diesem Jahr war weit und breit keine schützende Fußball-Weltmeisterschaft, keine Olympischen Spiele, nicht einmal ein kleines Europameisterschaftchen, das irgendwie ablenkte. Und alles begann von vorne. Wieder putzte ich die Klinken der TV-Studios. Nur diesmal gab es nichts zu gewinnen. Sinkewitz war kein Star, keiner, dem die Herzen der Nation gehörten. Er wurde in die Ecke gestellt, zum kleinen dummen Buben abgestempelt, zum Ewiggestrigen, zum Monument für die, die es nie lernen würden, und er wurde zum lebenden Beweise für all die, die es ja schon immer gewusst haben, dass sich diese Branche nie ändern würde. Und das Schlimme war: Man konnte ihnen nur schwer widersprechen. Der Kotau war Programm, im *Ersten*, im *Zweiten*, auf *n-tv* oder *n24*. Kniefall allenthalben. Egal wo. Rückzug auf allen Sendern.

Weil Sinkewitz nun einmal nicht greifbar war, wurde ein Ersatzprügelknabe gesucht. Und gefunden. Wer eignete sich da besser als der Schönredner von gestern, der ja ganz offenbar der Nation das Magentafarbene vom Himmel log? Das Gesicht in Erinnerung, die Argumentation des vergangenen Jahres im Ohr, die Realität vor Augen – das Urteil war gesprochen: Kreuzigt ihn, Frommert, den Pharisäer. Inquisition vor laufender Kamera. Selbst ich hatte irgendwann mal das Gefühl, Hersteller, Dealer, Bote und Konsument all dieser Mittel gewesen zu sein – los, gestehen Sie!

Ich badete aber auch diesen Rummel genussvoll aus. Wobei es, wie gesagt, ein schmerzhafter Rummel war und ich wieder einmal eine zweifelhafte Prominenz erlangte. Ich war der Fehlereinräumer und Bedauernserklärer. Dabei musste ich mich nicht verstellen, denn zumindest zu Anfang erfüllte mich tatsächlich tiefe Betroffenheit. Ich hatte vor allem Mitleid mit Fahrern wie Linus Gerdemann, die – angeblich – sauber geblieben waren. Linus fuhr bei dieser Skandal-Tour 2007 für einen Tag ins Gelbe Trikot – und wovon redeten wieder alle?

»Wie ist die Stimmung im Team?«, »Welche Konsequenzen werden folgen, wenn auch die B-Probe positiv sein sollte?«, »*ARD* und *ZDF* haben angekündigt, bis auf Weiteres nicht mehr von der Tour de France zu berichten – wird T-Mobile sein Team jetzt von der Tour zurückziehen und das Radsportengagement beenden?«, »Müsste das Fernsehen dann etwa auch nach Positivfällen bei den Spielen 2008 in Peking so konsequent sein und aussteigen?«.

Die Lawine wurde also öffentlichkeitswirksam während der Tour de France losgetreten und deshalb erneut mit dieser größten und bedeutendsten aller Rundfahrten in Verbindung gebracht. Und so sehr wir uns auch anstrengten, Verantwortung für alles und jeden in vorauseilender Demut zu übernehmen, Aufklärungen vorantrieben von A wie Aldag bis Z wie Zabel, von Fällen, die teilweise viele Jahre zurücklagen, neue interne Anti-Doping-Programme auflegten, unsere Treue schworen auf Pressekonferenzen, in Gremien, Ausschüssen und Anzeigenkampagnen – es gab kein Entrinnen mehr. Auf allen Ebenen des Konzerns wurde diskutiert, wurden Szenarien entworfen, Lösungswege aufgezeigt und wieder in die Tonne gedrückt. Die eine Frage, die alle beschäftigte und die wir dringend beantworten mussten, war: Steigt die Telekom als Sponsor beim Radsport aus? Ich weiß nicht, wie oft ich in diesen Tagen den Satz gesagt habe: »Wir werden uns nach der Tour de France mit allen Beteiligten zusammensetzen und in aller Ruhe und mit der nötigen Seriosität beraten, wie wir weiter vorgehen.«

Wir berieten intern und entschlossen uns, dem Vorstand den Ausstieg zu empfehlen. Es war keine Differenzierung mehr hinzubekommen zwischen Sponsoring-Engagement und Konzern, zwischen Sinkewitz und Obermann. Am 27. November 2007 stieg die Deutsche Telekom vom Rad.

Gerädert war auch ich an diesem Abend. Auch deshalb, weil ein voreiliger Mitarbeiter die Pressemeldung, die zusätzlich im Internet veröffentlicht wurde, nicht nur mit meinem Namen versah, sondern auch gleich meine Mobilfunknummer mit angab. Welch unverhoffter Service, diese Hotline wurde gerne und ausgiebig genutzt.

Und auch jetzt wieder: Vorwürfe, Beleidigungen, Drohungen. Vornehmlich von Radsportfans, die schon Haarausfall und Hautausschlag bekamen, wenn sie mich nur sahen, den Totengräber des Radsports. Alles kapriziert sich auf den Überbringer der Botschaft. Dabei war nicht ich es, der verbotene Substanzen eingenommen hatte. Mir konnte man höchstens vorwerfen, Substanzen in derart geringem Maß zu mir genommen zu haben, dass es verboten gehörte. Mein Gewicht befand sich noch nicht im freien Fall, aber es war gewissermaßen auf Talfahrt. Doch noch bewegte ich mich eindeutig auf der attraktiven Seite der Schlankheit. Und der ewige Hungerast sorgte dafür, dass ich mich wie aufgeputscht fühlte, Bäume ausreißen konnte. Die Glücksformel wirkte noch. Es gibt Leute, die sagen, damals sah ich besser aus als je zuvor.

Keine Angst, das hier wird nicht schleichend zum Radsportbuch. Auch wenn weite Teile dieser Zeilen auf dem Rad entstanden sind, morgens zwischen 4.30 Uhr und 6.30 Uhr. Die Ereignisse, Drehungen und Wendungen dieser Monate zwischen Juni 2006 und Dezember 2007 würden allerdings ein eigenes Buch locker füllen. Der kleine Radausflug nach Frankreich sollte nur die wesentlichen Zusammenhänge aufzeigen, was Öffentlichkeit mit einem machen kann und was geschieht, wenn Scheinwerfer und Kameras angeschaltet sind.

Was die immer mit ihrem Fernsehen hatten. In Deutschland bekommt etwas immer vor allem dann Tragweite, wenn das Fernsehen dabei ist – und umgekehrt droht allem ein extremer Bedeutungsverlust, wenn das Fernsehen aussteigt. Wenn jemand sagt, es geht doch bei der Tour gar nicht mehr um den Sport, sondern nur noch um das bessere Doping, dann möchte ich sagen: Nein. Es geht darum, ob das Fernsehen überträgt.

Auch mich hat es übertragen. In Hochzeiten fast täglich. Aber am Ende war es nur noch Mühsal. Nicht einmal die Interviews machten mir am Ende noch Spaß. Und dann, einfach so, plötzlich und unerwartet: Ruhe. Mit einem Mal war alles weg, waren alle weg.

Die Leere, eine Art Schockstarre, kam schleichend, aber sie hat mich nachhaltig erwischt. Wie in manchen Horrorfilmen ängstigte mich die Stille mehr als der vorangegangene Tumult. Im Tumult wusste ich, was ich zu tun hatte, und auch stets, wer und woran ich war. Meine Aufgaben waren klar zugeteilt und definiert, die Rollen klar verteilt. Ich wurde im Lauf der Zeit besser in dem, was ich machte, ich konnte es einfach tun, ohne groß darüber nachzudenken. Es gab einige, die sagten, ich machte einen guten Job. Und ich bekam dafür Anerkennung und Applaus, auch Kritik, ja, aber in jedem Fall Aufmerksamkeit, meine Hauptwährung.

All das – der Tumult, das Beherrschen-Können des Chaos, die Aufmerksamkeit – war nun weg.

Es wurde sehr still um mich. Dabei hatte ich doch noch so viel zu erzählen. Wie singt Herman van Veen: »Nie bist du besser informiert gewesen als jetzt, wo man von dir nichts wissen will.« Doping? Keiner mehr wollte etwas darüber wissen. Jedenfalls nicht von mir.

Die Ruhe war allerdings eine logische Konsequenz. Der Ausstieg aus dem Radsport-Sponsoring lag hinter uns, ein Einstieg in größerem Stil woanders war noch nicht in Sicht – und mir auch egal. Nach der Tour 2007 plätscherte meine Tätigkeit bei der Telekom also mehr oder weniger dahin, bis auch ich beschloss, das Team Telekom zu verlassen.

Intern herrschte Verständnis dafür, dass ich mir nach all dieser Zeit eine neue Herausforderung suchte. Worin aber könnte sie bestehen? Auf eigene Faust arbeiten? Mich selbstständig machen? Ich wagte den Sprung. Im Sommer 2008 verließ ich die Telekom-Zentrale in Bonn mit dem Plan in der Tasche, mich als Medien- und Kommunikationsberater zu versuchen. Ich war und bin mir der Risiken bewusst. Kommunikation ist für viele nichts, in das es sich zu investieren lohnt. Oder eben erst, wenn das Kind schon metertief im Brunnen liegt. Ich stelle nichts her, nichts Greifbares. Selten ist Kommunikation in positivem Sinn für etwas verantwortlich. Sie ist aber immer irgendwie schuld. Sie ist Desaster und Panne und irgendwie immer Krise. Gute Kommunikation wird hin-, schlechte übelgenommen. Dabei ist die richtige Strategie gerade in Sachen Kommunikation die Grundlage für Imageaufbau und die passende PR. Das Geschäftsmodell »Bring uns einen Sponsor und du bekommst Prozente«, ist weit einfacher zu denken für potenzielle Partner und lukrativer für eine Agentur. Nur ist es nicht meins. Ich habe in den vergangenen Jahren gelernt, was Kommunikation alles vermag, und auch, was sie nicht zu leisten im Stande ist. Diese Erfahrung wollte ich weitergeben. Selbstständig also. Mit allen Existenzängsten, die kommen und … bleiben.

Wie sich herausstellen sollte, war das für mich vom Gefühl her fortan eine Freiheit im Sinn von: ohne jeden Halt.

Der Abschied fiel mir schwer. Ich sagte mir zwar, ich hatte getan, was ich konnte, und nun könne ich nichts mehr tun. Es käme etwas Neues, Besseres. Die Ergebnisse meiner Arbeit blieben, natürlich, Aber ich war draußen. Die Telekom aber ist entgegen landläufiger Meinung kein Laden voller eiskalter Manager, denen die Kunden wurscht und der Aktienkurs heilig ist. Es ist ein Monstrum zwar, aber auch ein Mikrokosmos. Einer, der sich durchaus dankbar zeigt für geleistete Arbeit und einem schon mal Rosenblätter auf den Abschiedsweg streut. Ich bekam einen Beratervertrag. Doch viel zu beraten war nicht mehr.

Bis auf kleine Ausnahmen blieb ich fortan außen vor.

Und das tat schon weh.

So bitter es war, immer für die Phase des Dopings und der Skandale zu stehen: Dennoch hatte ich das mediale High Life in vollen Zügen goutiert. Ich hatte eine Aufgabe gehabt. Ich war in ein Büro gegangen, auch wenn mein immer noch auf Hochtouren ausgerichteter Motor schon mal im Leerlauf lief. Meine Art, Entscheidungen zu treffen, und die Geschwindigkeit, mit der ich reagierte und die ich von anderen einforderte, waren einigen doch schon arg penetrant. »Unter Druck« würde ich setzen. Die Messlatte »zu hoch legen«.

Nun konnte ich mein eigenes Tempo gehen. Und mit Höchstgeschwindigkeit krachte ich in ein neues Leben. Das alte war vorbei. Die Glotze lief weiter, aber der Frommert war nicht mehr drin.

Im Nachhinein fällt meine Bilanz trotzdem nüchterner aus.

Meine Arbeit war nicht immer gewollt und bisweilen vielleicht tatsächlich zu erdrückend: immer ein bisschen zu viel, zu fordernd, zu schnell. Ich vergaß immer, dass ich in einem Großkonzern war. Einem, der nicht mal eben auf die Frommert'schen Einfälle reagieren konnte und es auch gar nicht wollte.

Auch dort gibt es Schubladen. Keine davon passte mir mehr. Plötzlich war nichts mehr von Tragweite zu entscheiden – außer, wie viel Milch ich in den Kaffee nehme und welches Hemd zum Anzug passt. Nur noch um sich selbst drehende Runden. Präsentationen. Reden bis zum Abmoderieren.

Ich sprang also ab, und dann kam der Kaltwasserschock:

Meine weit reichenden Entscheidungskompetenzen – einfach weg.

Klar, die eigenen Geschäfte – aber da war ja noch nichts. Das würde erst mal werden. Ich war ja erst im Aufbruch zu meiner Selbstständigkeit. Letztlich war ich auch nur eine von den so genannten Ich-AGs, die gerade das Land bevölkerten. Weil das alles so vage war, weil ich auch durchaus noch etwas Erholung brauchen konnte, beschloss ich also, erst einmal die Pause zu nehmen, die ich stets plante nach dem Erreichen von Etappenzielen: nach dem Abi, nach dem Studium, nach der *Frankfurter Rundschau.* Break! Das Wort übersetzte ich aber immer mit Aufbruch, nie mit Zur-Ruhe-Kommen. Einmal Luft holen. Mit Anlauf in eine neue Ära starten, Kraft tanken für den Neuanfang.

Die Reise nach Südafrika im deutschen Spätsommer 2008 war so etwas wie der Startschuss zum Absturz. Die Fahrt in den Winter meines Lebens.

Eigentlich war das Erholung pur: großartiges Land, fantastisches Wetter, hervorragendes Essen, phänomenaler Wein, liebevolle Menschen ... Aber mit jedem Tag süßen Nichtstuns wuchsen bei mir die Ängste. Ich wurde getrieben und gepeinigt von verschiedensten Vorstellungen und Katastrophenszenarien:

Alle vergessen mich. Keiner will mehr etwas von mir. Es gibt keine Aufträge. Ich bin nutzlos, lebe ja nur in den Tag.

Mit jedem Tag hatte ich mehr das Gefühl, die Kontrolle über mein Leben zu verlieren. Ich erlebte die Phase des Loslösens nicht im beflügelnden, befreienden Sinn, sondern eher als die abgleitende Hand eines Kletterers, der sich langsam, aber unvermeidlich von einem Vorsprung in einer überhängenden Felswand löst:

Ich hatte den bevorstehenden Absturz klar vor Augen.

In meiner Angst und Hilflosigkeit suchte ich – aus heutiger Sicht – nach etwas, das allein ich, nur ich in der Hand hatte. Etwas, an dem ich mir beweisen konnte, dass ich die Dinge im Griff habe, dass ich alles nach meinem Belieben lenken, steuern, ändern kann.

Andere Leute machen in so einer Situation eine Berufsberatung. Oder lernen Fallschirmspringen. Ich fand etwas anderes. Essen.

Das ist das einzige Thema, mit dem jeder jeden Tag zwangsläufig immer konfrontiert ist. Ohne Essen kann keiner leben, diese Ressource ist meist frei verfügbar, ihre Zufuhr vom Nutzer frei steuerbar – und damit auch ihr Entzug.

Das Tolle daran: Die Auswirkungen der Zufuhr und des Entzugs sind mehr oder weniger unmittelbar zu erkennen. In Abwandlung eines T-Shirt-Spruchs: *Essen formt diesen wunderschönen Körper.*

Der Körper will es. Und er reagiert, wenn er es nicht bekommt. Er bekam es nicht mehr.

Schließlich wollte ich fortan wenigstens dünn bleiben und nicht ins Gerede kommen, weil ich dick bin. Hatte ich mein Gewicht unter Kontrolle, hatte ich meine Außenwirkung unter Kontrolle, hatte ich mein Leben unter Kontrolle. Die Glücksformel wurde zur Überlebensformel. Ich konnte mich an etwas abarbeiten. Ich konnte wieder entscheiden. Ich arbeitete an mir. Und einen Plan aus: Sport auf dem Rad,

Sport auf der Straße, Sport im Schwimmbecken, und ich machte mir einen Sport daraus, nichts zu essen. Oder zunächst einmal: so wenig wie möglich.

Südafrika war dafür der ideale Sportplatz, als Einstieg das ideale Feld: Hitze, jede Menge Platz zum Laufen und Radfahren, viel Wasser, leckeres Obst …

Also trieb ich logischerweise ab sofort Sport bis zum Umfallen und belohnte meinen ausgepowerten Körper dann mit konsequentem Kalorienentzug: Gemüse, Obst, Joghurt. Manchmal auch umgekehrt. Viel mehr stand fortan nicht mehr auf dem Speiseplan.

Ich bin nicht stolz darauf, aber ich habe in diesen Monaten den Frommert-Triathlon erfunden und perfektioniert: Radfahren, Laufen, Hungern. Wenn ich nach einer dreistündigen Überlandfahrt durch hügeliges Gelände rund um Stellenbosch zurückkam, gönnte ich mir kaum einen Schluck Wasser, wechselte oft nicht einmal die Kleidung, sondern nur die Schuhe – und ging gleich noch 90 Minuten laufen.

Es gab keine Schonung, keine Ruhephasen, nichts. Der Nachtschlaf war eine notwendige, lästige Unterbrechung.

Es gab auch immer etwas zu essen – aber das hatte fast nie Kalorien. Mango, Papaya, Ananas. Wenn andere Fleisch auf dem Braai brutzelten, legte ich Gemüsespieße dazu. Wenn wir in den Weingütern der Region waren, bestellte ich mir den guten Roten oder kühlen Weißen, flaschenweise, paketweise: zu versenden an Christian Frommert …, Germany.

Mein Freund Volki und Familie gönnten sich Leckereien, seine Frau Alice backte Kuchen und Brot, immer frisch, alles da. Nichts für mich. Ich isolierte mich mehr und mehr in der

Welt meiner Gastgeber. Ich schlenderte stundenlag durch Pick'n'Pay auf der Suche nach den Nahrungsmitteln, die diesen Namen nicht verdienten. Immer auf der Jagd nach weniger. Weniger Fett, weniger Kalorien, weniger Gewicht.

Jan Frodeno flog ein, um sein Trainingslager in Stellenbosch aufzuschlagen. Wenige Monate zuvor war er Olympiasieger im Triathlon geworden. Wir hatten uns in Peking kennengelernt. Er sah mich und erklärte mir, wie das ist mit dem Zusammenspiel von Essen und Sport. Unwissentlich gab er mir weitere Tipps dazu, noch weiter abzunehmen, indem er mir sagte, wie ich es auf gar keinen Fall machen sollte. Oder mir erklärte, was andere so machen, um rechtzeitig vor Wettkämpfen ihr Idealgewicht zu erreichen. Er warnte mich eindringlich. Wir saßen beim Inder, und er haute richtig rein. Schließlich hatte er den ganzen Tag trainiert. Olympiasieger wird man durch Training, Training, Training, Disziplin, aber auch durch Genuss und die richtige Ernährung zur richtigen Zeit. Ich fand für mich fortan immer Zeit zum Trainieren. Zum Essen nie. Ich begann, erste Ausreden zu finden. »Nach dem Sport kann ich nichts essen«; »Vor dem Sport übrigens auch nicht«; »Ich muss mir irgendeinen Virus eingefangen haben.« Und natürlich der Klassiker: »Ich habe schon was gegessen.« Wenn es gar nicht anders ging, bestellte ich mir einen Fisch mit Gemüse. Und ich musste nach wenigen Bissen erklären: »Fisch und Gemüse sind leider verkocht. Another Diet-Coke, please.«

Ich ahnte: Jan glaubte mir kein Wort. Mein Freund Volki, mein Gastgeber samt Familie, schon lange nicht mehr. Keiner glaubte mir mehr ein Wort. Man brauchte mich nur anzusehen. Und so begann die groteske Zeit, in der es in

Südafrika immer wärmer wurde, die Frühjahrssonne dieses unfassbar schöne Land beleuchtete und mir immer kälter wurde. Ich lag nachts mit zwei Decken im Bett. Im südafrikanischen Frühsommer.

Ich wurde tatsächlich von Tag zu Tag dünner. Mein Nervenkostüm auch. Mit jedem Gramm weniger wurde ich sonderbarer. Doch noch gab mich mein Umfeld nicht auf. »So einer wie Christian hat doch noch alle Sinne zusammen, und er ist ja auch schon groß. Das ist sicher nur eine Phase, der schafft das schon«, hörte ich sie denken. Denkste. Auf den Fotos von dieser Reise wirke ich aber noch nicht so krank, weil meine magere Gestalt von gesunder Bräune überzogen war – und weil ich dem Ganzen tatsächlich noch so etwas wie Lust abgewinnen konnte. Meine sichtbaren Erfolge waren meine Etappensiege, mein Gelbes Trikot war die straff gespannte goldbraune Haut über gut sichtbaren Knochen. Ich flog die Berge hinauf und lief lange Etappen – aber meine Tour war noch unüberschaubar lang. Ich wollte fortan nur noch siegen.

Ja, so wollte ich leben.

Ein letztes Mahl

Von welchem Essen ein Magersüchtiger träumt – und wovon sonst

Wie aber setzte ich es zu Hause um, dieses neue leichte Leben selfmade in South Africa? Ich kehrte zurück aus dem Sommer am Kap in den Winter im Taunus. Es galt den Mangel ebenso zu kultivieren wie den sportlichen Aktionismus zu konservieren. Schon Tage vor dem Rückflug hämmerte nur noch diese eine Frage im Kopf. Nach dem Einchecken machte ich Pläne, bekritzelte alles, was mir in die Finger kam: Servietten, Speise- und Postkarten, ordinäre Notizzettel und Post-its. Ich tippte Tagesabläufe ins iPhone, auf dass sie nach der Landung synchronisiert werden würden auf all diese technischen Geräte, die im Überfluss zu Hause auf Datenfutter warteten, und selbst sie hatten irgendwie mit Obst zu tun.

Viel drehte sich um Zeit und Essen, Kalorien und Arbeiten. Rein gar nichts stand da von Leben, Lieben, Genießen. Ich notierte, kaum im Flugzeugsessel Platz genommen, was ich alles zu tun, und vor allem, was ich tunlichst zu lassen hatte. Panik kam auf. Wie sollte das gehen? Wann sollte ich laufen, wann fahren und wie lange? Ich musste mir neue Tagesabläufe ausdenken, sie lernen und automatisieren. Bloß nicht nachdenken müssen. Alles muss seine Zeit haben, alles selbstverständlich sein. Mögliche Rituale wurden ersonnen und verworfen. Ich hatte dazu gut elf Stunden Zeit. Die Zeit zwischen Kapstadt und Frankfurt/Main verging tatsächlich wie im Flug. Meine Gedanken kreisten ums Essenvermeiden, und wir überflogen die Sahel-Zone. Schlechtes Gewissen? Kein bisschen.

Ich brauche nicht zu erwähnen, dass ich das Flugzeugmenü verschmähte. Dafür lechzte ich danach, endlich nach Hause zu kommen. Dort, wo meine Rolle stand. Jenes kleine geniale Gerät, das es mir erlaubte, mein Rad auch in der Wohnung zu traktieren. Noch ehe ich den Koffer auspackte, fummelte ich das weiße T-Mobile-Bike aus der Schutztasche, montierte es auf den Ständer, warf mich in die Radklamotte und strampelte los. Von nun an ging es steil bergab. Abfahrt in den Abgrund. Seitdem verging kein Tag mehr, an dem ich nicht auf dem Rad hockte, Treppen und Dauer lief, irgendwelche Verrenkungen machte. Alles wurde schwerer, nur die Hanteln, die ich benutzte, sie wurden leichter. Die Kraft begann zu schwinden.

Ich hatte wieder einmal die Rechnung ohne meine eigene Borniertheit gemacht. Oder sollte ich es positiver formulieren? Ohne meine verdammte, einer Sturheit nicht unähnlichen Disziplin? Ich aß weniger, ich sparte an allen Eckchen und Endchen, Tag für Tag mehr. Ich perfektionierte das Vermeiden der Kalorienzufuhr. Alles wurde mit mikroskopischer Akribie untersucht, gewogen und für viel zu schwer befunden. 30 Gramm Müsli? Zehn genügen. Und so wurde aus Quark Magerquark, aus Erbsen und Karotten Chinakohl und Salatgurke, aus Fruchtschorle süßstoffgesüßter Tee oder heiße Zitrone. Ich hatte immer neue Ideen, wie und wo noch etwas abzuknapsen war. Ich schuf Rahmenprogramme, um mich zwischen den Mahlzeiten abzulenken, sie so weit wie möglich auseinanderziehen zu können. Dann begann ich mit der rituellen Zubereitung. Die Portionen wurden kleiner, die Soßen schärfer, die Haut dünner und mir immer kälter. Keine Frage: Es ging mir immer besser.

Zum Frühstück gab's zunächst erst einmal eine satte Portion Sport. Rund zwei, drei Stunden lang fütterte ich meinen Körper mit Endorphinen. Die Aufnahme handfester Nahrung zögerte ich bis gegen 14 Uhr hinaus: Obst mit Joghurt. Jan Frodeno hatte mir empfohlen, wenigstens ab und an mal Trockenobst in die Trikottasche zu packen. »Das tut dir gut.« Ich hatte verstanden. Der dringende Rat des Triathlon-Olympiasiegers 2008 hieß für mich nichts anderes als: striktes Trockenobstverbot!

Und so entwickelte ich ein Leben voller Widersprüche. Ich entfernte mich immer mehr vom Leben und damit von meinen Mitmenschen. Von meinen Freunden. Ich wurde mehr und mehr zum Kotzbrocken, mit mir war nun wahrlich nicht mehr gut Kirschen essen, zumal auch sie viel zu viel Zucker … lassen wir das.

Doch je weniger Gefühl ich in Menschen investierte, je mehr Freunde ich verlor, je schneller sie sich zurückzogen, um sich vor meiner Übellaunigkeit in Deckung zu bringen, je weniger sie mit mir umgehen konnten und wollten, desto stärker entwickelte ich eine Sensibilität für Musisches. Ich fing an zu fotografieren, statt wie bisher Schnappschüsse zu machen nach dem Motto »Hauptsache im Kasten«. Ich kaufte Blumen, nahezu täglich frisch, ich konnte mich an ihnen nicht mehr sattsehen. Ich versuchte mich selbst daran, Gebinde zu stecken. Dekorierte die Wohnung, vertiefte mich in Bildbände. Zwar rührte ich meine Gitarren nicht mehr an, weil das Singen anstrengte und ich die kalten dürren Finger nicht mehr ganz so schnell über den Hals laufen lassen konnte wie zu den Zeiten, in denen ich zwei, drei, manchmal gar vier Stunden ins Musizieren versunken war. Dafür erhöhte ich den Musikkonsum via Radio, CD oder DVD. Je mehr ich mich zerstörte, je mehr meine Inneres zerriss, desto intensiver fand ich Halt in Natur, Literatur, Kultur.

Die Erinnerung an das Ackern und Hungern zerreißt mich. Zum einen ist da tatsächlich noch immer der Stolz auf das Erreichte. Anna tätschelt mir anerkennend die Wange – Knochen klackt an Knochen – und lobt mich für diese Leistung eines unbändigen Willens. Sie findet es nach wie vor meisterhaft, wie ich alleine mit der Kraft meiner Gedanken in so kurzer Zeit so viel abnehmen konnte. *Und dabei immer noch so sportlich – einfach toll!* Auf der anderen Seite wird mir der Wahnsinn meines Handelns dann wieder bewusst. Und ich sage nicht meines damaligen Handelns – ich steige ja immer noch jeden Tag aufs Rad! Ich stecke immer noch in derselben Mühle, im selben Hamsterrad und strample, versuche einen Vorsprung herauszufahren auf das Fett, das ich schlabbernd und geifernd auf meinen wunden, knöchernen Fersen wähne. Jeder Tag beginnt mit dieser Plackerei auf dem Ergometer. Eine Zwangspause legte ich lediglich in Prien ein, aber auch dort fand ich ja meine Ersatzdroge in Form von Power-Spaziergängen und sinnlosem Treppenlaufen. Dabei wünschte ich mir so sehr, dass das endlich einmal aufhören würde. Oft schon habe ich es mir vorgenommen. »Morgen nicht. Morgen bleibst du mal liegen. Morgen nicht wieder um 4.30 Uhr raus!« Dann aber wird aus morgen heute, 4.30 Uhr. Das schlechte Gewissen kriecht unter der Decke hoch. Es ist 4.34 Uhr, die Decke ist weg, und ich bin auf dem Weg zum Rad. »Komm, nur nicht versagen! 90 Minütchen gehen immer.« – Für wen mache ich das überhaupt?

Ich gebe mir keine Antwort. Immerhin schaffe ich es jetzt ab und zu mal nach draußen. Aber auch dort bin ich permanent und überall mit dem Thema Essen, meinem Thema, konfrontiert. Wenn ich mittags durch die Stadt laufe, zieht mir natürlich wie jedem anderen der Duft von Gebratenem und Frittiertem in die Nase – Döner, Hähnchen, Pommes. Und natürlich läuft mir das Wasser im Mund zusammen.

Obwohl: Nein.

Dazu lasse ich es nicht kommen. Die Verbotszone beginnt schon hier. Also sage ich: Das Wasser läuft mir im Kopf zusammen. Ich bekomme den Anflug einer Fantasie davon, wie es wäre, mir alle diese Schweinereien und Rindereien und Hühnereien zu gönnen.

Dabei bleibt es dann auch. Denn aus dem Wasser wird ein Fettfluss, dessen Quelle hier entspringt. Genau hier und jetzt.

Schnell weg, heißt mein Rezept.

Nur damit eines klar ist: Ich habe Hunger. Selbstverständlich spüre ich, wie er an mir nagt, mich von innen her verbrennt. Das ist ja auch einer der Gründe, warum ich mir ständig irgendein Programm verordne, um mich abzulenken: arbeiten, Sport treiben, shoppen, Kalorien zählen, Bücher schreiben …

Hunger verjährt nicht. Daran kann sich niemand gewöhnen, auch nicht, wer aus freien Stücken seit Jahren darbt.

Und natürlich habe ich Appetit. Ich verspüre nach wie vor die Lust, einmal richtig ins Brot zu beißen. Ich reagiere nicht angewidert auf den Geruch von gebratenem Fleisch. Auch ich habe noch in Erinnerung, wie unfassbar lecker das schmecken kann.

Ich beiße dennoch nicht zu – weil ich nach wie vor eine unbändige Angst davor habe, wieder dick zu werden, die Kontrolle zu verlieren. Es ist wie eine schleichende Todesangst, die mich befällt, sobald ich etwas Leckeres rieche. Ich wähne schon die Kilos an meinen Rippen, wenn ich nur daran denke, zubeißen zu können. Mit jedem Quäntchen Leckerduft wächst der Gedanke, der unterschwellig immer da ist: DU WIRST WIEDER FETT!

Das Verrückte dabei ist allerdings, dass ich mittlerweile schon gar nicht mehr weiß, was das bedeutet: dick. Wann ist man dick? Wie viel Kilo ist dick? Ich kann es gar nicht mehr einschätzen. Welches Gewicht ist denn eigentlich für mich das richtige? Wären 60 Kilo okay – oder schon zu viel?

60 Kilo .... ? Bis dahin müsste ich nahezu 20 Kilo zunehmen. Unfassbar ... Aber vor allem: un*denk*bar.

Ich sehe nicht hin, wenn ich an einem Spiegel vorbeigehe, denn ich könnte ja, bei allem körperlichen Verfall, Anzeichen dafür entdecken, dass ich seit Prien wieder zugenommen habe. Was ist das da für eine Hautfalte, war die gestern schon da? Ich habe wie gesagt einen regelrechten Rassismus gegen Fett entwickelt. Ich kämpfe mit allen Mitteln gegen jedes Gramm, zähle Kalorien und Fettwerte, wähle im Zweifelsfall immer die kleinere Menge. In dem anderen sähe ich einen zwar dünnen Mann, der aber jederzeit wieder auf 140 Kilo anschwellen kann.

Andererseits mache ich mir Sorgen, richtig ernsthafte Sorgen. Ich sehe wieder das kranke Gerippe und frage mich: Warum tue ich mir das an? Für wen mache ich das? Ich selbst denke, dass es objektiv gesehen nicht »schön« oder ästhetisch ist, wie ich aussehe. Ich traue mich ja nicht einmal auf die Straße. Und wenn, dann in Sack und Kappe gehüllt. Also schaue ich lieber doppelt weg.

Aber die Frage bleibt: Wen interessiert es, ob ich dick bin oder dürr? Was ist überhaupt schlank? Wer definiert das? Warum will ich so dünn sein, was will ich dafür alles in Kauf nehmen? Warum habe ich für dieses alberne, oberflächliche Ziel mein ganzes Wesen verändert? Bin in ein Nervenkostüm geschlüpft, das viel zu dünn ist, fast transparent? Wann will ich wieder anfangen zu leben und damit aufhören zu vegetieren? Was will ich noch alles aufgeben an Lebensqualität? Wie viel Zeit will ich verschenken, und wie viel habe ich eigentlich noch? Auf was warte ich? Ich lebe, als hätte ich noch ein zweites Leben in Reserve. Morgen, morgen fange ich an.

Derzeit ist mein Leben kein Leben. Ich muss mir immer noch fast alles tragen lassen, was schwerer ist als eine Zeitung, komme keine Treppen mehr hoch, habe Probleme beim Aufstehen von Couch und Toilettensitz. Am liebsten stehe ich irgendwo, dann bleibt mir wenigstens die Pein des Aufstehens erspart.

Ich will mir aber nicht immer alles ersparen.

Ich will leben.

Ich würde gern meine Wohnung renovieren, mal wieder

Kurztrips zu schönen Orten machen. Aber das ist nahezu unmöglich, mal eben so. Ich bin ja quasi ein Behinderter. Mein Kopf schmiedet Pläne, die der Körper gar nicht auszuführen in der Lage ist. Stattdessen verstelle ich meine ganz persönlichen Messlatten immer weiter – einerseits höher, andererseits tiefer – und versuche entweder, mich darunter durchzuquetschen, oder sie zu überqueren: noch weniger Nahrung, noch mehr Sport.

Ich sitze also immer wieder da und sage: Es geht so nicht mehr weiter. Kein Vorteil weit und breit, nur Nachteile. Und dann wechselt die Perspektive, schnipp, einfach so, und der gleiche Kopf denkt: Wenn du jetzt wieder anfängst zu essen, dann musst du dich wieder andauernd damit beschäftigen, nicht zu dick zu werden, alles im Blick haben. Das ist mühsam, das ist anstrengend. Lass es sein! All diese Gewissensbisse. »Willst du das?«, fragt Anna und gibt sich gleich selbst die Antwort. »… na also!«

Ständig wäre ich ja sonst verfolgt von dem verstärkten Gedankenbeschuss, noch lauter in meinem Kopf diese ganzen Fragen: Habe ich jetzt zu viel gegessen? Wie kann ich das je wieder wettmachen? Sind wir doch mal realistisch: Heute zehn Kalorien mehr bedeutet doch morgen zwanzig Minuten mehr Bewegung. Und übermorgen dann auch, denn hinter das Gestern zurückfallen geht gar nicht.

Nein, sicherheitshalber das Bewährte leben und nach Herzenslust auskosten: Menschen? Freunde? Unterhaltungen? War doch alles da. Ich knipste mir meine Morgengesellschaft einfach an. Einst war ich strikter Gegner vom Fernseher im Schlafzimmer gewesen. Mittlerweile war er mein engster Verbündeter im Kampf gegen die Abwechslung vom Alltag, gegen die Überraschungen, Drehungen und Wendungen im Leben.

»Guten Morgen, Christian«, schienen sie zu sagen: Sven, Anne, Donald und Ben, Dunja, Cherno und Peter. Allesamt waren sie angetreten, mir den Morgen zu versüßen mit ihren öffentlich-rechtlichen Magazinen. Dabei kam mir ihr Programm-Schema mehr als zupass. 210 Minuten Endlosschleife. Nachrichten, Wetter, Politik, Wirtschaft, Kultur, Buntes, Sport, Nachrichten, und wieder von vorne. Ich lag und schaute, ich trieb Sport und schaute, und manchmal notierte ich. Kaum war der Buchtipp ausgesprochen, schon war es bestellt, das Buch.

Das TV lief den ganzen Tag. Nur um das Gefühl zu haben, da ist ja jemand. Stille war bedrohlich, weil ich dann meinem Hirn beim Denken zuhören musste. So redete jemand, irgendwo war Leben, und sei es in diesem flachen Ding da an der Wand. Ich sah sie, sie mich nicht. Perfekt. Das war meine Welt, morgens ab 5.30 Uhr, mein Fenster nach draußen. Der Rest konnte mir gestohlen bleiben.

Sie halten das für grotesk? Mag sein, aber das war erst der Tagesanfang.

Ich verließ die Wohnung, um erst zum Bäcker zu gehen. Der war um die Ecke. Eigentlich. Doch um die ging ich nicht. Aus 100 Metern machte ich gut das Zehnfache. 34 allmorgendlich abgezählte Treppen hoch, zwei Hügel hinauf, einen Steilhang hinunter, die lange Hauptstraße entlang, und dann war ich ja auch schon da. Dieselben Menschen, die gleichen Gespräche, die gleichen zwei Brötchen. Jeden Morgen. Dann nichts wie rüber in mein Kaufhaus. Ich hatte tatsächlich das

Gefühl, dass es irgendwie mir gehörte. Dort lagerte mein Obst, mein Gemüse, mein Quark, mein Süßstoff, meine Zeitungen und Zeitschriften. Auch hier ging ich immer die gleichen Wege, wie an der Schnur gezogen. Ich gehörte zum Inventar. Ich zog meine Aufenthalte dort, solang es eben ging, hin, ich fühlte mich daheim. Zu Hause flimmerte das Vormittags-Programm alleine vor sich hin, weiter, immer weiter. Es sollte das Leben toben, wenn ich wieder nach Hause kam. Doch noch war es nicht so weit: ein Abstecher zu *dm*, zu *Aldi* und *Lidl*, vor allem aber zu *Globus*, *OBI*, *Hornbach* und Co.

Auch hier waren die Regale voll mit dem, von dem ich nichts brauchte. Gar nichts. Kein Heizungsventil, kein Teppichmesser, keine Gärungssäge und kein Wischmopp. Ich hatte schon alles. Mindestens einmal. Der Kaufrausch fand kein Ende, und ich fand immer neue Schätze. Dampfstrahler, Bohrmaschine, Fliesenschneider. Ich, der Mann mit den beiden linken Handwerker-Händen, erhob das Lied von Reinhard Mey zu meiner Hymne: »Männer im Baumarkt«. Ich kaufte alles, außer Tiernahrung, und benutzte nichts davon. Kabelbinder, Schrauben, Überspanndosen, Glühbirnen, Energiesparlampen, mehrfach Mehrfachsteckdosen, Zeitschaltuhren für In- und Outdoor, Filzgleiter, Messer- und Scheren-, Schraubenzieher- und Zangensets, Hochdruck- und WC-Reiniger, Seife, Raumdüfte, Duschbäder, Klettverschlüsse, Batterien.

Kaum zurück im Auto, wählte ich die Nummer von Nachbar Dieter: In wenigen Minuten würde ich vorfahren, ob er mir helfen könne, all diese frisch erworbene Ware in mein

Verlies zu schleppen. Dieter schleppte, seine Frau Uschi schleppte auch, derweil ich das Auto in der Tiefgarage parkte. Dann schleppte auch ich: mich die Treppen hinauf. Endlich oben angekommen, war ich wieder alleine. Die beiden hatten die Ware vor der Tür abgestellt, und sich danach wieder in ihre Wohnung zurückgezogen. Es lief perfekt, wir trainierten ja auch fast jeden Tag. Von nun an lief nur noch der Fernseher.

Ich saß am Rechner – die Kiste flimmerte. Ich kletterte noch einmal aufs Rad – das TV blieb an. Ich aß einen Happen – das Fernsehen lenkte mich ab. Gerade beim Essen brauchte ich Zerstreuung. Nur nicht auch noch auf diese lästige Pflicht konzentrieren und ihr damit eine Wichtigkeit verleihen, die sie nicht verdient hat. Und so entstand schleichend wieder Rituelles. Meine K&K-Festspiele. Küche und Krimi, jeden Tag.

Sie erinnern sich an den Zeitpunkt der ersten Nahrungsaufnahme? Richtig, früher Nachmittag, genauer: 14.15 Uhr. Küchenschlacht-Time. Lafer, Schuhbeck, Lichter, Herrmann hatten ihr Urteil gefällt, und schon wurde unter der Moderation von Steffen Henssler nach Topfgeld gejagt. Ich ließ mir nur von den Besten, den Stars am Herd, vorkochen, garantiert keim-, geruchs- und kalorienfrei. Ich habe sie verschlungen, die Kochsendungen. Nur Mälzer und Lichter verschmähte ich wegen erwiesener Üppigkeit.

Erteilt hatte ich mir auch strikte Rezeptpflicht. All das hinter dieser Mattscheibe Zubereitete war im Netz unter Angaben von Kilo und Gramm herunterzuladen. Und so sammelte ich Megabyte um Megabyte an Rezepten. Es war gerade so, als hätte ich nach der Aufforderung »Speichern unter« das Gericht auch in mich aufgenommen. Das schmeckte mir. Theoretische Nahrung nur. Sicher verstaut und setzt nicht an. Mmmh, gut war's. Und wer weiß, irgendwann würde ich es ja vielleicht selbst mal kochen. In einem andern Leben. Das aber begann immer erst morgen. Heute war hier die schmale Anna Küchenmeisterin.

Die Zwischenmahlzeit bestand aus Arbeit und eventuell noch einmal einem Abstecher in eines der örtlichen Fachgeschäfte: Blumen, Post, Bücherei. Gerade so lange, bis Ermittler aus München, Köln, Wien oder Kitzbühel das Abendmahl einleiteten. Die Woche hatte ihre klare Struktur, wurde eingeteilt in WISO, die Cops aus Rosenheim, die Küstenwache. Ich konnte sie mitsprechen, die Werbung für Salben, Pasten, Pillen und Treppenlifte vor den *heute*-Nachrichten. Im Auge hatte ich all das nie. Hören statt sehen. Denn mein Kopf lehnte in der Küche am Hängeschrank, der Blick war stur und hochkonzentriert auf das gerichtet, was die Hände anrichteten: Gemüse, hauptsächlich Gemüse. Schälen, abschneiden, wegschneiden, kleinschneiden. Erst nachdem das erledigt war, kam ich ein wenig zur Ruhe, schaute auch mal ins Programm rein, das ich da eingeschaltet hatte. Ich zog Seichtes der schweren Kost vor. Natürlich.

Manchmal riss ich aus. Es war wie eine Mutprobe. Immer wieder sonntags. Meine Freundin Steffi hatte angeregt, unser eigenes Süppchen zu kochen. Tatort Küche Hofheim. Steffi wusste mittlerweile genau, wie es sein durfte, Braten ohne Fett, kein Zucker, keine Kartoffeln, keine, keine, keine. Erstaunlicherweise ist immer etwas dabei herausgekommen. So etwas wie ein Hirsetopf zum Beispiel. Ich aß drei, vier Fingerhüte voll und blieb danach verwirrt, verirrt im Ernährungsland zurück. War das zu viel, zu wenig? Ist Hirse zu massig? Geht noch ein bisschen Obst?

Die Folge ist, dass ich tendenziell immer eher zu wenig esse und aus Unsicherheit mich vorsichtshalber mal lieber ein bisschen mehr bewege.

Natürlich weiß ich, dass ich gar keinen Sport mehr machen sollte. Aber ich will eben auch nicht von Freunden hören: Na und, dann wirst du eben wieder dick, das macht doch nichts, wir mögen dich auch so. Das hilft mir nicht.

Im Kopf toben die Kämpfe. Immer intensiver. Die Fragen »Warum, wofür, was soll das?« werden immer lauter. Sie hämmern und hämmern, aber noch haben sie den Nagel nicht ausreichend auf den Kopf getroffen, die Schläge gehen daneben. Aber nur noch knapp.

Es wird besser, ich bin fast sicher. Aber manchmal wird es auch schlimmer. Da hakt etwas aus im Kopf. Ich habe da zum Beispiel diesen Traum. Einen Tagtraum, wohlgemerkt. Denn nachts träume ich nicht vom Essen, zum Glück. Keine Alpträume von Völlereien, aus denen ich schweißgebadet aufwachen würde, Halleluja!

Und doch habe ich einen kulinarischen Traum.

Ich weiß, es klingt pervers. Es ist das Gegenteil eines vernünftigen Ernährungsansatzes, es ist letztlich der Alptraum jedes Ernährungsberaters. Aber ich sage es trotzdem: Ich würde gerne einfach einmal zu McDonald's gehen können, und mich einmal komplett durchs ganze Sortiment fressen. BigMac, Pommes, Hamburger, Cheeseburger, Pommes, McRib, Pommes ... Und so weiter.

Eine Zeitlang habe ich genau das gemacht, in der Zeit meiner Gewichtsachterbahn, als ich nach dem ersten großen Abnehmen eine Weile wie ein Kilo-Jo-Jo auf und ab fraß und hungerte. Da habe ich in der Woche quasi nichts anderes zu mir genommen als Wasser – und dafür dann am Wochenende gevöllt. Morgens bis nachmittags Brunch mit vielen Brötchen und Croissants, dann nahtlos zu Mäckes und die Fritteuse heiß laufen lassen. So ging das bis Sonntagnachmittag – und dann wieder Küchenpause für die nächsten sechs Tage.

Das schockt noch nicht?

Na gut. Noch schlimmer ist ein anderer Traum.

Das darf ich eigentlich niemandem erzählen. Habe ich auch noch nicht. Aber ich will ja hier nichts verschweigen. Also bitte ich jetzt alle Vertreter von Menschenrechtsorganisationen und demokratischen Regierungen, einmal kurz drüber hinwegzulesen.

Alle fertig? Okay, also.

Ich habe mich tatsächlich schon sehnsuchtsvoll in die Fantasie hineingesteigert, einmal zum Tod verurteilt zu sein – Hinrichtungstermin: morgen.

Nein, das ist keine Todessehnsucht, jedenfalls nicht vordergründig. Ich steigere mich gar nicht ins Sterben oder ins Tot-Sein hinein, daran denke ich dabei gar nicht.

Ich denke an den Abend oder den Mittag *vor* der Hinrichtung.

An die *Henkersmahlzeit.*

An das letzte Mahl.

Reinhauen ohne Reue. Mich richtig vollstopfen mit den größten Leckereien. Ich könnte förmlich essen, bis ich platze – und würde damit sogar noch jemandem die Arbeit abnehmen.

Wäre das ein Fest.

Vielleicht habe ich etwas verquere Vorstellungen davon, was im Todestrakt so an Mahlzeiten möglich ist. Aber da vertraue ich einfach auf das Mitgefühl meiner Bewacher, darauf, dass auch die das Besondere meiner Situation erkennen. Denn in diesem Moment könnte ich endlich mal wieder ohne Angst essen.

Ohne Angst davor, dick zu werden.

Denn: Es gäbe ja tatsächlich *kein Morgen mehr*. Kein Morgen, an dem ich feststellen könnte, dass ich zugenommen habe. Kein Morgen, an dem ich wie ein Bekloppter auf dem Rad sitze und versuche, das Gegessene ungegessen zu machen. Jede Kalorie doppelt wieder herunterzustrampeln. Keine Nacht davor, in der ich mich mit Kalorienzählen quäle. Nichts von alledem. Nur reueloses Fressen.

Keine Ahnung, was ich bestellen würde. Ein Steak? Einen Burger? Ein 5-Sterne-5-Gänge-Menü? Oder alles? Jedenfalls etwas, das in seiner Kalorienanzahl in etwa dem gleichkommt, was ich jetzt in einer Woche esse.

Oder in einem Monat.

Ein Blick auf diese Gedanken, auf meinen Alltag genügt mir, um sagen zu können: Ich bin wirklich krank im Kopf. Das sagt mir der Vernünftige in mir, den es ja auch geben muss, sonst wäre ich längst aktiv verhungert.

Und es macht mich irre, derart gegen meine Vernunft handeln zu müssen, weil es ja eigentlich nicht ich bin, der das bestimmt. Es ist ja ein anderer. Eine andere. Eine, der ich dabei zusehe, wie sie mein Leben ruiniert. Warum habe ich mich mit dieser Anna eingelassen? Ja, ich wollte dünn sein, nur dünn. Nicht krank und schon gar nicht fast tot!

Sie machte diesen Typen aus mir mit diesen wahnwitzigen Blutwerten, die zum Leben zu schlecht und zum Sterben noch nicht schlecht genug sind. Sie raubt mir jedes Polster, jeden Halt, jeden Schutzschirm, jede Dämmung, jedes bisschen Isolierung. Meine Nerven liegen im wahrsten Wortsinn blank, ich verliere meine Contenance in Situationen, über die ich vor ein paar Jahren milde gelächelt hätte. Immer ungeduldig, immer gereizt. Das habe ich zwar schon besser im Griff, aber noch lange nicht gut genug. Wenn ich so agiere, wie ein Bündel aus blanken Nervendrähten, kann ich mich selbst nicht leiden.

Aber wann kann ich das schon noch? Mich leiden können. Das ist sowieso *das* Thema. Wenn ich das könnte, wäre nicht alles gut, aber vieles besser. Dann könnte ich anders mit mir umgehen, müsste mich nicht so streng bewachen und könnte auch mal Milde walten lassen. Großmütig mit mir sein. Gelassen vielleicht sogar.

Manchmal versuche ich so zu tun, als könnte ich mich gut leiden, als hätte ich mich richtig lieb. Aber ich merke selbst, dass ich kein Gefühl für dieses Gefühl habe, denn schon der Versuch, freundlich zu mir zu sein, gerät wieder zu einer bizarren Karikatur.

Wie gesagt, ich kaufe mir ständig Blumen oder Deko-Kitsch, und ich weiß nicht, ob es Sehnsucht nach Gefühlen ist oder einfach eine hysterische Gefühligkeit. Aber ich bekomme regelrechte Romantik-Anfälle, freue mich etwa überschwänglich wie ein Kleinkind, wenn draußen Schnee auf den Bäumen liegt. Einst kam mir an Weihnachten kaum eine Kerze auf den Tisch. Nun ähnelt meine Wohnung pünktlich vom 1. Advent an illuminatorisch dem Nürnberger Christkindl-Markt. Und dann ist ja auch schon bald wieder Ostern.

Vielleicht übertreibe ich es mit der Heimeligkeit, weil es mir einfach in vielerlei Hinsicht an Wärme fehlt. Schon rein von der Körpertemperatur: Ein abgemagerter Körper wie der meine gibt sämtliche Wärme sofort ab und behält nichts für sich. Wie gesagt: Keine Dämmung, keine Isolierung. Haut und Knochen wärmen nicht. Die Temperatur in meinen Wohnräumen erinnert den wenigen Freunden zufolge, die mich besuchen dürfen, eher an die einer Großraum-Sauna mit Sonneneinstrahlung.

Was in puncto Körperwärme mit Aufdrehen der Heizung und Akzeptieren höherer Kosten leicht getan ist, wird im Zwischenmenschlichen ungleich schwieriger. Ich sehne mich nach sozialen Kontakten – und halte mir Besuch so gut es geht vom Leib. Und es geht gut.

Da ist zum einen die Scham, die ich natürlich auch empfinde, wenn Menschen bemüht an meiner dürren Erscheinung vorbeistarren, sich nicht anmerken lassen wollen, dass sie in mir einen Todkranken oder einen Freak sehen. Die Scham geht aber noch weiter. Menschen, die zu mir nach Hause kommen, würden unweigerlich sehen, wie ich lebe. Wer mich nicht schon lange und sehr gut kennt, könnte irritiert sein, von dem, was er sieht. Besucher sehen, was ich im Kühlschrank habe – oder besser: nicht habe.

Sie sehen die Berge von Kaufsucht-Beutestücken (»Warum hast du die CD denn *zweimal*?«), sie sehen mein Ergometer (»Wozu brauchst du *das* denn?«), sie schwitzen bei Temperaturen, die bei mir gerade dafür genügen, dass ich nicht mit den Zähnen klappere, sie würden feststellen, dass ein Gespräch mit mir nun eher zäh werden kann, weil ich ungefähr nach jedem Halbsatz aufs Klo rennen muss (»Oje, schon wieder? Na, dann geh mal.«). Und dann ist da der schlichte Wunsch, mich vor der Welt zu verstecken, die ich gerne umarmen möchte, weil sie meinen Wünschen, Hoffnungen und Sehnsüchten eben nur selten entspricht.

Die soziale Verweigerung hat auch pragmatische Gründe. Vor allem im Job überlege ich mir zweimal, ob ich mich locker auf ein Treffen verabrede. Ich weiß ganz genau, dass ich in meinem Zustand und mit meinem Aussehen eher Kunden verlieren denn gewinnen kann. Bei einem Telefonat hingegen erschrickt niemand, meine Stimme klingt fast noch wie zu 75-Kilo-Zeiten. Den Absender einer E-Mail kann keiner mit Blicken taxieren oder gar nachwiegen. Keiner weiß, welch dünne Fingerchen die Buchstaben-Tasten drückten. Ein Facebook-Kontakt fragt nicht, wie alt das Foto ist, auf dem ich so gesund und lebensfroh in die Welt hineinlache.

Insofern kommen mir die »modernen Kommunikationswege« entgegen. Aber sie kotzen mich auch an, weil sie mich immer mehr vom Eigentlichen entfernen. Denn nichts bedeutet mir weniger als der zigste Facebook-Xing-Kontakt, nichts ist wertvoller als die ehrliche Umarmung eines besorgten Freundes. Und so sitze ich da in meiner Ecke und leide an meiner selbstgebauten Isolation.

Oft denke ich dann: »Selbst schuld.« Das meine ich gar nicht selbstmitleidig oder vorwurfsvoll – es ist die nüchterne Bilanz meines Lebens. In diese Ecke bin ich gekommen, weil meine Eigeneinschätzung völlig grundlos schon immer sehr negativ war. Wenn mich ein Kunde lobt, ich hätte einen »Super-Job« gemacht, kann ich das nie annehmen, sondern muss immer gleich zurückmelden, dass er aber auch ein perfekter Kunde sei, das ja so schwer nicht war oder ich einfach Glück gehabt hätte. Warum kann ich nicht einfach nur »danke« sagen?

Ich glaube, das hat vor allem mit der Tatsche zu tun, dass ich nie das Gefühl hatte, nur um meiner selbst willen »geliebt« worden zu sein. Zumindest von einigen mir besonders wichtigen, sagen wir: das Leben prägenden Menschen. Ich hatte immer das Gefühl, dass ich etwas dafür tun musste, damit mich jemand mag oder gar liebt. Das war bei meiner Mutter so, das war bei meiner Freundin so. Das ist bis heute mein Gefühl, wenn ich neue Menschen treffe, die mir mit großer Sympathie und Freundlichkeit begegnen. Die mir heutzutage mit herzerwärmender Hilfsbereitschaft begegnen.

Manchmal kommt mir der Gedanke: Genieße ich es denn nicht auch ein bisschen, plötzlich Hilfe von allen Seiten zu bekommen? Im Mittelpunkt zu stehen, in Watte gepackt zu werden? Ist das nicht auch ein bisschen von der ersehnten Wärme? Und vielleicht habe ich auch Angst, dass derlei wieder aufhört, sobald es mir besser geht? »Kultiviere« ich diese Krankheit also auf der Suche nach Zuneigung, Liebe, Fürsorge? Genieße und vermisse ich diese Dinge so sehr, dass ich all diese Lasten auf mich nehme? Kann es sein, dass ich mich fast zu Tod hungere, nur um im Mittelpunkt zu stehen, Fürsorge zu genießen? Ist die Angst real, dass Menschen mich fallen lassen, mich wieder weniger mögen oder eben nicht mehr so in ihrem Fokus und Herzen haben, als zu der Zeit, in der sie sich um mich sorgen? Genieße ich es tatsächlich? Suhle ich mich geradezu in der Rolle des in die Arme zu nehmenden kleinen Kindes, das Liebe sucht, Wärme, Nähe?

Ich weiß, das ist absurd. Ich denke, ich muss diese Angst des »Fallengelassenwerdens« nicht haben. Wer mich mag, mag mich auch noch, wenn ich wieder in eine Männerjeans passe. Die Menschen, die mir wichtig sind, mögen mich echt, egal in welcher Körperform. Ich erinnere mich noch sehr gut an einen Nachmittag in Südafrika. Wieder einmal Südafrika. Ich hatte die Idee, Anfang Dezember des Jahres 2009 eine Art WM-Symposium abzuhalten, 60 Kilometer vor den Toren Kapstadts, im Hotel »Grande Roche«, Paarl. Ich organisierte es mit meinen Kontakten vor Ort, die Deutsche Telekom lud ein. Journalisten kamen und lauschten unter anderem den Worten von Nationalmannschafts-Manager Oliver Bierhoff und Co-Trainer Hansi Flick. Das Forum war ein Erfolg. Der Nachmittag eine Lektion. Die DFB-Kommunikatoren Harald Stenger und Uli Voigt redeten mir ebenso ins Gewissen wie Bierhoff und Flick. Sie machten mir klar, dass sie mich nicht fallenlassen würden. Ich solle mich zurückziehen, endlich einmal Energie und Mittel ins Gesundwerden stecken, nicht darein, die Krankheit zu erhalten. Ich war berührt. Zumindest so lange, bis der Nachmittag vorüber war. Danach widmete ich mich wieder voller Leidenschaft meiner Anna. Es waren dies die letzten Tage, ehe auch meine Organe die Schnauze von mir voll hatten. Auf der Fahrt zum Flughafen in Kapstadt sah ich Alice, die Frau meines Freundes Volki, weinen, sie weinte um mich. Ich spürte die Fürsorge seiner ganzen Familie, die mir Koffer trug, Mut zusprach und Umarmungen spendeten. Sie wollten nur das eine: dass ich zunehme.

Und ich wollte das ja auch. Zumindest theoretisch. Denn als Normalgewichtiger oder zumindest als normal Untergewichtiger könnte ich endlich wieder all das machen, worauf ich jetzt als Dauerpinkler und Gerippe verzichten muss. Als Nicht-Freak wäre ich wieder viel näher inmitten meiner Freunde. Und nicht als eher bemitleidenswerte Figur am Rand, die Fürsorge braucht und für Sorgen sorgt. Ich wäre endlich wieder aktiver Teil meines eigenen Freundeskreises – und das nicht nur bei Facebook.

Ich will diese Krankheit überstehen, ich will aus ihr wichtige Lehren ziehen. Ich weiß, ich muss lernen, dauerhaft Hilfe und Nähe zuzulassen und Menschen nicht abzublocken. Aber der Mut dazu ist nun einmal noch nicht in mir. Letztendlich stellt sich mir hier wie überall die gleiche Frage: Wie weit würde ich gehen? Was ist es mir wert, das arme Hascherl zu spielen? Selbst wenn ich mir durch meine Krankheit Zuneigung, Fürsorge, Herzenswärme erschliche – wären das alles Gründe, die es wert sind zu sterben?

Und mit Fragen wie diesen treibe ich mich wie der gnadenlos und ungeduldig gewordene Hirte meiner selbst zunehmend in eine Ecke, die ich lange aus Angst links liegen ließ.

Die Ecke, in der nur noch eine Frage bleibt:

Will ich leben oder sterben?

Ich habe mich für das Leben entschieden. Jetzt muss ich auch tun, was dafür nötig ist.

Neulich fiel mir ein, wie ich früher am Wochenende mit meiner Mutter gekocht hatte. Sie machte schon immer den besten Djuvec-Reis außerhalb des Balkangebiets, ich habe dazu die Cevapcici gerollt, und alles war gut und lecker.

Ich dachte: Wirst du das je wieder essen? Meine Mutter ist nicht mehr die Jüngste, ich mache keine Anstalten, wieder normal und anständig zu essen – es könnte knapp werden.

Und als ob sie es geahnt hätte, dass ich an sie denke, klingelt in diesem Moment das Telefon. Es ist Mutter. Ob ich mal eben …

»Mama«, sage ich, »ich schaffe die Treppe kaum.«

»O.k., danke sehr.« – »Ja, aber …« – »Nee, schon gut …«

Aufgelegt.

Familienessen

Der Sohn gerettet – der Vater stirbt

Welche Ironie.

Einer, der in den vergangenen Monaten am meisten unter meinem Zustand litt, war mein Vater. Auch das noch. Er hatte schon genug mit seinem eigenen Kampf gegen den Zerfall zu tun. Dieser blitzgescheite, weltläufige Mann musste sich selbst dabei zusehen, wie das Leben ihn mehr und mehr verließ. Er trug es mit hoher Würde und Demut. Er klagte nie.

Begonnen hatte alles im Juli 1981. Wir waren im Urlaub, im Pustertal, Südtirol. Und wir durchwanderten gerade den Rosengarten mit der imposanten Kulisse der Drei Zinnen, als plötzlich sein Fotoapparat in den Abgrund stürzte. Instinktiv hatte sich mein Vater gegen den Berg geworfen, die Kamera purzelte auf die andere Seite. Er hatte einen Schlaganfall bekommen, seinen ersten. In der Nacht sollte der zweite folgen, der, der vieles zerstörte und dafür sorgte, dass ich einen zweiten Vater bekam.

Als er aufwachte, die Aufenthalte in Kliniken und Reha-Zentren hinter sich hatte, mit Hilfe eines Logopäden mühsam wieder lernte zu sprechen, war er ein anderer Mensch. Nicht mehr der mondäne, honorige Direktor einer Frankfurter Bank, nicht mehr der abwägende, geduldige, weitblickende, gelassene Manager. Er war herrisch, launisch, bisweilen gar hysterisch. Saß in sich gekehrt, las, löste Kreuzworträtsel, hatte die *F.A.Z.* gegen *BILD* getauscht und schaute immer öfter nur noch via Bildschirm in die Ferne. Es dauerte lange, ehe ich das alles verstehen konnte, das alte Bild von meinem Vater im Kopf verblasste und ich das neue zuließ. Ich litt, hatte Mitleid, und manchmal war ich einfach nur enttäuscht ob seiner plötzlichen verbalen Aggressivität.

Aber es war, so denke ich heute, eine Art Unzufriedenheit mit sich selbst, eine Ungeduld. Er hatte alles noch im Kopf, seine Reisen, sein Wissen, seinen Werdegang vom schwimmbegeisterten Gymnasiasten aus Leipzig über den Schiffbaustudent in Rostock und den Bankkaufmann in Frankfurt/Main. Er wusste genau, was er sagen wollte. Aber nicht mehr, wie er es ausdrücken sollte. Immer wieder suchte er nach Begriffen und verzweifelte darüber, dass ihm die passenden zur rechten Zeit nicht mehr einfielen, zumindest nicht über die Lippen kamen. Er konnte nicht mehr umsetzen, was vor wenigen Monaten noch seine leichteste Übung war. Ihm fehlten also Worte und manchmal auch die Beherrschung. Und nicht zuletzt gab es Menschen, die sich Freunde nannten. Aber nur so lange, wie sie von den Kontakten und dem Fachwissen meines Vaters profitieren konnten.

Es war ein Schock, als ich damals die Worte einer guten Freundin meiner Eltern hörte. Sie klingen mir noch heute im Ohr. »Ach, der Karl-Heinz«, der sei ja ein »Depp geworden«. Ich habe das nie vergessen. Und ich habe es auch nie verziehen.

Mein Vater spürte diese plötzliche Geringschätzung. Er sagte es nicht. Zumindest hier funktionierten sie noch, die Reflexe: Schweigen, nur diese vermeintliche Harmonie nicht aufs Spiel setzen. Man war doch schon so lange befreundet, und wen hätten sie sonst? Die Jahre vergingen, mein Vater hatte einiges zu schlucken, vor allem Arznei. Wir alle lernten mit den veränderten Bedingungen umzugehen. Krankenhaus- und Arztbesuche wurden Routine. Eines war gewiss: Hätte es meinen Schwager nicht gegeben, den Arzt, der meinem Vater schon eine Malaise im Gesicht ansah, Tage, bevor sie begann, und entsprechend präventiv aktiv wurde, er wäre längst gestorben. Der Wunsch des Karl-Heinz Frommert war es immer, wenigstens noch die Jahrtausendwende erleben zu dürfen. Er schaffte es locker. Er übertraf sein Ziel um fast elf Jahre. Aber der innere Zerfall war unaufhaltsam. Noch heute ist es für mich unfassbar, mit welcher Würde er ein Leben meisterte, das kein richtiges mehr war. Die Lunge hatte zum Großteil ihre Funktion eingestellt, die Milz bildete sich wie ein Medizinball unter seinem Hemd ab, da sie die blutbildenden Aufgaben des erkrankten Knochenmarks übernahm. Das Herz lief nur noch auf halber Kraft, das dünne Männchen schaffte es oft nicht mehr rechtzeitig aus dem Sessel zur Toilette. Man konnte ihm beim Leiden zusehen, aber er verlor kein Wort darüber. Selbstmitleid kannte er nicht. Und er wusste, dass er in besten Händen war. Meine Mutter hatte seit dem Schlaganfall auch nicht nur eine Sekunde lang daran gedacht, Hilfe zur Pflege in Anspruch zu nehmen. Egal, wie schlimm es wurde.

Und es wurde schlimmer seit diesen Tagen im Sommer 1981. Schleichend, aber beständig. Gut drei Jahre später saß mein Vater wieder am Steuer. Irgendwo auf der A29 zwischen Wilhelmshaven und Oldenburg krampfte meines Vaters Hirn, überfordert vom Bremsen, Blicken, Blinken. Er saß da und zeigte keine Reaktion mehr. Er stierte nur noch nach vorne, der Regen prasselte gegen die Scheibe, den Wischer einzuschalten vermochte er nicht mehr. Das schließlich hat wohl meine Mutter und mich gerettet. »Willst du denn nicht mal den Scheibenwischer anmachen?«, fragte sie ihn. Als auch auf diese Frage keine Reaktion kam, waren wir uns sicher, dass es übel ausgehen würde. Warum das Auto plötzlich auf dem Seitenstreifen stand, vermag heute noch niemand zu sagen. Ein Schreien, ein Ins-Lenkrad-Greifen, ein Hieb von mir auf seinen Brustkasten, und irgendwie muss mein Vater dann noch die Kurve bekommen und die Bremse getreten haben. Er erinnerte sich an nichts mehr, als er wenige Tage später das Krankenhaus in Oldenburg wieder verlassen durfte.

Es war nicht nur dieser stetige gesundheitliche Verfall, der mich dabei bedrückte. Es beeinflusste mich auch in meiner innersten persönlichen Entwicklung. Wenn es stimmt, dass es der Vater ist, der den Sohn zum Mann werden lässt, dann war diese Entwicklung bei mir beendet, ehe sie begonnen hatte. Ich verlor zu früh meinen Helden, einen Vertrauten – einen Berater, der mir sagt, wie ich mich behaupte, wohin mein Weg führen und wie er aussehen könnte: beruflich, moralisch, sexuell. Wer weiß, vielleicht hätte mich sein weiser und strenger Rat vor einigen Schritten und Fehltritten bewahrt?

Mein Reifeprozess ist damals auf der Strecke geblieben. Irgendwo zwischen Auronzo- und Dreizinnen-Hütte in den

Sextener Dolomiten. Im Sommer 1981 hatte mein Vater mit einem Schlag die Kraft verloren, für mich eine Autorität zu sein, Maßregler, Instanz, Vorbild. Der Schlag traf also auch mich. Ich hatte so viele Fragen an ihn. Und er wusste plötzlich nicht mehr zu antworten. Die Fragen wurden also nie gestellt, denn an den Antworten meiner Mutter war ich nicht interessiert. Der Mann in meinem Vater ist in der Zeit verschwunden, in der er für mich körperlich präsenter war als je zuvor. Keine tägliche berufsbedingte Abwesenheit, keine Dienstreisen, immer da. Doch aufgrund seiner Krankheit wurde er für mich just in der Zeit unerreichbar, als ich mich aufmachte, ihn näher kennenzulernen, ergründen zu wollen. Zu lernen von seinen Erfahrungen als Mensch, als Versorger, als Familienoberhaupt. In einer Zeit, in der ich neugierig wurde auf ihn, auf das Leben und was man so anfangen kann mit beidem.

So sind wir uns durch seine Krankheit räumlich nahe gekommen, emotional aber vermochten wir das nie zu nutzen. Es gelang uns nicht mehr, in die Tiefe zu gehen. Zu Hause wurde nicht geredet über Karriere, Partnerschaft, Sex. Mit einer Mama sind nun einmal keine Männergespräche zu führen, auch wenn meine Mutter wie selbstverständlich auch noch Papas Job übernahm, den Sohn zu formen. Und sie hatte klare Vorstellungen: Jurist, Doktortitel wäre schön, konservativ, kompetent, kleinstadtgesellschaftsfähig eben. Daraus wurde nichts. Das, was ich aus mir machte, war so gar nicht nach ihrem Geschmack. Journalist? Brotlos! *Frankfurter Rundschau*? Linkes Blatt! Es hätte nicht viel schlimmer kommen können.

Das Leben hinterließ also bei uns allen immer tiefere Spuren und Narben, bei meinem Vater sicherlich die gravierendsten. Und nun musste er seinem eigenen Sohn auch noch dabei zusehen, wie der sich hungernd zu Grunde richtete. Aus freien Stücken. Er sah, er sagte auch etwas dazu, er mahnte und warnte, wie es eben in seinen Möglichkeiten stand. Und er wahrte dabei noch immer diese höfliche Distanz. Letztlich fehlten ihm aber wohl schlicht die Worte für das, was mit mir geschah. »Wem nicht?«, möchte man fragend dazwischenrufen, aber für Angehörige der Nachkriegsgeneration ist jemand, der freiwillig und ohne Not hungert, immer noch viel schwerer zu verstehen als für jüngere Semester. Und die Not, die ich schließlich doch leide, die kann er nicht begreifen, woher denn auch? Und wie erleichtert, wie froh war er gewesen, als es mir dann langsam besser ging, als die Lebensgefahr abgewendet war und das Leben tröpfchenweise wieder in mich einströmte. Noch immer konnte er dem Drang nicht widerstehen, mir ein paar kleine Essenstipps zu geben. Aber er war viel zu intelligent, um nicht zu erkennen, dass es vergebliche Liebesmüh war, dass er mich damit nicht erreichte.

Zu reden hätte es viel gegeben in unser beider Leben. Ich hatte hohen Respekt vor meinem Vater, der für mich über Jahre der Mann war, der morgens um 6.30 Uhr mit Anzug und Krawatte, gebunden mit dem perfektesten Knoten, den ich je sah, aus dem Haus ging und abends um ungefähr 18.30 Uhr um die Straßenecke bog, wo ich ihm nicht selten entgegenstürmte. Einmal überschlug ich mich quasi vor Freude, ihn zu sehen. So sehr, dass ich ein paar Zähne dabei verlor.

Ich sah meinen Vater zwar täglich, aber immer nur kurz. Wir aßen gemeinsam zu Abend und samstags und sonntags zu Mittag. Meine Mutter benutzte ihn manchmal, so wie man den schwarzen Mann benutzt, der einen holen kommt, wenn man nicht artig ist. Wenn ihre traditionellen oder neuen Erziehungsmethoden nicht griffen, dann kam dieses »Warte nur bis heute Abend, das werde ich deinem Vater erzählen!«. Mein Vater war ein beherrschter Mann, keiner, der zum Leichtsinn neigte, sich auch mal dem süßen Lotterleben hingab. Er war kein Papa zum Pferdestehlen, zum Fußballspielen im Garten, zum Ich-zeig-dir-wie-man-Feuer-macht-und-ein-Baumhaus-baut, zum Samstagmittag-auf-den-Sportplatz-Gehen. Er war ebensowenig ein Kumpeltyp, mit dem ein junger Mann über den ersten Kuss redet. Er war der Vater zum Respekthaben, er war der Vater, von dem man lernt, zu dem man aufblickt und der einem dieses ungeheuer gute Gefühl gibt: Er ist da, auch wenn er nicht da ist. Er hat alles im Griff, er hat den Überblick. So einen wollte man nicht vergrätzen. Und so fruchteten die Drohungen des An-ihn-verpetzt-Werdens meist mehr als der berühmte kleine Klapps, der ja noch niemandem geschadet hat und aus dem manchmal auch ein größerer Klapps geworden ist.

Ach, keine Frage: Mir ging es gut. Es mangelte mir an nichts. Zumindest nichts von dem, was mit »materiell« grob und unschön umschrieben ist. An diesen Dingen hing eben das Herz eines Jungen. Vom Bonanza-Rad bis zum Wigwam-Zelt. Was ich wollte, bekam ich, irgendwie. Manchmal nicht sofort, aber ich konnte unglaublich penetrant, hartnäckig und kreativ beim Überreden sein. Ich sägte an

Nerven, hämmerte immer wieder auf meine Eltern ein. Bis sie die weiße Flagge in Form des Geldbeutelzückens hissten. Erbarmen! Widerstand war zwecklos. Ich fühlte mich wohl und mochte mein Leben so, wie es war. Etwas dicklich schon, aber unbeschwert ging ich durch diese Kindheitstage. Dass mir etwas fehlte und was, das sollte ich erst Jahrzehnte später zu spüren bekommen. Ein Kind denkt nicht nach über seine Wertigkeit, seinen Platz im Leben. Warum auch?

Ich erinnere mich genau an das letzte Treffen zwischen meinem Vater und mir. Er von seiner Krankheit schwer gezeichnet, ich von meiner. Eingefallene Höhlenaugen, wir beide. Aber beide mit Flackern im Blick – er noch, ich wieder. Meine Mutter erfüllte wieder einmal ihre Rolle des Lebens, die Frau für alle Fälle, die wahlweise »Eine-muss-es-ja-machen«- oder »Wenn-ich-es-nicht-mache-macht-es-niemand«-Frau. Sie organisierte, initiierte, produzierte, und mit Vorliebe für andere: Jahrgang, Vereine, Partei. Meine Mutter konnte immer irgendeinen Kuchen backen, Salat machen, ganze Menüs kochen, auch wenn sie eigentlich *nicht* konnte.

Meine Mutter also rief mich an und fragte, ob ich denn mittags zu Papa kommen könnte, weil sie ja mit zum Jahrgangsausflug gehen musste. Er kippte schon mal um, lag dann hilflos auf dem Boden. Es passierte nicht oft, aber es passierte schon mal. Das war ihr Horrorszenario. In den vergangenen Monaten ging sie gar nicht mehr aus dem Haus, nur noch zu ihrer morgendlichen B-Besorgung. Brötchen & *BILD* bei Bäcker Blüm. Natürlich kam ich, aber ein, zwei Stunden musste er noch alleine verbringen, da ich am späten Vormittag eine Immobilienbesichtigung hatte. Immer mal wieder schaute ich mir etwas an. Auch, um mein Leben zu planen, von dem ich gar nicht wusste, wie es weitergeht und ob überhaupt. Manchmal schaute ich mir diese Bauten an, und es war einfach unwirklich. Es hatte etwas Beliebiges. Ich konnte mir vorstellen, da zu leben, in bunten Farben. Und dennoch hakte ich die Besuche wie Pflichttermine ab. Es war auch oft sehr anstrengend, Treppen hoch und runter, reden, einen guten Eindruck machen, obgleich ich wusste, dass die jetzigen Hausbesitzer dachten: Wieso sollte ich einer laufenden Leiche mein Haus verkaufen? Ein Haus, ein alter Bauernhof, ein restauriertes Fachwerk, eine Hofreite. Etwas in der Art sollte es sein. Auch da nahm meine Denkweise eine für mich überraschende Wendung: Früher erhob ich es zum Dogma: Ich bin der Wohnungstyp. Großstadt, mittendrin. Tür zu und gut. Und nun: Haus, Land, Natur, Charme. Der Reiheneckhaus-mit-Garten-und-Kombi-vor-der-Tür-Typ wollte ich nie sein. Daran hat sich auch nichts geändert.

Armsheim war das Ziel an diesem 10. August 2010. Ein kleines Winzerdorf im Rheinhessischen Hügelland, dort, wo alle Dörfer den Nachnamen ...heim zu tragen scheinen. Es war das, was man Volltreffer nennt. Ich war begeistert. So hatte ich mir das in meinen Träumen vorgestellt. Alles. Herrlich. Und die Besitzerin schien mir auch durchaus zuzutrauen, zumindest noch so lange zu leben, bis der Kaufpreis überwiesen war. Ich signalisierte mein Interesse mit großer Vehemenz. Man verabredete ein nächstes Treffen. Ich musste los, auf Papa aufpassen. Ich fuhr also via Alzey und meine Geburtsstadt Worms über den Rhein nach Bürstadt. Mein Vater saß im Sessel, und ihm war die Freude anzumerken. Darüber, mich zu sehen, und darüber, mich zu hören, wie ich vom eben Gesehenen schwärmte. Ich zeigte ihm Bilder, er spürte, dass so etwas wie Lust, Leidenschaft und Leben in mich zurückgekehrt war. Vielleicht hat ihn dies dazu ermutigt, ein Gespräch zu beginnen, dass wir nie vorher führten. Er ließ sich bis auf den Grund seines Herzens und seiner Seele blicken. Er öffnete sich in einer Weise, die wehtat und später (m)ein Segen sein sollte.

Das Haus würde er nie sehen, aber er freue sich so sehr, dass ich mich so freute. Und meine Besserung, meine Begeisterung erlaubte es ihm, loszulassen. Und dann entfuhr ihm dieser Satz: »Christian, ich kann nicht mehr, ich will auch nicht mehr. Ich habe mein Leben gelebt. Es war ein schönes Leben.«

Ich verglich ihn stets mit einer alten, sehr wertvollen Maschine. Immer wieder gibt irgendein Teilchen seinen Geist auf, Ersatz ist keiner mehr zu finden. Aber irgendwie läuft das Maschinchen weiter und weiter und immer weiter. Im Spätsommer 2010 hatte mein Vater keine Lust mehr zu laufen.

Es ging dann sehr schnell. Und dennoch war der Zeitpunkt überraschend und natürlich zu früh. Die Menschen gehen immer zu früh. Es ist immer dieser eine Tag, diese eine Woche – dieses eine symbolische Datum, das sie doch noch hätten erleben sollen aus Sicht der Hinterbliebenen.

Mein Leben lang hatte ich Angst vor diesem einen Anruf. Ich hatte dieses Szenario schon so oft durchgespielt und schnell versucht aus dem Kopf zu bekommen, weil ich dachte: Dann passiert es auch. Das Telefon klingelt, ich gehe ran, und eine Stimme sagt: »Dein Vater/deine Mutter ist tot…« In mir brach eine Welt zusammen, noch ehe es einen Grund dafür gab. Ja, ich herrschte Freunde und Bekannte an, wenn sie sich erdreisteten, meine Privatnummer zu wählen. Die hatten nur wenige, und ein abendlich klingelndes Privattelefon bedeutete für mich: Es ist etwas passiert…

Es war der 31. August 2010. Ich musste an diesem frühen sonnigen Sommerabend nach Frankfurt. Dort auf einem Nebenplatz der Commerzbank-Arena trainierte die Nationalmannschaft, bereitete sich auf ihr erstes Qualifikationsspiel zur Europameisterschaft 2012 vor. Der Gegner würde Belgien sein. Ich wollte gerade aussteigen, als das Handy klingelte und mir das Display zeigte: FROMMERT. Noch nie hatten mich meine Eltern auf dem Handy angerufen, ich dachte also, ich sei auf die Telefontaste gekommen. Ich drückte das Gespräch weg. Es klingelte noch einmal, und mir war klar, was folgen würde, noch ehe ich auf »Annehmen« drückte: »Christian, Papa ist tot!«

Leere. Nichts. Kein Gefühl. Ein Gedanke: Ich muss jetzt erst mal auf den Platz. Ich erklärte den Sicherheitsleuten, wer ich bin, Harald Stenger hatte mich angekündigt. Jedem, den ich traf, sagte ich: »Mein Vater ist eben gestorben. Ich muss wieder gehen.« Ich fühlte mich wie an einer Schnur gezogen. Irgendwann ging ich, und ich weiß nicht, welche fragenden Gesichter ich hinterließ.

Ich fuhr nach Heppenheim, ich ging in diese Klinik, in dieses Zimmer und machte das, was ich für mich stets ausgeschlossen hatte. Apodiktisch fast: Ich will meine Eltern nicht tot sehen, ich will sie lebend in Erinnerung behalten. Ich öffnete die Tür, und meine Mutter saß da, am Bett, in dem mein toter Vater lag. Ich ging zu ihm, küsste ihn, sah ihn, und es war eines der unglaublichsten Gefühle, die ich je hatte. Eine Art Beseeltheit machte sich breit. Eine Art innerer Frieden. Alles fiel von mir ab. Sein Anblick versöhnte mich mit allem. Mein Vater erteilte allem und jedem Absolution. Er hatte nicht gelitten. Er sah so aus, wie jemand aussieht, der mit einem Lächeln auf den Lippen einschlief, nachdem sich ein großer Wunsch erfüllt hatte. Kein Kampf ums Leben, kein Ringen mit dem Tod. So ist er noch heute in meinem Kopf. Auch dann, wenn ich ihn besuche und mit ihm rede, auf dem Friedhof. Manchmal denke ich, wir sind uns im Tod näher, als wir uns im Leben waren. Er musste nicht mehr annehmen, dass ich litt.

Ich hielt seine Hand.

Das bleibt.

Mein Vater ist tot.

Niemand möchte diesen Satz je sagen, nie schreiben. Egal wie alt er war, egal, wie erfüllt sein Leben, egal wie groß die Gnade, nach langem Leiden erlöst zu werden. Es ist ein furchtbarer Satz. Nur wenige sind schlimmer.

Sein Tod machte mich stärker. Natürlich funktionierte ich, alleine deshalb, weil meine Mutter es von diesem Tag an nicht mehr tat. Als sei sie mitgestorben. Weg war das Selbstvertrauen, verloren der Mut. Sie war hilflos. Sie gab alle Verantwortung ab. Sie überhöhte und verklärte. Sie dramatisierte und phantasierte. Ich war bisweilen überrascht, wie sie über den Tod dachte – und das als gläubige Christin. Sie war tief verbittert. Und sie hatte ein schier unendliches Mitleid. Mit sich vor allem.

Ich war ohne Groll. Es war sein Wunsch, es war seine Erlösung. Es war Würde, die ihn sich wegwünschen ließ. Und er ging.

Wer noch blieb, war – Anna.

Das verdammte Miststück.

Wie hatte ich sie satt! Aber sie war nicht totzukriegen.

Ich wollte ihr entfliehen, nun immer mehr. Auch weil mein Vater es so gewollt hätte. Nach seinem Tod wuchs meine Abscheu dieser einst so Geliebten auf ein bisher ungekanntes Maß. Sie widerte mich an. Sie kotzte mich an. Ich wollte sie loswerden, wollte weg von ihr.

Ich war reif für die Insel.

Ich beschloss, endlich mal wieder nach Langeoog zu fahren, früher einmal so etwas wie ein zweites Zuhause.

Es wurde schon grau draußen. Herbstgrau. Der Sommer war schnell vergangen, leider. Er hatte mir Kraft gegeben, die Wärme baute mich auf. Mehr jedenfalls als der dürre Essensplan aus Prien, den ich bereits nach meinem Geschmack modifiziert hatte.

Besser essen reicht eben nicht, um besser zu leben.

Bei allem Siechtum war mir auch aufgefallen: Noch immer war ich vor allem für andere da. Da war zunächst meine Arbeit, dann die Rundumversorgung meiner Mutter, emotional wie administrativ. Immer wieder rief sie an. Sie stellte gar keine direkten Forderungen. Es war schlimmer. Sie sagte mir quasi, was sie nicht machen könne, oder vor was es ihr »graue«. Ich hatte verstanden. Im Nichtaussprechen erteilte sie mir klare Befehle: Fahr mich hierhin, hol mir das ab, bring mir jenes vorbei. Sie ignorierte dabei natürlich, dass ich mindestens genau so viel Hilfe brauchte, dass ich eigentlich auch jemanden benötigte, der mich durch die Gegend kutschierte und meine Einkäufe trug.

Aber ich war auch selbst schuld daran, denn ich machte ja alles und half ihr, vor allem beim Ignorieren, indem ich so tat, als wenn nichts wäre. Das hatte mit meiner Natur zu tun: Nur wenn ich auf Hochtouren lief, war ich in meinem Element. Luft zu holen gehörte bei mir nie dazu.

Ich musste also jetzt endlich einmal etwas nur für mich machen. Musste mich selbst dazu zwingen. Deshalb also ab auf die Insel.

Ich war gespannt, was sie mit mir machte, die Gewalt der Erinnerung. Würde sie über mich hereinbrechen wie eine Flut – oder war es mit Gefühlen eher wieder Ebbe, wie so oft in den hungerbetäubten Monaten zuvor? Die Erinnerungen an die unbeschwerten Zeiten dort waren natürlich immer da – das Ausruhen, das unbändige Toben, die unendlich kostbaren Momente mit meiner (natürlich platonisch gebliebenen) Jugendliebe Sabine – aber würden die Erinnerungen auch wach?

Die Fahrt zur Fähre löste etwas aus, das spürte ich schon einmal. Kaum an der Fähre angekommen, hatte ich das Gefühl: Es ist bisweilen schön, wenn sich nichts verändert, sich nicht alles dreht, sondern in seinem alten Trott weiterläuft. Tag für Tag, Jahr für Jahr. Da, der Hafen, das Teehaus, die Inselbahn. Warum war ich so lange nicht hier gewesen?

Ich hörte das Geklapper von Pferdehufen, das sonore Summen der E-Karren. Jeder Laut, jedes Bild, jeder Grashalm weckte in mir Erinnerungen, jetzt schon. Ich war aufgewühlt, durcheinander und dennoch sehr bei mir.

Meine Gedanken eilten in die Vergangenheit. Wo nur war ich falsch abgebogen? Musste das alles so kommen? Stets hatte ich das Gefühl, meine Ziele zu erreichen. Meist schneller, als ich es für möglich hielt. So viele Fragen, so viele Gedanken. Was würde werden? Morgen, in Zukunft? In einem Leben, das ich künftig ohne meinen Vater erleben würde? Eine Säule, ein Anker weniger im Leben.

Ein Mann, der nicht mehr konnte, der erlöst wurde, der zum Glück so friedlich einschlief. Ich war froh, dieses Bild auf ewig in meinem Herzen tragen zu dürfen. Ein Bild, das ich nie hatte anschauen wollen. Und jetzt? War er tot. Aber ich empfand das anders. Ich wusste: Er war angekommen.

Ich für meinen Teil war für heute zumindest bei der Fähre angekommen. Ich kroch lieber unter Deck. Meine Augen blieben auf der Überfahrt nicht trocken, meine Gedanken sprangen beständig zwischen Vergangenheit und Zukunft hin und her.

Und dann endlich: Langeoog.

Ein Eiland, auf dem ich so viel meiner Kindheit und Jugend gelebt und erlebt hatte. Nächtliche Lausbuben-Touren. Natur und kleine Abenteuer. Und große Gefühle. Für Sabine. Meine einstmals so geliebte Sabine. Die gemeinsame Zeit mit ihr, meiner Traumfrau, die ich mich nie traute anzusprechen – und die doch plötzlich hier war. Mit einem wie mir, einem fetten Buben, dessen Onkel ein Pferdehof auf Langeoog gehörte. Egal, warum sie damals mit mir kam: Diese Glückswelle wollte ich reiten. Ohne jeglichen Hintergedanken. Sie war da, bei mir. Das genügte mir.

Eine andere Erinnerung griff wie eine Hand in die vorherige: die Nacht, in der meine Mutter glaubhaft versicherte, dass sie jeden Augenblick sterben würde. Weshalb dann ich – und letztlich nur ich – vor Angst tausend Tode starb. Ein Sinnbild für unser Verhältnis: Sie rief, ich kam und half. Und nun, da ich glaubte, nicht helfen zu können, niemand würde helfen können – sah ich mein eigenes Leben am seidenen Faden.

Erst am Morgen danach hob sich der Schleier: Meine Mutter war schlicht angetrunken gewesen. Hatte einen Rausch von einem langen, weinbrandseligen Gespräch mit meinem trinkfesten Onkel. Es war die Nacht gewesen, in der beschlossen wurde, dass es bald an mir war, diesen Hof zu erben, die Weiden und Gebäude, weshalb die Erinnerung wahrscheinlich sich auch genau jetzt, bei meiner Rückkehr nach Langeoog, zurückmeldete. Es war dies auch die Nacht, in der noch niemand ahnte, dass mein Onkel noch einmal heiraten und ihn seine Frau noch einmal zum Vater machen würde. Ich war mein Pferdeprinzen-Erbe also schnell wieder los (und war froh darüber).

Zurück an Bord. Das Schiff näherte sich dem Hafen.

Ich war in einer Stimmung, die ich als melancholisch-schön bezeichnen würde – all diese E-Wörter kreisten in mir: Eindrücke, Erinnerungen, Emotionen, Erlebnisse, Erfahrungen, Enttäuschungen.

Dazwischen wieder kritische Gewissenbefragung: Geht es mir nun gut oder nicht? Antwort, aus der Hüfte: Ich weiß es nicht. Ich ließ mich treiben. Meine Aufgabe war es, so sah ich das, herauszufinden, wohin ich trieb. Deshalb war ich dort, am Strand, in den Dünen, im Dorf, in mir.

Nur zum Pferdehof, nein, das schaffte ich nicht. Noch nicht.

Ich hielt Sicherheitsabstand vor meiner eigenen Erinnerung.

Es kamen mir so alberne Fragen ins Hirn geschossen: Was ist Zeit? Wie viel davon bleibt mir, wohin ist sie gegangen, wie will ich die vor mir liegende verbringen?

Seit Ewigkeiten hatte ich das erste Mal – zumindest – das Gefühl, welche zu haben: Zeit. Zeit für mich. Immerhin. Zeit, um Zeit zu haben. Das war der pure Luxus.

Nicht getrieben zu sein, nicht im Hamsterrad zu strampeln. Nicht immer funktionieren zu müssen, so wie in den vergangenen und in den nächsten Wochen.

Teetrinken, Zeitunglesen, Spazierengehen. Nachdenken.

Ich ließ Zeit verrinnen, und das endlich einmal wieder, ohne ein Gefühl von Nutzlosigkeit in mir hochsteigen zu spüren. Ich empfand diese Tage als (wieder)gefundene Zeit. Wo nur war sie auf der Strecke geblieben?

Eine Erkenntnis dieser Tage: Es war gut, nicht zu verdrängen, sondern zuzulassen, aufzuarbeiten. Keine Ahnung, ob es mir gelang. Wahrscheinlich nicht, nicht so bald, nicht so schnell. Zu flüchtig waren die Gedanken. Ein Meer voller Emotionen, auf dem die Insel Sicherheit brachte – aber Rettung? Immerhin war ein Anfang gemacht.

Ich pflegte meine Rituale. Aufstehen, Sport, Brötchen holen, Essen, Laufen, Trinken. Die Pfeiler, auf denen ein jeder Tag stand, sie blieben stabil, sie wurden um kein Jota verändert. Nur die Zwischenmahlzeit, der Gefühlssnack wurde ein anderer.

Mein Mobiltelefon war der einzige Kontakt zum Festland. Nach Hause telefonierte ich aber nur selten. Dort verhandelte ein guter Freund gerade die Immobiliensache

»Armsheim«. Es zeichnete sich ab, dass es nicht klappen würde. Die Verhandlungen liefen zäh. Zunächst enttäuschte mich der Gedanke, das wohl nicht bekommen zu können, was ich bekommen wollte. Aber schließlich: »Wir lassen es« – die Absage waren meine ersten Worte, nachdem ich den Gipfel erklommen hatte. Ich stand auf der Spitze der höchsten Erhebung der Insel, der Melkhörndüne. Rund 20 Meter hoch, und ich schaute auf den Meeresspiegel da unten im Tal.

Ich spürte das Salz auf den Lippen, und es schmeckte mir, ausnahmsweise.

Dann wieder Gedanken an Krankheit und Tod.

Vor nahezu einem Jahr hatte kein Arzt auch nur einen Pfifferling auf mich gegeben. Der Tod war nahe – und er war mir egal.

Ich suchte das Grab meines Onkels auf dem Dünenfriedhof, fand es nur nach langem Abschreiten der Reihen. Ein schmuckloses Stück Rasen. Sinnbildlich für ein Leben voller Widersprüche, Kämpfe gegen sich und andere. Allesamt hatte er sie verloren. Ihm blieb nichts, kein Grabstein, keine Erinnerung, nicht einmal eine Blume. Die Leere empfand ich als Ausdruck seiner Härte. Ich beschloss, ihm einen Grabstein mit Gravur zu kaufen. Es war das Mindeste, was doch niemand für ihn tun wollte.

Dann wieder weiter, durch Gestrüpp ans Wasser. Erinnerung, alte Heimat.

Ich denke: Du hast Schiffbruch erlitten. Aber du bist nicht gestrandet. Ganz so, wie es Marta und ihre Jungs von »Die Happy« singen in einer ihrer wundervollen Balladen. »Stranded« – ich hörte sie oft in diesen Tagen. Ich wollte die

Seele baumeln, die Gedanken fahren und die Tränen laufen lassen. Egal, wie stürmisch es war, meine Lebens-Rettungsboote, sie blieben. Freunde, Kollegen, Vertraute. Sie begleiteten mich, warfen mir Westen zu, Ringe. Noch immer. Obwohl ich immer wieder abtauchte.

Auf Langeoog habe ich ein Stück weit gelernt, mit Ruhe zu leben. Ich habe gelernt, sie zu ertragen. Erkannt, dass es mir möglich ist, dem Aktionismus auch einmal zu widerstehen. Ich habe gemerkt, dass Leben auch schön sein darf. Immer wieder saß ich im Café Leiß oder im He'Tant, genoss meinen Sanddorntee aus Tassen mit dünnen Wänden, hörte die unbeschwerten Kompositionen von Wolfgang Amadeus, den Jazz von Melody Gardot, schaute aufs Meer aus der Strandhalle heraus. Ich sah versöhnlich und zuversichtlich in die Welt. Nur um den Ponyhof machte ich noch immer einen großen Bogen.

Ich habe viel erkannt bei meinen Wanderungen und meinen Teestündchen. Aber vieles dort verstand ich auch nicht – oder besser: Was ich sah, zeigte mir, dass ich etwas in mir nicht verstand. Ich sah so viele Übergewichtige um mich herum. Sie stopften. Sie genossen, lachten, lebten. Ich ertappte mich dabei, wie ich sie beneidete. Ich als Leichter machte es mir im Gegensatz zu den Schweren schwer, ich nahm Mikromengen Sanddornsaft, ungezuckert, in meinen Tee, der natürlich nur mit Süßstoff gesüßt war. Die fülligen Menschen in den Cafés wirkten so unbeschwert und lebensfroh. Sie aßen Mengen, die ich nicht in einer Woche zu mir nahm, und ich hielt mich schon für mutig, Bruchteile eines Saftes zu 26 Kalorien auf 100 Milliliter zu teelöffeln.

Die Kalorien im Leben – sie waren ungerecht verteilt.

Der letzte Bummel über das Eiland brachte dann doch noch einen kleinen Erinnerungsschock: In einem Jackengeschäft stand ich plötzlich der Besitzerin gegenüber – es war meine Ex...Tante. Sie stand hinter der Kassentheke, ich davor. Ein seltsames Bild: Doppelte Verlegenheit mit Dame. Wir fanden keine Worte. Sie sagte nicht, dass ich dünn aussähe. Aber sie dachte es. Das sah ich. Mir egal. Hauptsache, sie sagte nicht, dass ich dick aussähe. Wir unterhielten uns. Wir tauschten uns aus. Es war angenehm. Ich komme noch mal rein, sagte ich, und ich würde Wort halten. Sie verkaufte Jacken. Sie gefielen mir. Also kaufte ich Jacken. Man muss ja nicht gleich alle Laster über Bord werfen.

Blauer Himmel über dem Wattenmeer, Vögel, die sich im Formationsflug übten.

Ich reiste ab, verließ dieses Idyll.

Im Gepäck schöne Tage und viele Fragen, die ich schmutzwäschegleich in den Alltag transportierte. Was hatte sie mir gebracht, diese Woche Langeoog? Freude, Enttäuschung, Lachen, Tränen, Schwermut, Ausgelassenheit – Langeoog, der Ort einstiger Unbeschwertheit war zum Katalysator geworden. Zu einem Ort zwischen Leben und Tod. Zwischen mir, meinem Vater, meinem Onkel, Vergangenheit und Zukunft.

Vergangenheits-Zukunfts-Gegenwartsbewältigung.

Ich würde es spüren, später. Dessen war ich sicher. Ich würde wiederkommen. Wahrscheinlich.

Eine Entscheidung traf ich sogleich, noch vor der Heimreise: Ich brauchte wieder Ansprache. Eine Folgetherapie zu Prien, die mich wirklich aufrichtete, nach der ich mich ausrichten konnte – das fehlte mir, darum würde ich mich sofort noch intensiver kümmern. Das ist das Schöne am Kopf-frei-Kriegen: Danach ist auf einmal viel klarer, was das Wichtigste ist. Es ist schlicht das, was beim Wieder-Einräumen des Kopfes am meisten hervorsticht oder am lautesten »Hier!« schreit.

Ich fand schon sehr bald eine Psychologin, deren Name klang wie ein raffinierter Nachtisch: Jocelyne Reich-Soufflet. Das hätte mich vielleicht abschrecken sollen – aber das tat es nicht.

Zum Glück.

Denn diese Frau war ein Volltreffer. Sie ist es!

Kompetent, pointiert, interessiert – brillant.

Schon die ersten Kontakte waren großartig. Sie brachten mir binnen einer Stunde mehr Aha-Gefühle als acht Wochen Prien.

Genau: Prien. Wenn ich nur daran denke, was sie über meine Zeit dort gesagt hat.

»Um Himmels willen!«, sagte sie. Ihre Analyse war ein Volltreffer und deckte sich mit meinen Eindrücken: Ein Klinikbetrieb mit klarem Therapie-Konzept und auf Kleine-Mädchen-die-nix-essen-Verhalten abgestimmten Regeln, die wenig Flexibilität zulassen. Und die es quasi unmöglich machen, auf Leute einzugehen, die nicht in dieses Raster passen. Sie sagte das nicht vorwurfsvoll. Es ist eben so. Warum drumherum schwadronieren? »Ein 43 Jahre alter magersüchtiger Mann macht Angst«, sagte sie. »Er bringt die Routine völlig durcheinander.« Auch ihre. Und in dem, was folgen musste, waren wir uns auch einig: Der Außenseiter musste angepasst werden. Koste es, was es wolle. Von Individualität waren dort nicht einmal Spurenelemente erwünscht – sofern sie nicht ins Raster passte. Ich trug zwar Mädchenjeans in Größe 26 – das heißt aber nicht, dass mir auch eine Mädchentherapie passte. Über all dies einigten wir uns in den ersten zehn Minuten, und ich wusste: Bei dieser Frau war ich an der richtigen Adresse. Alleine die selbstgeschossenen Bilder aus ihrer französischen Heimat an der Wand sagten mir: Diese Frau hat den Blick für das Wesentliche, für die Details. Sie hat so viel Lust auf Leben und so viel Liebe dafür. Und sie kann so klar sein. So uninterpretierbar. Wir begannen im Herbst 2010 ein Gespräch, das wir heute noch weiterführen. Sie hat mich dorthin gebracht, wo ich heute bin. Zurück ins Leben, auch wenn ich noch einige Umwege zu gehen hatte, bis ich ankam.

Doch ich wusste, ich hatte meine Begleiterin gefunden. Auch darum wollte ich mir besondere Disziplin auferlegen, was die Besuche bei ihr anging. Montag sollte fortan mein Therapie-Tag sein, ich würde diese Termine einhalten – komme, was da wolle. Und wer kam und wollte schon am ersten Montag in der neuen Zeitrechnung etwas von mir?

»Christian, kannst du ...?«

»Mama. Heute ist Montag. Du, ich habe wenig Zeit, ich muss zur ...«

»Keine Zeit? O.k., danke sehr.«

»Ja, aber ...« – »Nee, schon gut ...«

Aufgelegt.

Essen unter Freunden

Alleine essen macht nicht dick

Zuhause war es immer noch am stillsten. Eigentlich ideal, um zu schlafen. Aber da ist seit Jahren schon diese Unruhe in mir, wie ein unhörbares Ticken, das mir jede Nacht zur Qual macht. Denn ich habe nie die Verwegenheit, den Mut zu sagen: Ach scheiß drauf, dann machst du halt so lange durch, bis du umfällst. So etwas tut man ja nicht. Also lege ich mich immer brav hin, irgendwann um Mitternacht, wenn die Schmerzen und die Mattigkeit des Körpers den rastlosen Geist leichter überzeugen können – und wenn der Morgen nicht mehr so fern scheint. Und dann liege ich meist wach. So auch in dieser Nacht. Ich lag im Bett, konnte nicht schlafen und tat, was ein Rastloser im Bett tut: in Gedanken rotieren. Ich wühlte in meinen Erinnerungen, in der Vergangenheit. Noch schlimmer: Ich wühlte in den Menschen aus meiner Vergangenheit – und sah dabei alle Verletzungen, die sie mir zugefügt hatten, aber auch die – noch viel schlimmer –, die ich ihnen zugemutet hatte.

Ich versuchte, mir über Freunde klar zu werden.

War da noch jemand? Wenn ja, wer war noch da und wer nicht mehr? Wer war gegangen, wer geblieben? Geblieben waren nur wenige. Viele waren fort, manche schon lange. Da waren einige, die sich zu Anfang eher als irrlichternde Panikbegleiter hervortaten und sich dann in Windeseile abgesetzt hatten. Die hatten mehr Interesse an mir als Phänomen, als Symbol für etwas, das sie so noch nicht kannten. »Magersucht beim Mann – wusste gar nicht, dass es so was gibt.« »Alter, hast du gesehen, wie *dünn* der ist?« Als der Hype sich verloren hatte und sich bei mir nichts tat, als alles immer nur schlimmer und vor allem unbequemer wurde, sahen und gingen sie weg. Ich konnte das verstehen, gekränkt war ich dennoch.

Andere haben tatsächlich geholfen. Ohne dass ich danach fragen müsste. Das war letztlich die Grundbedingung, denn darum bitten – das hätte ich nie gekonnt. Das konnte ich noch nie. Ich wollte keine reaktive Fürsorge.

Beim Sieben des Freundes-Sandes wurde schnell klar, wer »fein« genug war, durch dieses Raster zu passen und wer als Steinchen auf der Strecke blieb.

Als ich komisch wurde, sonderbar, immer seltsamer, es anstrengend war mit mir, ich Arbeit bedeutete, wussten plötzlich viele mit mir nichts mehr anzufangen. Bislang war ich zumindest immer für irgendetwas nützlich gewesen. Ich taugte für allerlei, meine Beziehungen, heutzutage Netzwerk genannt, waren beachtlich, und so war es oft ein Geben von mir und ein Nehmen der anderen: Ich habe gerne gegeben, ja ich drängte meine Hilfsbereitschaft und Großzügigkeit geradezu auf. »Nimm!, Nein, klar, kann ich besorgen.« Und ehe ich hätte den Rückzug antreten müssen, habe ich immer geliefert, koste es, was es wolle. Lieber habe ich aus eigener Tasche gezahlt, als zu sagen: »Du, schade, sorry, hat nicht geklappt.« Tickets, Trikots, Jobs, Praktika … Du hast ein Problem? Wenn es einer lösen kann, dann der Frommert, der Besorger und Erlediger, der Christian vom Dienst.

Ich habe auch bitteres Lehrgeld gezahlt in meiner Sucht, Gutmensch zu sein, in der fixen Idee, Probleme anderer zu meinen zu machen.

Am Ende meiner Spendentour durch die Roseneck-Klinik in Prien saßen wir wieder einmal in einer Gruppentherapiestunde, als eines der Mädchen ihren Traum vom Leben erzählte. So gerne würde sie sich lösen von ihrem aktuellen Umfeld, nur wisse sie nicht wie, weil ihr die finanziellen Mittel fehlten, den gordischen Knoten zu zerschlagen, der sie noch in ihrer alten Welt hält. Sie hatte noch nicht zu Ende erzählt, als ich schon einen Brief formulierte. Ich hatte die Mittel, ich würde sie ihr geben, und sie könne ja ab und an für mich arbeiten. Und wenn nicht, dann eben nicht. Zunächst dachte sie wohl, dass da der ältere Herr sich die Gunst einer jungen Frau erkaufen will. Als sie merkte, dass sie es mit einem echten Wohltäter zu tun hat, willigte sie ein. Sie zahlte sogar einen Teil zurück. Auf den Rest warte ich noch, sie hat sich nicht mehr gemeldet.

»Schön doof«, werden Sie sagen. »Selbst schuld!«, werden Sie sagen. Und ich sage: »Sie haben recht.« Doch es sollte schlimmer kommen.

Kaum war ich zurück vom Chiemsee, klingelte das Telefon. Es hatte sich offenbar herumgesprochen, dass man den Frommert melken konnte. Eine Mitpatientin, mit der ich nur spärlichen Kontakt gehabt hatte, war dran: Sie wolle die Chance auf ein neues Leben beim Schopf packen und mit ihrer besten Freundin in München zusammenziehen. Nun fehle aber Geld, weil der Job ja erst im Herbst beginne. Christian, hilf! Christian half. Es dauerte wenige Minuten, bis die gewünschte Geldmenge erbettelt und von mir überwiesen war. In Sachen Rückzahlung ließ ich mich ein paar Monate belügen, um dann offenbart zu bekommen, dass die junge Dame nicht im Traum daran denke, mir das Geld zurückzuzahlen. Keinen Cent. Die Begründung war einleuchtend: »Ich habe es nun mal nicht. Aus. Ende der Diskussion«. Und so hat sie Dauer-Darlehen von mir bekommen.

Ich wollte wirklich helfen. Menschen, die ich eigentlich nicht mal kannte. Es war ein wirklich inneres Bedürfnis, Not zu lindern. Derart ausgenutzt zu werden schmerzte. Aber ein bisschen ist es wie mit Anna, geheilt haben mich diese einschneidenden Erlebnisse nicht.

Mein Helfersyndrom ist allgegenwärtig. Auch daran kann man Menschen gewöhnen. Vielleicht habe ich auch hier wieder unterschwellig versucht, mir Zuneigung zu erarbeiten, sie für mich zu sichern und zu konservieren. »Entscheide dich für mich, und du bekommst noch ein dickes Extra dazu.« Erst im Rückblick habe ich gemerkt, dass die, die geblieben waren, nie etwas dafür verlangt hatten. Im Gegenteil.

Die Feinen, die nicht im Sieb hängengeblieben waren, das waren und sind die Menschen, die mich liebten, die mich in ihr Herz geschlossen hatten – und die mich nicht aufgaben, als sie meine Faxen dicke hatten. Einige sollten später sagen: »Wir wussten nicht mehr, wie wir mit dir umgehen sollten.« Aus ihrer Sicht war das sicher richtig. Denn: Mit mir war nicht mehr umzugehen. Aber ich hätte einen Abschied mit lautem Knall der lautlos geschlossenen Tür allemal vorgezogen. Denn es gab Menschen, die ich gesucht habe, als es mir wieder besser ging. Ich habe sie nicht mehr gefunden.

Ich hatte es meinen Freunden aber wirklich auch schwer gemacht. Mit Leichtigkeit. Da waren weiß Gott viele, die ich weggebissen habe in meinem Wahn, in meiner Fixierung auf diese Pseudo-Geliebte. Ja, an dieser Stelle passt das Bild von der Geliebten Anna wieder perfekt. Wohl jeder hatte in seinem Freundeskreis mal jemanden, der wegen einer neuen Liebe alle anderen sozialen Kontakte herunterfährt. Zum einen, weil er glaubt, er braucht niemand anderen mehr. Der Spruch fiel mir ein: Von der Luft und der Liebe leben. Haha, wie treffend. Genau das hatte ich auch getan, wobei: Liebe war wenig dabei, nur Luft stand viel auf dem Speiseplan. Zum anderen igelt sich so jemand aber auch ein, weil er in sich die Angst trägt, dass ein Freund oder eine Freundin wohlmeinend diese irrwitzige Beziehung in Frage stellen könnte. Weil jemand ja wagen könnte, seine liebste Lebenslüge als solche zu entlarven. So jemand darf natürlich gar nicht erst vorgelassen werden, dem darf gar keine Gelegenheit gegeben werden, seine erst vorsichtigen, dann nachbohrenden Fragen zu stellen.

Ich habe wertvolle, herzensgute, mir in Liebe zugewandte Menschen brüskiert mit meinen Launen, sie genervt mit meinem durchschaubaren Abstreiten des Offensichtlichen (»Wieso? Ich esse doch!«), meinem Verweigern von letztlich doch so dringend benötigter Hilfe. Um es auf gut Deutsch zu sagen: Wie ein mürrischer, alter Hund habe ich sie mit ständig lautem Gebell vom Hof gejagt. Und ich war zu stolz, zu stur, zu überzeugt davon, dass ich recht habe und alle anderen im Unrecht sind, um den Canossagang anzutreten. Vielleicht war es mir auch einfach zu peinlich, denn eines der am schwierigsten auszusprechenden Worte deutscher Sprache ist noch immer: Entschuldige.

Nur wenige Menschen, sehr wenige, hielten das und mich aus und blieben. Sie blickten hinter diesen gestachelten Schutzschild aus Angst und Krankheit. Und sie halfen mir bis nahezu zur Selbstaufgabe. Vor allem Steffi.

Nie werde ich vergessen, was sie alles für mich getan hat. Wie könnte ich das je? Sie hat mich gerettet und dabei beschämt. Es ist mir auch heute noch unmöglich, die passenden Worte dafür zu finden, was diese Frau für mich getan hat, obwohl ich auch sie bisweilen wie den letzten Dreck behandelte. Ich schämte mich deswegen, aber ich hatte keine Kraft, über meinen Schatten zu springen. Die schlechte Laune zu leben, ihr freien Lauf zu lassen war einfacher, als gegen sie anzugehen. Sie sagte nur: »Christian, ich weiß, das bist nicht du.«

Steffi hatte für mich eine Art mobilen Pflegedienst eingerichtet – sie selbst war dieser Pflegedienst. In der schlimmsten Phase von Weihnachten 2009 bis Ende 2010 war sie quasi rund um die Uhr für mich da. Auf Abruf bereit. Und wir hatten ein festes Date: Das war immer wieder sonntags. Wenn ich überhaupt einen wiederkehrenden sozialen Kontakt hatte, ein Zusammensein-Ritual, dann dieses: Steffi kam am Sonntag gegen Spätnachmittag. Anfangs natürlich erst, nachdem ich gegessen hatte. Es war undenkbar, dass sich Menschen in meiner näheren Umgebung aufhielten, wenn ich aß. Jeder Blick, jedes Luftholen, jede Bewegung würde von mir sofort als Kommentar dazu aufgefasst werden, wie oder was ich aß. Jede Reaktion auf meine Vorräte, meine Nahrungsportionen, das gesamte Essens-Procedere hätte zu unweigerlichen Gewitterstürmen geführt. Also kam sie, wenn ich mit dem Essen fertig war. Später ließ ich es zu, dass sie sich zumindest in der Wohnung aufhielt, wenn ich aß – in einem anderen Zimmer, wenn es ging. Zumindest aber mir den Rücken zukehrend. Wehe, sie stand an der Theke der offenen Küche oder an meinem Siemens-Edelstahl-Kühlschrank, meinem Allerheiligsten, dem Tresor, Annas Schrein, dem Hüter des Magerquark-Grals. In dessen Bauch bewahrte ich kronjuwelengleich meine mageren Schätze auf. Oder anders: Wenn meine Beziehung zu Anna eine Art Liebesbeziehung war, dann war der Kühlschrank so etwas wie unser Schlafzimmer. Was darin geschieht, geht schließlich niemanden etwas an. Übertrat irgendwer, das galt auch für Steffi, nur ansatzweise und unabsichtlich dieses Gebot aller Gebote – »Du sollst nicht schauen in Frommerts kühlen Schrank« –, wurde ich fuchsteufelswild, war unfassbar aufbrausend und herrschte ihn an wie ein Teufel.

Aber in der Regel klappte alles ganz gut, und so klappte es also auch weiter.

Wir saßen also sonntags da auf meiner lindgrünen Eckcouch und schauten *Tatort*. Mir hat sich die Mystik und Romantik dieser deutschesten aller deutschen TV-Sehgewohnheiten zwar nie erschlossen. Vielleicht auch deshalb, weil der Täter so enttäuschend schnell auszumachen war und irgendwann der *Tatort* aufgehört hat, Krimi zu sein, sondern immer irgendwie zum Sozialdrama, zur Gesellschaftskritik oder eben zum Klamauk verkam. Vor allem aber, weil ich wegen meines Harndrangs immer dann wieder mein eigenes Tatörtchen aufsuchen musste, kaum dass ich die Couch wieder erreicht hatte.

Wir schauten dennoch. Ich war immer offen für Rituale, wusste, dass es Steffi viel bedeutete, und ich war ja nicht pausenlos Unmensch. Zudem waren meine Wochentage ohnehin nach TV-Sendungen eingeteilt, warum also nicht am Sonntagabend *Tatort* schauen? Es gestaltete sich auch recht einfach: Vor dem Fernseher sitzen, nicht viel reden, ein wenig das Drehbuch bekritteln, früh den Täter entlarven und sich ansonsten langweilen.

Dies war die Zeit, in der ich meine Füße fast nicht mehr spüren konnte. Eiskalt trotz Fußbodenheizung. Spröde, voll Wasser, voller Risse, voller Schmerzen.

Steffi ließ stoisch alle meine Demütigungen über sich ergehen – oder sie ließ sie schlicht abprallen –, und sie ließ sich auch meinen Obstsalat schmecken, den ich ihr stets reichte und bei dessen Zubereitung ich es zu einiger Perfektion brachte. Sie musste ihn essen, denn ich konnte es nicht ertragen, wenn jemand in meiner Umgebung nicht aß. Dann nämlich fragte ich mich: Wenig Essen, aber dennoch nicht mager. Wie kann das sein? Ich verglich meine Nahrungsaufnahme, setzte sie in irgendwelche obskuren Rechnungen ein und kam zum Schluss: Ich esse ja mehr als Steffi. Ich werde bald wieder zunehmen.

Sie saß während der Zubereitung auf der langen Seite der Couch, ich stand in ihrem Rücken, in der Küche. Wehe, sie drehte sich um! Ich legte mich danach auf die Recamiere der Eckcouch. Nun, ich lagerte meist nur kurz, weil ich immer wieder auf die Toilette musste. Ich jammerte in der Zeit immer wieder: »Meine Füße, meine Füße bringen mich um.« Trotz der Eiseskälte waren sie nicht taub, ich hätte es mir manchmal gewünscht.

Natürlich hatte ich mir in meinem Shoppingwahn längst ein Fußbade- und -massagegerät besorgt – das aber die ganze Zeit unbenutzt herumstand. Steffi brachte mir dafür eines Tages die passenden Essenzen und Mittelchen mit. Sie bereitete das Wasser, kochte auf und kühlte ab, bis ich das Gefühl hatte, jetzt passt es mir. Eine Wohltat, eine Wiederbelebung nicht am falschen, sondern genau am richtigen Ende! Wenn ich dann mal wieder Wasser lassen musste, trocknete Steffi meine Füße ab, ich flitzte hinaus und steckte hinterher meine Füße wieder unter die Wasserdecke.

Danach nahm Steffi sich meine Füße noch richtig vor, massierte sie und cremte sie ein. Sie übte dabei nur sanften Druck aus, war zugleich behutsam und hochwirksam. Es war herrlich. Es war auch demütigend, schließlich waren wir zwar nahe Freunde, uns aber eben nicht körperlich nah – doch in erster Linie war es unsagbar wohltuend und schön.

Später haben wir sonntags auch immer mal ein Süppchen gekocht. Und nicht einmal jeder sein eigenes. Sie wusste mittlerweile, was und wie ich die Speise haben wollte. Sie ließ sich ein auf das fettlose Anbraten des Gemüses. Sie nahm ein Brötchen dazu, ich ein Bröckchen Zucchini oder Kohlrabi. Alles war prima, alles hätte so weitergehen und Teil einer schleichenden Besserung werden können.

Aber ich wollte keine Besserung. Anna wollte keine Besserung. Sie wollte, dass diese Frau mich nicht mehr anfasst und mich nicht mehr mit ihrem Essen vollstopft. Irgendwann habe ich unsere Suppenküche geschlossen. Beschlossen, dass mir *Tatorte* gestohlen bleiben können. Ebenso wie die visuelle Aufarbeitung der gigabyteweise auf Festplatte abgelegten Sendungen, die Steffi und ich manchmal als Vorprogramm anschauten. Ich wusste, dass ich nun einen Großteil nie anschauen würde. Warum auch? Sie waren da, das genügte erst mal. So habe ich mich zusammen mit Anna wieder in mir selbst eingeschlossen.

So hätte ich fast auch Steffi verprellt, diese wunderbare, ehrliche, aufrichtige Freundin. Aber sie ließ sich nicht verscheuchen, sie war auf beeindruckende Weise bissresistent. Und so wurde sie zu einer unschätzbar kostbaren Begleiterin, die mehr als jeder andere Mensch die schlimmsten Phasen meiner Krankheit miterlebt hat. Haut- und knochennah, sozusagen. Ich hatte sie eines Tages gebeten, ihre Sicht von damals aufzuschreiben – sie ist eine versierte Schreiberin und vor allem Beobachterin. Wie ich es von ihr gewohnt bin, lieferte sie prompt. Ich hatte es befürchtet. Monatelang lag die Datei ungeöffnet auf meinem Rechner. Ich hatte Angst davor, Wahrheiten zu lesen, weil ich wusste, dass sie unprätentiös, klar und wahrhaftig rüberkommen würden. Ihre Worte lösen in mir noch immer einen Schock aus:

Christians Veränderung bemerkte ich schon, bevor seine Krankheit für mich sichtbar war. Sie begann mit einer Zeit des Schweigens. Zehn lange Monate hatte ich Christian nicht gesehen, war unser Kontakt für unsere Verhältnisse eher spärlich.
Ich wusste, dass Christian ab dem Spätsommer 2008 mehrere Monate in Südafrika sein würde. Wir hatten wenig Kontakt in dieser Zeit. Ende Dezember meldete er sich, für mich überraschend, mit dem Vorschlag, dass wir uns auf einen Kaffee treffen könnten. Dabei sagte er mir

auch, dass er sehr stark abgenommen habe. Ich war also nicht unvorbereitet, als wir uns trafen. Aber als ich ihn dann gesehen habe, war ich erschüttert. An meiner Seite saß ein schwer kranker Mann, der nur noch ein Schatten seiner selbst war. Aus einem gut gelaunten, selbstsicheren Menschen, der stets eine kraftvolle Stimme hatte, war ein magerer, unsicherer Mann geworden, der mit brüchiger Stimme sprach. Ich habe gleich gesagt, dass er schwer krank ist und sich dringend Hilfe suchen muss. Aber Christian versuchte mich zu beruhigen, indem er sich selbst täuschte. Er glaubte, die Krankheit selbst »in den Griff« zu bekommen, weil er doch »gerne lebt« und auch »gerne isst«, wie er sagte. Ich war ratlos und konnte erst einmal nur genau hinschauen, versuchen, ihm wieder näherzukommen, ihn an seine Worte zu erinnern. Ich habe mich auf ihn und seine Anorexia eingelassen. Ich hatte keine Ahnung, was das genau bedeutet. Aber ich wollte und will Christian nicht verlieren.

Einen guten Monat später feierte Christian seinen Geburtstag in Hamburg. Dort sah ich ihn das nächste Mal. Er war noch dünner geworden, seine Gesichtsfarbe war besorgniserregend gelblich, seine Stimme noch leiser geworden. Der sehr rasante Verlauf der Krankheit wirkte auf mich wie ein Altern im Zeitraffer.

Christian arbeitete wie immer nahezu besessen weiter, war getrieben, gönnte sich keine Ruhe.

Ich war ratlos. Und suchte meinerseits Hilfe. Mitte März hatte ich einen Termin in einem Zentrum für Essstörungen. Ich wollte wissen, was ich für Christian tun konnte, was ich vor allem auf keinen Fall tun durfte. Gelesen

hatte ich zu diesem Zeitpunkt schon viel über die Magersucht, aber die meisten Ratgeber wenden sich an die Eltern minderjähriger Mädchen. Ich weiß jetzt, dass »Anna« die Suchtkrankheit mit der höchsten Mortalitätsrate ist. Ihre Folgen sind schrecklich, die Menschen zerstören sich selbst, und sie glauben bei allem auch noch, die Kontrolle über ihren Körper zu haben. Die Beraterin klärte mich schonungslos auf. Ich wollte Christian nicht verlieren, musste also extrem vorsichtig sein, denn Magersüchtige brechen schnell Kontakte ab, machen dicht und lassen niemanden mehr an sich heran. Das durfte nicht passieren, das hätte ich mir nie verziehen.
Doch gleich mein erster Ansatz, Gelerntes anzuwenden, endete fast in einer Katastrophe für mich. Mein Versuch, mit Christian über seine Zukunft und damit über seinen derzeitigen Zustand zu reden, wurde von ihm sehr brüsk abgewehrt, und meine Angst um ihn, die ich ihm mitteilte, wurde lächerlich gemacht. Das war ein sehr dunkler Abend in meinem Leben. Im Rückblick weiß ich, dass ich es in diesem Moment zum ersten Mal direkt mit seiner Anna zu tun bekam und nicht mehr mit Christian selbst. Sie ist viel stärker als er. Er vertraut ihr mehr als sich selbst und den Menschen, die ihm zugewandt sind. Es ist für diese Menschen unglaublich schwer, damit umzugehen.
Das war die Zeit, in der Freunde sich zu Rettungsaktionen zusammenschlossen, sich mit seiner Schwester in Verbindung setzten, die wiederum mit einem Arzt verheiratet ist, dessen Diagnostik und medizinischen Fähigkeiten Christian vertraut. Ich tat Dinge, die mir meiner

Meinung nach eigentlich nicht zustehen, rief die Schwester an und bat sie dringend, sich auch Rat zu holen, damit die Hilfe gut gesteuert und Rücksprache mit Fachleuten gehalten werden könnte. Doch diese Aktion verpuffte schnell, vermutlich zuletzt deshalb, weil Christian sich per Mail bei diesen Freunden meldete und versuchte, abzuwiegeln. Im Nachhinein erscheint mir die zufällige Tatsache, dass er diese Mail am 1. April verschickte, wie eine Ironie des Schicksals.

Christians Zustand verschlechterte sich weiterhin deutlich sichtbar. Die Haare wurden dünner und auch weniger, er ging extrem langsam, sprach langsamer und weiterhin ohne Kraft in der Stimme. Die Haut wurde insgesamt dünner und empfindlicher, und jede noch so kleine Unachtsamkeit seinerseits verursachte kleine Wunden, die nicht gut heilten. Dazu kam Wasser in den Beinen, das Treppensteigen wurde für ihn zur Qual. Wenn wir ins Kino gingen und Christian während der Vorstellung mal auf die Toilette gehen musste, hatte ich Sorge, dass er die schwere Tür zu den Kinosälen gar nicht mehr aufbekäme.

Mitte April 2009 fand eine Untersuchung in der Praxis von Christians Schwager statt. Die Ergebnisse waren – alles andere wäre ein Wunder gewesen – niederschmetternd. Es bestand dringender Handlungsbedarf, und einen Monat später kam der Moment, der vieles einfacher machte: Christian sprach das erste Mal von Essstörung und Magersucht. Endlich war das kein Tabuthema mehr. Ich war sehr erleichtert. Ich gestand ihm, dass ich schon in einer Beratungsstelle war, und ich gab ihm die Kon-

taktdaten zu den beiden Zentren für Essstörungen in Frankfurt.

Die Zeit lief, aber es tat sich wenig Sichtbares. Christian veränderte sein Essverhalten nicht, also nahm er weiter ab. Meine Angst wurde immer größer, denn Christian hatte einen BMI, der lebensbedrohlich ist. Und ich wusste, dass viele Magersüchtige im Schlaf sterben, weil das durch die Anorexia gequälte Herz, das ohnehin schon verlangsamt schlägt, nachts noch langsamer wird – und manchmal ganz aufhört zu schlagen. Ich stand ständig unter Strom, nahm ganz gegen meine Prinzipien leichte Beruhigungsmittel, damit ich die Tage durchstand und meiner Arbeit nachgehen konnte. Ich hangelte mich von Lebenszeichen zu Lebenszeichen, und es war schwer, dabei nicht aufdringlich und »übergriffig« zu werden.

Im Dezember 2009 flog Christian, der trotz all dieser gesundheitlichen Einschränkungen und der extremen Schwäche weiter arbeitete, beruflich nach Südafrika. Zurück an den Ort, wo dieser Schub der Essstörung begonnen hatte. Ich brachte ihn zum Flughafen und musste zusehen, wie er durch die Sicherheitssperre ging, als ginge er zum Schafott. Ich war mir nicht sicher, ob ich ihn lebend wiedersehen würde. Und es ging ihm in Südafrika auch sehr schlecht. Nach dieser Reise waren die vom Schwager ermittelten Werte so bedrohlich, dass ein sofortiger Klinikaufenthalt notwendig wurde, um Christian am Leben zu erhalten. Ich denke, dass alle, die in Sorge um ihn waren, sehr viel Hoffnung in diesen Klinikaufenthalt steckten. Doch er war mehr als kontraproduktiv, im Grunde eher ein Desaster. Die Klinik beschränkte sich darauf, viele Untersuchungen durchzuführen, und sie schaffte es nicht einmal, auf die speziellen Bedürfnisse eines magersüchtigen männlichen Patienten mittleren Alters einzugehen. Und so nahm Christian, für mich unfassbar, dort noch weiter ab. Immerhin veränderte dieser Schock sein Essverhalten aus seiner Sicht sicher drastisch, aus meiner Sicht eher nur wenig. Aber immerhin, es veränderte sich etwas.

Er begann wieder, Kohlehydrate zu essen.

Es war ein langer, kalter und schneereicher Winter, was für die ewig frierenden Anorektiker sehr hart ist. Die Hände und Füße sind immer extrem kalt. Die Kälte laugt aus. Zu allem Überfluss gab es wieder eine Dienstreise, dieses Mal nach Kanada. Wieder brachte ich Christian zum Flughafen, wieder war ich mir nicht sicher, ob er die Anstrengungen dieser Reise überstehen würde. Er schaffte es wieder, ich nahm es auf wie ein Wunder.

Mit seinem Geburtstag im Februar 2010 kam der längst überfällige Entschluss, in eine Spezialklinik zu gehen. Es gibt nicht allzu viele gute Kliniken für Essstörungen, einen guten Ruf hat die Klinik Roseneck in Prien. Ende April war es so weit, und wieder gab es in mir viel Hoffnung, dass die Experten etwas bewegen könnten, Christian helfen könnten. Wir packten gemeinsam für den Aufenthalt, und ich werde niemals den Moment vergessen, als wir uns am Tisch gegenübersaßen, alles war fertig, und Christian auf mich so schwach und traurig, ja verzweifelt wirkte, dass ich befürchtete, er würde die Nacht vor der Aufnahme in die Klinik nicht überleben. Noch dazu hatte er jedes Angebot abgelehnt, in die Klinik ge-

bracht zu werden. Er fuhr also alleine mit seinem Auto die lange Strecke, schwach, wie er war. Es war eine harte Nacht, ein langer Vormittag für mich, bis endlich der erlösende Anruf kam, dass er gut angekommen war. Ich kann meine Erleichterung gar nicht beschreiben, die sich erst einmal durch ein Meer von Tränen Bahn brach. Ich hatte wieder Hoffnung, und ich klammerte mich an jeden Strohhalm.

Christians Klinikaufenthalt änderte etwas in mir. Ich wurde ruhiger, die bohrende Angst wich zurück. Es war, als wäre eine Last von meinen Schultern genommen. Es war trügerisch, sich in irgendeiner Sicherheit zu wiegen, aber ich konnte durchatmen und hoffen, dass die ausgebildeten Fachleute das Richtige tun würden. Doch ich merkte schnell, dass ich entweder die Fachleute über- oder die Anorexia unterschätzt hatte.

Als ich Christian Mitte Juni aus Prien abholte, bereitete er mich schon darauf vor, dass er kaum zugenommen hatte. Er holte mich am Bahnhof ab und wirkte ganz anders als vor dem Klinikaufenthalt. Er war viel vitaler, seine Augen hatten wieder mehr Glanz, er sprach wieder mit kräftigerer Stimme – und er ging wieder in normalem Tempo. Er wirkte insgesamt stabiler. Es war mir ein Rätsel. Er hatte sein Essverhalten in Prien geändert und damit leicht verbessert. Ich bin für kleine Schritte sehr dankbar, weil ich weiß, dass sie für magersüchtige Menschen sehr groß sind. Christian hatte sich auch zum Experten seiner Krankheit gemacht, dort in der Klinik. In jeder Beziehung. Und nun ging es zurück, und keinerlei Nachsorge greift für diese Kranken, denen in der Klinik alles abgenommen

wurde und die in keiner Weise auf das Leben danach, den Alltag, vorbereitet wurden. Aber – und das zählte für mich erst einmal – sein Zustand hatte sich deutlich verbessert, er schien stabil zu sein.
Erneut stürzte sich Christian in seine Arbeit, er hielt das Level, das er aus Prien mitgebracht hatte, jedenfalls schien es mir so. Und er hatte eine andere Therapeutin hier vor Ort. Sie ist die Richtige für ihn, findet den richtigen Ton, ist klug und empathisch. Ich bin sehr froh, dass er sie gefunden hat.
Ich will ihn nicht verlieren. Ich möchte so sehr, dass es ihm gut geht und er seine innere Ruhe findet, dass er Kraft schöpfen kann und wieder ein wenig so wird, wie er einmal war. Christian ist neben meinen Kindern einer der wichtigsten Menschen in meinem Leben. Er ist in meinem Herzen, für immer. Er ist mein innigster Freund, bewohnt von (m)einem Feind, einer Krankheit namens Anorexia, die ich gerne vertreiben oder doch zumindest in ihre Schranken weisen möchte. Aber das kann ich nicht, so gerne ich das auch möchte. Das kann nur Christian selbst. Ich kann ihn dabei lediglich ein wenig unterstützen, und diese harte Tatsache einzusehen und zu akzeptieren ist sehr schwer. Das ist die Herausforderung, so fühle ich, die das Leben mir derzeit stellt.

Können Sie sich vorstellen, dass ich Rotz und Wasser geheult habe, dass ich immer wieder heule, wenn ich diese Zeilen lese? Welch wunderbare Menschen nehmen diese Lasten, diese Mühsal und diese Ängste auf sich, um einem wie mir zu helfen? Einem Verirrten, der sich aus mehr oder weniger eigenem Entschluss in einer überversorgten Wohlstandsgesellschaft fast zu Tode hungert? Was würde ich nur ohne ihre Hilfe machen?

Ich fühle mich so mies.

Ich bin zu einer Art Pflegefall geworden – und schaue dabei zu. Ach was: Ich wirke aktiv daran mit, indem ich weiter nur Magerquark und Brokkoli-, nein Blumenkohl-Bröckchen – weniger Kalorien –, esse.

Das muss einfach anders werden.

Auch meine selbst gewählte Festungshaft muss aufhören. Alleine essen macht dick, heißt es immer. So ein Quatsch. Nichts hat mir mein Verhungern leichter gemacht als diese permanente Isolation, mein Abkapseln von der Welt. Soziale Kontrolle klingt so furchtbar – aber ohne die soziale Kontrolle durch Freunde wie Steffi oder meine Schwester und meinen Schwager, ohne das Wissen um Denni wäre ich jetzt wahrscheinlich tot, und das ist wirklich fürchterlich.

Also was tue ich? Lade ich alle ein, die es ernst mit mir meinen? Rufe ihnen zu: Kommet und sehet, ich will genesen! Lasst uns doch mal zusammen etwas essen gehen …

Nein, das geht noch nicht.

Aber das ist – in weiter Ferne – mein Ziel. Unter Leuten sein, das Leben genießen. Und auch wieder das Essen …

Futtern wie bei Muttern

Wie die Sache mit Mutter hochkocht

Alles war in Bewegung geraten, seitdem Vater tot war. Fast alles. Allein die digitale Anzeige auf meiner schicken neuen Glasbodenwaage schien festgefroren. Aber sie funktionierte, denn selbstredend war auch sie der letzte Schrei, frisch bestellt im Internet, geliefert frei Haus von einem der wenigen sozialen Kontakte, die ich pflegte: dem DHL-Paketmann. Fast täglich begegneten wir uns im Treppenhaus, wechselten einige Worte und waren beide zufrieden damit.

Meine neue Waage maß alles, was es so zu messen gab an nackten Körpern im heimischen Badezimmern: Bio-Impedanz, Körperfett, Körperwasser, Muskelmasse – und je nach Funktion hatte sie mal mehr, meist weniger zu tun. Ein paarmal stellte ich mich darauf, dann ließ ich es wieder sein. Die Waage machte alles nur schlimmer statt besser. Was nutzte es mir zu wissen, dass ich zu- oder abgenommen hatte? Alles löste irgendetwas aus. So wie diese Ernährungstipps, die ich nahezu minütlich irgendwo aufschnappte und verdauen musste. Ich hielt sie für albern und ärgerlich, ertappte mich aber dabei, dass sie immer irgendwie Eingang fanden in meinen Essensplan: Meist dergestalt, dass wieder etwas vom Speiseplan gestrichen wurde. Karotten zum Beispiel oder Erbsen. Ganz klar, die Waage musste weg, mir aus den Augen, aus dem Sinn. Also ließ ich das schicke Teil bald im

Waschbecken-Unterschrank verschwinden. Auf dass ich ihren Anblick nicht ertragen musste, legte ich auch noch Handtücher drauf.

Ich machte mir mittlerweile mehr Gedanken über mein eigenes Leben – vor allem darüber, dass es tatsächlich in Gefahr war. Ich hatte ja sonst immer nur verständnislos den Kopf geschüttelt, wenn die Leute ob meines Zustandes um mich herum in flatternde Panik gerieten. »Schau, wie du aussiehst!«; »Du musst mehr essen!«; »Du musst zunehmen!«; »Du bist in Lebensgefahr!!!« So ein Blödsinn, hatte ich immer gedacht und manchmal auch gesagt. »Daran stirbt mer doch net.«

Nicht einmal damals, als mein Schwager kurz vor Weihnachten 2009 diese Horror-Blutwerte vorgelesen hatte, berührte mich das irgendwie. Auch sein eindringliches Auf-mich-Einreden hatte nicht wirklich etwas in mir bewirkt. Im Gegenteil. Er weckte in mir wahre Abwehrkräfte. Alles war: Jaja, red' du nur. Ich ging damals schließlich nur in die Klinik, damit diese ganze Panikmache aufhörte und ich endlich wieder meine Ruhe hätte. Alle Menschen um mich herum trugen stellvertretend für mich meine Todesangst aus – und ich ertrug es gerade so, stoisch und genervt. Manchmal fühlte ich mich gar geschmeichelt. Ich war dünn, sehr dünn, das sagten sie jedenfalls. Und immer war ich irgendwie Thema.

Aber als ich mich nach völlig absurd-aktionistischen Untersuchungen wie zum Beispiel einem Hör- und Sehtest zur Besichtigung meiner Innereien in den Klinik-Keller schleppte, war Schluss mit lustig. Der Witz, die absolute Ironie war, dass bis dahin kein Wert, keine Prognose, kein

Bild, kein Szenario meinen Puls auch nur einen Schlag hatte nach oben treiben können. Bis zu diesem Kellertreffen mit dem Chefarzt. Ich hatte ihn bis dahin noch nicht zu Gesicht bekommen, und auch diesmal war er eher eine Stimme aus dem Halbdunkel. Eine Stationsärztin steuerte die Sonografie, und was sie bis dahin erzählte, langweilte mich wieder einmal zu Tode: Dass ich zu dünn sei, viele Wasserablagerungen, ein Ödem hier, da ein anderes. Aber was war das? Auftritt, Chefarzt: »Stopp! Da, der dunkle Fleck auf der Leber, könnte ein Tumor sein. Halten Sie das mal fest. Melden Sie ihn zum CT an …« Er flüsterte seine Pi-mal-Daumen-Prognose so laut, dass ich es gar nicht überhören konnte. Der absolute Schock!

Die Computertomografie sollte also unmittelbar Klarheit bringen. Doch die Röhre war ausgebucht. Es war ein Freitagmorgen, und so fuhren meine Gedanken ein Wochenende lang Achterbahn. Meinen Schlaf war ich seit Jahren los, jetzt aber lag ich nicht einmal mehr gleichgültig wach.

»Leberkrebs!«, schrie und zischte es abwechselnd tagelang in meinem Kopf. »Du wirst sterben!« Ich googelte um mein Leben. Neben vielem anderen unverständlichen medizinischen Zeugs stand da etwas, das ich sehr gut verstand und sich bei mir ins Hirn fraß: »Die mittlere Lebenserwartung beträgt, von der Diagnosestellung aus gerechnet, meist weniger als acht Monate.« Plötzlich war mein Schwager für mich die personifizierte Beruhigungspille. Aus seiner Sicht war diese dahergenuschelte Diagnose abwegig. Aber irgendwann irrt vielleicht ja auch mal er.

Verrückt, oder?

Seit Wochen hatte ich aus medizinischer Sicht den nahen Tod direkt vor Augen, wenn ich nur in den Spiegel sah. Aber das beeindruckte mich nicht. Wenn jedoch irgendein Arzt ganz nebenbei den vagen Verdacht über einen vielleicht, eventuell, möglicherweise, unter Umständen vorhandenen kleinen Schatten einer Metastase äußerte, ängstigte ich mich selbst zu Tode.

Ich überlebte den Schreck. Den angeblichen Tumor gab es nicht.

Es war damals auch die Zeit, in der ich viel an meinen Vater dachte, an sein erfülltes Leben, sein langes schweres Leiden – und ich dachte viel an seine Sorge um mich. Ich fühlte mich seiner Zuversicht verpflichtet. Er war der Meinung gewesen, ich sei nun auf dem Weg der Besserung, und ich wollte diese seine – vielleicht letzte? – Hoffnung nicht enttäuschen. Vor allem wollte ich sie teilen. Ich wollte auch diese Hoffnung haben, wollte, dass sie mich mit Leben erfüllt. Dass sie nicht nur den Wunsch zu überleben in mir weckte, sondern tatsächlich die Lust auf Leben erwachen ließ, auf eines mit all seinen Freuden, Gelüsten und Genüssen, seinen Steaks, Filets, Salaten, Sushi und Putenbruststreifen, all seinen Bratwürsten, Burgern und Pommes frites, den Cocktails und guten Weinen, den 3-, 4- und 5-Gänge-Menüs.

So weit und so konkret waren meine Vorstellungen und Pläne damals natürlich noch nicht. Aber ich näherte mich wieder etwas an, das man grob mit dem Begriff »Leben« umschreiben könnte.

In diesem Leben gab es nun natürlich noch weitere Trauer tragende Personen, zuvorderst meine Mutter. Ich wollte für sie da sein und war es nun mehr denn je. Zunächst ist es eine Selbstverständlichkeit, für die Mutter da zu sein, wenn der Vater stirbt. Es wurde aber bald immer mehr. Nach Vaters Tod war ich nun ihr »Mann im Haus«, auch wenn ich dort gar nicht wohnte. Sie hatte ganz klare, wenn auch nicht immer ganz klar vorgetragene Vorstellungen davon, wie ich sie unterstützen könnte. Ich, der Magerquark-Invalide. Diese Vorstellung lässt sich schnell zusammenfassen: Ich machte für sie den Rundumversorger. Betreuungsdienst, Einkaufsdienst, Fahrdienst, Mal-eben-vorbeikomm-Dienst, Christian vom Dienst.

Ich weiß, was Sie jetzt sagen oder denken – schlagen Sie sich das aus dem Kopf. Ich konnte dazu nicht einfach »Nein« sagen. Und das lag nicht nur daran, dass das meine arme, alte, gramgebeugte Mutter war, der gerade der liebende Ehemann weggestorben war. Das lag vor allem daran, dass das meine Mutter war. Es war so eine Art schwarze Magie. Sie hatte mich an unsichtbaren Fäden, die mich nicht koordinierten, aber lenkten – immer wieder in ihre Richtung. Was immer sie auch sagte, es löste in mir immer irgendetwas aus. Mein ganzes Leben lang. Renitenz, offene Konfrontation, selten nur kommentarlose Zustimmung. Aber immer wieder die reumütige Rückkehr in die Arme der Frau Mama. Denn wenn ich auf den Zug am Faden mal nicht sofort reagierte, tat sie das, von dem sie wusste, dass es am meisten wehtat: Sie ließ den Faden kurz ganz locker. Dabei sagte sie: »Na, gut.« Oder: »Vielen Dank!« Und das mit einer Stimme, deren Tonlage changierte zwischen empört, beleidigt, enttäuscht. Mir war klar: Du funktionierst nicht mehr, du hast die schlimmste Todsünde der Welt begangen. Du hast deine Mutter im Stich gelassen. Nach all dem, was sie für dich getan hat …

Ich interpretierte es so. Immer. Die Masche zog. Immer. Es zerrte an mir. Unaufhörlich.

Sie hätte die Fäden gar nicht mehr aufheben müssen. Ich hing längst ganz von alleine daran und in der Luft, war ihr ausgeliefert. Im Nachhinein, aus der zeitlichen Distanz, erschreckt mich bei alledem aber vor allem ihre Ignoranz gegenüber meiner Krankheit, gegenüber dem Leid ihres eigenen Kindes. Wissen Sie, was ihr Rezept gegen die Magersucht war? Es erfüllt mich – und wahrscheinlich auch andere Magersüchtige, die mit solcher Ignoranz konfrontiert sind – mit Trauer und Schrecken. Also, was sagte sie, wenn ich wagte zu erwähnen, wie schlecht es mir geht?

Sie sagte: »Dann iss halt was!«

Das war alles. Ich solle eben einfach öfter mal »ein Brötchen essen«. Dann würde schon wieder alles gut. Diese gewollte Blindheit gegenüber meinem Zustand fraß an meinen Nerven.

Natürlich ging es auch ihr schlecht. Natürlich verlor sie den Halt, eine Perspektive. Noch vor wenigen Tagen unternehmungslustig, stets organisiert, fidel und ständig im Dienst für andere unterwegs, auch um sich Zuneigung zu sichern, verlor sie von einer auf die andere Minute ihre Selbstständigkeit. Natürlich hatte sie diesen Mann geliebt, hatte ihn auf ihre Art verehrt und geschätzt, er war immer noch ein Ideal von einem Mann für sie – und jetzt war er nur noch tot. Und sie ganz allein. Meine Schwester hat ihre eigene Familie und konnte sich schon immer besser abgrenzen gegen ihre Mutter. Ich konnte und wollte das gegenüber meiner Mutter nicht. Das Gefühl, sie im Stich zu lassen, piesackte mich. Also versuchte ich es erst gar nicht.

Und das ist im Nachhinein betrachtet ein großes Glück.

Es ergab sich aus der neuen Nähe und dem regelmäßigen Kontakt eine Dynamik, die ich damals nicht hätte abschätzen können – was gut war, sonst hätte ich mich womöglich frühzeitig auf die Bremse gestellt. Vor allem aber hätte sie das getan, wenn ihr klar gewesen wäre, was folgen würde. Um es kurz zu machen: In unserem beinahe täglichen Zusammenspiel gab es – schon vor Vaters Tod – neben den Erledigungen auch ein Thema, das immer wieder aufflammte.

Australien.

Da hatte meine Mutter schon immer hingewollt.

Wie eine Monstranz hatte sie dieses Thema jahrelang vor sich hergetragen, es war ihr ein dringender Wunsch, die Reise dorthin irgendwann zu machen. Für irgendetwas war es ein Sinnbild. Für Fernweh vielleicht, für dieses »Once in a lifetime«. Schließlich lebte ihre alte Schulkameradin Elisabeth seit Jahrzehnten dort (sie war auch Gabis Gastgeberin gewesen, als sie 1986 dort war). Aber sie hat es sich immer wieder gleich ausgeredet. Zu teuer, zu weit, zu lang, zu beschwerlich. Zuletzt hatte sie es auf die Krankheit meines Vaters geschoben, der ja versorgt sein müsse. Also war sie nie gefahren.

Auch ich war nie dort. Aber es war immer irgendwie in meinem Kopf. Es war wie ein Fetisch. Gabi war da gewesen. Ich nie. Und dieser Kontinent weckte eben einfach bei fast jedem Begehrlichkeiten. Also kam unser Gespräch immer mal von da oder dort auf das Land der Koalas und Kängurus, da konnten wir uns ganz gut treffen, auf diesem Terrain unseres unerfüllten Fernwehs, unserer gemeinsamen Sehnsucht.

Irgendwann schlug ich dann einfach vor, jetzt endlich mal hinzufahren. Wir saßen bei ihr am Küchentisch, tranken Kaffee, Tee und redeten belangloses Zeug. »Warum«, fragte ich unvermittelt, »fahren wir nicht mal zusammen nach Australien?« Ich hatte das schon öfter versucht, aber jedes Mal hatte es Widerstand gegeben. Wie gesagt: »Zu weit, zu beschwerlich, du weißt ja, dein Vater …« Und nun? Nichts! Es regte sich kein Widerspruch. Sie schwieg einfach und sah mich an. Ich deutete diesen Blick als: Na gut, dann versuchen wir's.

Und das sagte ich. Und sie widersprach nicht.

So ging es los.

Für die eine ist es ein »Na gut«, für den anderen ein ungeheurer Energiestoß.

Ich vertiefte mich in die Organisation dieser Reise, als hinge mein Leben davon ab. Und wenn ich das Ganze unter anderen Vorzeichen betrachte, dann tat es das ja auch. Dazu später mehr.

Ich rief also bei American Express an, denn meine Karte berechtigte mich zur Nutzung von deren komfortablem Reiseservice. Ich hatte so etwas noch nie ausprobiert. Warum auch? Gabi war einst Reiseprofi, und in der Telekom-Welt wurde einem derlei ohnehin von gefühlten 17 Abteilungen abgenommen. Ich geriet an eine Frau Orszulka, Franziska Orszulka. Ich werde diesen Namen nie vergessen. Ich habe diese Frau bis heute nicht kennen-, aber sie lieben gelernt. Diese Frau war eine Art Entschuldigung für jegliche Frustration und die Pein, die einem in den »Service«-Hotlines dieser Welt angetan wurde. Diese Frau war meine Lebensversicherung, und die meiner Mutter gleich mit. Volltreffer. Es war wunderbar. Sie machte sich sofort an die Organisation, sie stürzte sich mit dem gleichen Eifer darauf wie ich.

Wir brauchten allen Eifer, den wir kriegen konnten.

Wir wussten, wir ahnten nicht mal, wie viel Eifer nötig war, um aus einem stummen »Na gut« eine tatsächliche Reisebereitschaft zu formen. Es war eines, die Leine der MS Deutschland zu lösen. Aber sie in Fahrt zu versetzen war etwas ganz anderes.

Zunächst lief alles wie am Schnürchen. Ich plante, Frau Orszulka riet und wägte ab, sie organisierte und buchte – und meine Mutter schwieg zu allem. In vollem Einverständnis, wie ich annahm.

Nach und nach trudelten die Reservierungs-Bestätigungen ein.

Vom 18. Januar bis zum 7. Februar 2011 sollte ich mit meiner Mutter von Frankfurt nach Sydney fliegen. Ich konnte es kaum glauben. Es regte sich tatsächlich so etwas wie ein Funke Lebensfreude. Ich war von mir selbst begeistert, dass ich das tat. Ich war von meiner Mutter begeistert, dass sie es auch tat. Ich war stolz auf sie. Und natürlich erzählte ich es ihr sogleich. Ihre Reaktion war in etwa die gleiche, als hätte ich einen langwierigen Zahnarzttermin für sie vereinbart. Sie freute sich kein bisschen. Sie ließ geschehen und nahm hin. Keine Vorfreude, keine Empathie. Ich hatte eher den Eindruck, sie schrak vor der Sache zurück – oder sie erschrak davor, dass ich diese Tortur überhaupt angeleiert hatte. Sie zögerte, wollte das erst in Ruhe überlegen, wollte sehen, ob sie da nicht doch einen Termin hatte. Das hatten wir doch alles längst geklärt! Ja, sagte sie plötzlich, in der Zeit sei doch die Faschingsfeier ihres Jahrgangs. Zu diesem Treffen ging sie nicht nur regelmäßig und mit großer Begeisterung. Ohne sie würde es diese Veranstaltung erst gar nicht geben. Sie war Initiatorin, Organisatorin, Regisseurin, Darstellerin und Produzentin von A wie Aufbau bis A wie Abbau. Ihr Leben drehte sich nur noch um diese Veranstaltung und meins dann auch. Ich brauche eine Rede, eine Idee, einen Vortrag, eine Einladung, einen Gitarristen, einen Artikeldrüberschreiber. Ich war ob ihres Engagements, ihres selbstlosen Einsatzes gleichermaßen genervt wie begeistert. Manchmal machte er mich auch wütend. Dieses gottverdammte Pflichtbewusstsein, dieses Fünfe-nie-gerade-seinlassen-Können, diese dauerhafte Abstinenz von dem, was man Gelassenheit nennt, all das ließ mich nämlich in einen Spiegel sehen. Ich war doch genauso.

In diesem Jahr aber war an ein Mitwirken beim Altweiber- und Männer-Fasching nicht zu denken. Gott bewahre! Denn wie es sich gehört, trauert man in diesen Kreisen und in diesem Alter ausdauernd, intensiv und plakativ schwarz. Auf dass nach außen dokumentiert wird, wie es drinnen aussieht. An Humor war ohnehin nicht zu denken, Lachen verboten. Der Gedanke, an einer Fastnachtsveranstaltung teilzunehmen, war für meine Mutter also weit abwegiger als zum Beispiel die Idee, mit 80 Jahren ans andere Ende der Welt zu fliegen. Doch am Ende ging es gar nicht um die Veranstaltung, sondern um die Vorbereitung selbiger: Der Kaffeetisch musste gedeckt werden. Das dauerte nicht allzu lange. Aber irgendjemand musste es ja machen. Irgendjemand, das war meine Mutter. Immer. Ja, Sie lesen richtig: Die Australienreise stand auf der Kippe, weil meine Mutter die Kaffee-und-Kuchen-Tafel für ihre Schulkameradinnen und Schulkameraden decken musste. Natürlich hätte auch niemand anderer Tassen und Tellerchen, Löffel und Gabeln auf diesen Tischen platzieren können. Eine Arbeit von ein paar Minuten, die eine Abreise in weite Ferne rückte.

Es galt Prioritäten zu setzen. Vielleicht war es auch eine Art Reflex, ein günstiger Vorwand, um Zeit zu schinden, eine Galgenfrist herauszuschlagen. Vielleicht ahnte sie ja schon, was da auf uns zukommen sollte. Auf alle Fälle wäre es ein Zeichen von Schwäche gewesen, diesen Tisch in diesem Jahr nicht zu decken. Ein Versagen, ein nichtgehaltenes Versprechen, und noch schlimmer: Es bedeutete, jemand anderen bitten zu müssen, einzuspringen, zu helfen. Das war striktes Verbot. Wenn jemand half, dann meine Mutter. Niemand anderer. Nie. Sie kehrte der Nachbarn Straße, mähte Rasen von Leuten, die zwanzig Jahre jünger waren, ob sie sich gut fühlte oder nicht so gut. Frau Frommert funktionierte immer. Bei jedem Wetter. Weil sie es zugesagt hatte, weil sie verlässlich war, weil sie es als ihre Pflicht ansah. Weil sie nicht herauskonnte aus ihrer Haut. Weil sie dachte, dass man es von ihr erwartete, weil sie nicht unterscheiden konnte zwischen helfen und sich ausnutzen zu lassen.

Ach, das erinnert Sie an jemanden?

Und nun? Was also sollte werden aus Australien? Ich schrieb eine Mail an Frau Orszulka, in der ich erklären musste, warum ich einerseits komplett begeistert von ihrer Arbeit und von dem Gedanken an die Reise war, diese aber trotzdem noch nicht zusagen könne – und das, ohne meine Mutter anzuschwärzen. Frau Orszulka reagierte geduldig, freundlich und wie immer gelassen, weil kompetent. Sie hatte alles im Griff, ich nicht. Sie wartete, ich wartete. Manchmal hatte ich das Gefühl, meine Mutter wartete auch – aber worauf? Auf eine göttliche Eingebung? Sie entschied sich nicht – weder dafür noch dagegen. Weiß der Himmel, was sie für Kämpfe mit sich austrug, mir teilte sie nichts darüber mit. Da lege ich ihr einen Lebenstraum vor die Füße, sie muss ihn nur aufheben – und sie bleibt unschlüssig darüber stehen. Unfähig sich zu bücken und ihn aufzuheben – und genau so unfähig, davor wegzulaufen. Schließlich wurde sogar Frau Orszulka, meine fleischgewordene Hin- und Rückreiseversicherung, ein klein wenig ungeduldig, vor allem deshalb, weil die Frist ablief, in der dieses wirklich attraktive Angebot galt, und sie wollte alles ihr Mögliche dazu beitragen, dass meine Mutter und ich nicht nur logistisch auf unsere Kosten kommen, sondern auch finanziell. Sie schlug also vor, zunächst einmal die Ticketausstellungsfrist zu verlängern – was allerdings nicht unendlich möglich sein würde. Das taten wir. Und warteten weiter. Aber selbst so eine Ticketausstellungsfrist ist endlich. Sie konnte doch unmöglich eine mehrwöchige, planungsintensive Australien-Reise in den Wind schießen, weil an einem tristen Februartag gut 50 Gedecke auf ein paar Klapptische gestellt werden mussten!

Wir buchten – besser gesagt: Ich buchte.

Ich begann in Gedanken schon, Koffer zu packen und mit Hilfe des Internets meine Einkaufsliste zu erstellen. Welchen Süßstoff gibt es in Australien, haben die Magerquark, und was ist mit Vollkorn-Brötchen? Natürlich ging es turbulent zu in meinem Kopf. Was nahm ich mit? Was verpackte ich wie, wo? Wo und wie organisierte ich dort meine Mahlzeiten-Zubereitungsrituale? Was würde mich erwarten? Vorsichtshalber hatte ich schon mal die Botschaft nach Australien gesendet, dass da einer kommt, der ein gesundheitliches Problem hat und deswegen sein eigenes Süppchen kocht. Unsere künftige Gastgeberin verstand das alles nicht, aber sie sagte: »No problem.« Das war also schon mal geklärt. Weiter auf der Checkliste: Was muss ins Handgepäck, was kann in den Koffer? Und Sport? Was ist mit Sport?

Fragen, die sich andere Menschen vor solchen Reisen stellten, Fragen wie: Welche Klamotten nehme ich mit, welche Papiere? Was macht man in Sydney um diese Jahreszeit? Was bietet man einer gut 80 Jahre alten Frau? Nationalparks, Strand, Meer, Stadt, Land, Fluss. Schließlich sollte sie ja auch etwas erleben, aber es auch überleben. Also nicht so anstrengend, das Ganze. Das kam mir ja auch ganz zupass. Meine Mutter war zwar fast doppelt so alt, aber körperlich mindestens dreimal so fit. Ich stockte mein Bücherregal um ein paar Reiseführer auf. Und je intensiver ich den Aufenthalt organisierte, desto größer wurde die innere Panik. Einerseits. Aber die Aussicht, endlich dieses Land sehen zu können, von dem ich schon so viel geträumt hatte, verlieh mir den Mut dazu, meine Rituale für ein paar Wochen zu Hause zu lassen und in der Ferne neue zu entwickeln, die den alten täuschend ähnlich sein würden. Irgendwann kam sogar so etwas wie Vorfreude auf.

Dann aber klingelte das Telefon. Ich hasste Telefongebimmel, weil es Druck ausübt. Selbst die Versuche, das Geläut zu ignorieren, müssen erfolglos bleiben, weil einen der Gedanke piesackt: Wer ist es und warum? Nimmt man ab, ist es die unmittelbare Präsenz. Eine Anfrage, eine Bitte, ein Problem – ich bin in einem Alter und in einem Modus, in dem Anrufe nicht mehr »einfach so« ankommen. Fast nie mehr ein »Wollte mal hören, was du so machst«. Und so nimmt man die ersten Begrüßungsfloskeln allenfalls als Vorspiel wahr, als Verpackung dessen, was da gleich kommen wird …

Ich nahm ab: »Christian Fro…« – »Ja hier auch Frommert …«

(Oh je.)

Also, sie hätte da noch einmal nachgedacht.

(Oh jemineh.)

Faschtnacht feiern ginge nicht, unmöglich!

(Aah!)

Aber …

(Nee.)

Sie müsse auf jeden Fall dahin, diese Tische decken. Sie habe jetzt alles organisiert, und sie würde das dann machen und anschließend nach Hause gehen. Am Abend dann wieder hin, um reinen Tisch zu machen. Kurzum: Das gehe nicht anders, und deswegen könne sie nicht fliegen, nicht zu diesem Termin.

Ich schrie vor Fassungslosigkeit, in der meinem Zustand angemessenen Lautstärke: stumm.

Ich fasse das für die ungläubig Staunenden noch einmal kurz zusammen: Ich musste einen Flug, eine komplette mehrwöchige Reise inklusive Limousinenservice und Mietwagen zunächst canceln und schließlich umbuchen, weil meine Mutter TISCHE DECKEN musste! Aber was heißt »musste«? Sie wollte es. Sie setzte nicht mehr als ihre Prioritäten.

Es war zum Verzweifeln.

Ich war verzweifelt.

Ich ließ es geschehen.

Ich war machtlos, war ihr Werkzeug.

Die gesamte Prozedur begann von vorne. Termine suchen, Flüge checken, Verfügbarkeit prüfen. Neue Termine suchen, Flüge checken ... Es war eine elende Arbeit, es zog sich ewig. Zumal ich ja auch ihren Transport aus Bürstadt gen Flughafen organisieren musste. Ende Januar schließlich bekam ich eine Bestätigung in typisch kryptischer Fliegersprache, die ich aufgrund meiner Vergangenheit aus dem Effeff beherrschte: 11/02/21 ex FRA via DXB / BKK to SYD. Da stand also, dass unsere Maschine nun endlich keine Warteschleife mehr fliegt, sondern auf ihre Startposition rollt und abhebt: Am 21. Februar sollte es von Frankfurt/Main aus über Dubai und Bangkok nach Sydney gehen. Ich freute mich.

Nicht für mich, ich hatte schon längst keine Freude mehr an der Reise. Ich war desillusioniert, auf dem Boden der Tatsache. Irgendwie ahnte ich wohl, dass diese Reise in einem Fiasko enden würde. Es war ein Fremdfreuen – für Frau Orszulka. Sie war wohl intensiver in die ganzen Vorbereitungen verstrickt, als ich es je gewesen war. Sie freute sich wahnsinnig, meine Mutter und mich nun endlich mit allen nötigen Dokumenten und Zeiten und Wünschen versehen zu haben und ans andere Ende der Welt schicken zu können. Diese Freude war bei mir längst verflogen. Australien war für mich nicht mehr als ein weiterer Ortstermin, den ich irgendwie hinter mich bringen würde. Für Frau Orszulka wäre so etwas ein Traum gewesen. Ein bisschen schämte ich mich für meine Ignoranz. Aber ich fühlte es nun einmal so. Später schickte ich Franziska Orszulka eine Postkarte. Wenigstens das.

Es war der sechste Sinn, der mir die Reise in den fünften Kontinent vergällte. Ein tief in meine Seele eingeschriebenes geheimes Wissen, dass es ein furchtbarer Kampf werden würde. Um jeden Quadratmillimeter, um jedes Wort, jede Handlung. Zwei sture Hunde am Ende der Welt. Wenn man es im Nachhinein betrachtet: Es konnte gar nicht gut gehen ... Australien war eigentlich zu klein für meine Mutter und mich. Und dann kamen da noch andere mehr oder weniger handelnde Personen dazu. Aber eins nach dem anderen.

Genau so, wie es ein Kampf gewesen war, diese Reise zu organisieren, war es ein Kampf gewesen, dieses Geschenk zu überbringen, und nichts anderes war es: ein gigantisches Geschenk – und ich hasste es, wenn meine Geschenke nicht ankamen. Ich wollte keinen Dank, aber die Freude in dem Beglückten entdecken, nur ein Fitzelchen davon, das wollte ich schon. Es machte mich fertig, nicht den Hauch davon wahrnehmen zu können. Ablehnung stattdessen, Kritik, Vorwürfe, Ungerechtigkeiten. In Sydney würde immer noch Sommer sein, wenn wir ankamen. Aber ich hatte das Gefühl, dieser Winter würde ewig währen.

Es war eine der besten Ideen meines Lebens, die Angst vor der Enge zu zweit mit einer dritten Person wieder auszudehnen ... Eigentlich war es utopisch. Man fragt einen

Freund, ob er mit auf ein Fest geht, zum Kaffeetrinken, vielleicht über ein langes Wochenende mal einen Trip nach irgendwohin unternimmt. Man fragt aber eine Freundin nicht mal so, ob sie Bock hätte, in ein paar Tagen mal eben nach Australien zu fliegen.

Aber wie Sie vielleicht schon gemerkt haben, war ich ohnehin nicht mehr ganz zurechnungsfähig. Also fragte ich Steffi, ob sie nicht Bock hätte in ein paar Tagen mal eben ... Natürlich hatte sie fast in Echtzeit mitbekommen, welche Mühen und welchen Kummer allein die Vorbereitungen auf diese Reise mir machten – und stellte nicht ganz unbegründet die Frage, wie es erst dort werden würde, da wir uns doch hier schon derart aneinander abarbeiteten, meine Mutter und ich. Sie stellte sich die gleichen Fragen wie ich mir selbst: Würde ich das durchhalten? Wie würde es mit meinen – zumindest in der Theorie bestehenden – Essensplänchen und den darin aufgeführten Terminen weitergehen? Welche Auswirkungen hätten all diese körperlichen Strapazen auf mich, auf einen, der kaum eine Treppe steigen konnte? Immerhin schienen die Temperaturen ganz ordentlich. Bei zu erwartenden knapp 40 Grad Celsius musste ich wenigstens nicht allzu viele Platz fressende Pullis und Fleece-Hemden einpacken.

Steffi überlegte nicht lange. Ihre Antwort kam, und ich war wie immer überwältigt und fast sprachlos ob ihrer Anteilnahme und Empathie. Steffi sagte JA. Zu mir und meiner Mama. Und auch wenn sich die beiden nicht kannten, ich wusste, dass Steffi meiner Mutter gegenüber Vorbehalte hatte. Sie sah, was sie in mir auslöste, und das nicht nur in Reisezeiten.

Nun freute ich mich auch. Ich war schlicht erleichtert, ein Monolith, mindestens einer von der Größe des Ayers Rock, fiel mir vom Herzen. Ich hatte Verstärkung. Steffi an meiner Seite zu wissen war vom Gefühl her ungefähr so, wie den Weg aufs Schafott – wenn schon – dann zumindest nicht allein antreten zu müssen. Die Organisation des dritten Fluges war ein Kinderspiel für zwei Logistik-Organisations-Planungsjunkies wie Steffi und mich.

Während ich Schlachten mit Luft- und Mutterschiffen austrug, saß eine Frau am Rand und beobachtete die Szenerie professionell nachdenklich-amüsiert: meine Therapeutin. Nein, sie lachte natürlich nicht, dazu ist sie viel zu mitfühlend und analytisch. Aber sie fragte schon mit einigem Interesse nach, wie es mir denn bei der ganzen Sache so ging und ob denn meine Gefühle in Bezug auf diese Reise, insbesondere in dieser Begleitung, nicht zumindest wechselhaft ausfielen. Sie hätte mich auch direkt fragen können, ob mir nicht der Arsch auf Grundeis ging. Aber sie ist Französin, und ihr auch darin begründeter Charme und ihre Wortwahl verbieten es ihr ohnehin, derlei tief in die Kiste der Verbalinjurien zu greifen. Ich denke, meiner Therapeutin war lange vor dem Start dieser »Tour d' Australie« viel klarer als mir, was sie bedeuten würde.

Es war nur oberflächlich ein Trip nach Down Under.

Es war eine Reise zum Mittelpunkt.

Nicht der Erde, sondern zu dem meines Ur-Problems.

Doch noch waren wir hier, und die wahren Konflikte lagen noch in weiter Ferne. Wir kamen ihnen aber langsam näher. Der Shuttle Service stand bereit. Standesgemäß. Dunkle Limousine, Chauffeur, Chapeau!, Frau Frommert, das hatte etwas. Eigentlich hatte sie gar kein Nutzungsrecht,weil Bürstadt zu weit entfernt war vom Flughafen. Aber Sie wissen ja: Frau Orszulka. Gegen einen winzigen Fahrtkostenzuschuss machte sie auch das möglich. Die Mitarbeiter der von uns verschlissenen Firmen hatten wahrscheinlich mittlerweile eine eigene Selbsthilfegruppe für Frommert-Opfer gegründet. Andererseits: Ich habe meinen Preis für alles gezahlt.

Meiner Mutter mangelte es an nichts. Mir an Anerkennung dafür. Wir waren genau hier: Emirates, A340, Business Class, ganz vorne links. Ein nachgerade beschämend exzellenter Service, der sogar noch Aufwertung erfuhr, als ich dem Kabinenpersonal erzählte, dass das meine 80 Jahre alte Mutter ... und zum ersten Mal so weit ... im Flieger und überhaupt ...

»Sehr gerne, danke für die Information. Alles kein Problem.« Aber da war noch etwas, das sie mir verschwiegen. Es stand aber deutlich auf den Stirnen unter ihren adretten Hütchen zu lesen: Ja, nun, Ihre Frau Mutter ist wohl eher nicht das Problem ...

Augen zu und Start.

Ich hatte seit Jahren keinen Urlaub mehr gemacht. Und es sollte auch dies keiner werden.

Frühstück mit Känguru

Wie die Sache mit Mutter explodiert

Australien also.

Ja, doch, ich freute mich. Zumindest sagte ich das, und irgendwann glaubte ich es mir dann auch selbst. Nach innen hatte ich einen Heidenrespekt vor dieser Tour, durchzuckt von Zweifeln. Die Spannung war enorm. Wie würde es wohl diesmal sein, wenn das Skelett eines seiner Traumziele abklapperte? Immer wieder hatte ich meine Trips gen Vancouver, Kapstadt und Co. vor Augen. Alles eine Qual.

Würde es wieder ein reines Zeit-hinter-sich-Bringen werden, versüßt nur durch die Aussicht, bald wieder zu Hause sein zu können, um alles so zu machen wie immer: (Nicht-) Essen, Sport, Arbeit? Bald schon wieder die Zugbrücke zu meiner Burg hinter mir hochziehen, wieder auf Pluto landen, um in aller Ruhe meine Zwänge und Rituale hemmungslos und vor allem im Geheimen ausleben zu können?

Würde es dieses Mal also wieder so sein? Besser? Schlimmer?

So viele Zweifel nagten an mir und fütterten damit regelrechte Panikattacken: Leben, Australien, Zukunft.

Ruhe verlieh mir Steffi und ironischerweise das Essen. Nicht dass es wirklich mehr wurde. Die Gemüseration war wohl eher niedriger, dafür hatte ich einen permanenten Heißhunger auf Joghurt mit Obst. Ich konnte schier nicht damit aufhören, ging dann wieder mit einem vom Eiweiß aufgeblähten Bauch ins Bett – und weil das Fett in meiner Nahrung weiterhin gänzlich fehlte, ging in der Nacht alles wieder als Flüssigkeit ab. Ich war immer auf der Flucht – der Bettflucht.

Aber das immer wiederkehrende Essensritual in seiner konsequenten Regelmäßigkeit gab meinen Tagen Rhythmus und Struktur – und mir das Gefühl, etwas richtig zu machen. Alles im Griff zu haben. Auch das Jonglieren auf dem schmalen Grat zwischen Leben und Tod. Natürlich dachte ich auch immer wieder darüber nach, was dieses regelmäßige Essen in meinem Körper bewirkte, ob ich nicht trotz totaler Fettreduzierung und minimaler Miniportionen zunähme. Irgendwo muss dieser ganze Mist doch bleiben! Ich hätte das ja leicht feststellen können, indem ich mich auf die Waage stellte. Aber das hätte wiederum eine Gewissheit bedeutet, die kalte, nüchterne Klarheit einer Zahl, die ich so nicht kennen wollte. Ich hatte andere Zustands-Erkennungsmerkmale: Kann ich mit meiner rechten Hand noch meinen linken Oberarm umklammern? Passen mir die Mädchen-Jeans noch? Und gehen mir auch noch allmorgendlich die Haare aus? Das war ein mich stets beruhigender, sicherer Ausweis dafür, dass es mir und meiner Magersucht gut ging. Wir harmonisch unsere Partnerschaft pflegten und lebten. War aber kein Büschel mehr im Kamm, stellte sich die schlimmste aller Fragen: »Habe ich zugenommen?«

Reden wir von etwas anderem.

Ich verzichte an dieser Stelle auf Reise- sowie Aufenthalt-Details. Die würden nur langweilen. Dass Sydney in den nächsten Wochen Kapstadt mühelos von der Liste »meiner schönsten Städte der Welt« auf Platz drei würde verdrängen und sich hinter dem unangefochten an der Spitze thronenden Vancouver festsetzen würde, war Eindrücken geschuldet, die sogar mir unter die Haut zu gehen vermochten.

Wir waren also gut dort angekommen, auch wenn der Hinflug enorm anstrengte, obwohl er einer Business-Klasse alle Ehre machte. An Schlaf war bei mir ja ohnehin nicht zu denken. Ich schaffte es nicht in meinem Bett, wieso also in einem Flugzeug? Immerhin schaffte ich es, ab und an mal ein Auge zuzudrücken. Mit dem anderen schielte ich immer nach links. Dort hatte ich unter aktiver Hilfe der Flugbegleiterinnen meine Mutter abgelegt. Zwar hatte ich die Kopfhörer auf den Ohren, aber jede ihrer Regungen oder dahingenuschelten Beschwerden registrierte ich seismografengleich.

Ehe wir in Sydney landen konnten, brachten wir noch Stopps in Dubai und Bangkok hinter uns, aber bedauern musste man die kleine Reisegruppe aus dem Hessischen wegen dieser mehrstündigen Unterbrechungen gewiss nicht. Es gibt unwirtlichere Aufenthaltsorte als die Emirates-Lounges dieser beiden Airports. In dem tiefgekühlten arabischen Einkaufsparadies mit angegliederter Start- und Landebahn brachte ich es nicht nur fertig, ein wenig Obst in mich zu löffeln, sondern fand auch ein ruhiges Plätzchen, um mittels sportlicher Aktivität die gerade zu mir genommenen Kalorien wieder abzutrainieren. Ich atmete erst einmal tief durch, das ließ sich doch gut an. Doch es sollte noch besser kommen.

Endlich näherten wir uns dem Hafen, und als hätte man die beiden meiner Mutter und mir zu Ehren abkommandiert, waren Harbour Bridge und Opernhaus zur Begrüßungsparade vollzählig angetreten und standen strahlend in der gleißenden Sonne dieses Ankunftstages. Es war atemberaubend. Traumhaft. Diese Weite, diese Schönheit, die bald zu erlebende Lebenslust von so herrlich unkomplizierten Menschen, die sogar ich ansteckend fand ...

Wieso sich allerdings meine Anspannung partout nicht legen wollte, auch nicht, nachdem wir den nagelneuen Mietwagen abgeholt, das Gepäck verstaut und das Navigationssystem erfolgreich programmiert hatten, sollte sich im Lauf der nächsten Wochen zeigen. Und das nicht nur wegen der zwar freundlichen, hilfsbereiten, aber auch despotischen, besserwisserischen, keinerlei Widersprüche duldenden Gastgeberin Elisabeth, einer alten Schulfreundin meiner Mutter.

Hauptärgernis für mich war meine Mutter.

Anstatt sich der kauzigen, übergriffigen Art unserer Gastgeberin entgegen-, ja auch einmal zu widersetzen, ihr Paroli zu bieten, einfach nur ihre eigenen Wünsche, ihre Bedürfnisse vorsichtig und freundlich zu artikulieren, gab meine Mutter alle Würde auf. Ihr Credo war: Kein NEIN zur Gastgeberin. NIE. Auf KEINEN Fall.

Sie fraß im wahrsten Wortsinn alles in sich hinein, was sie an schwer Verdaulichem vorgesetzt bekam. An Worten und Speisen. Morgens, mittags und abends. Selbst die ganz speziellen Mahlzeiten, eine Kombination aus in Erinnerung gebliebener deutscher Hausfrauenkost und in Australien gekaufter Fertigprodukte. Verwegene Eigenkreationen allesamt. All die dafür benötigten Zutaten stammten aus den Regalen und Tiefkühltruhen eines Discounters. Keine Kräuter, keine frische Ware aus der nun wahrlich weitläufigen Region. Weder Fisch noch Fleisch.

O.k. Mir konnte das ja egal sein. Ich hatte diese Kochinsel in meine eigene Oase verwandelt. Ich zauberte wieder mal mein eigenes Süppchen. Oder Steffi schwang den Kochstab. Es gab, was es immer gab: Gemüse, Obst, Milchprodukte, fettfrei. Zwar erntete ich böse Blicke und in den ersten Tagen auch Kommentare, die das gesammelte Unverständnis darüber ausdrückten, wie ein erwachsener Mann um Himmels willen NICHT ESSEN kann.

Natürlich hatte ich kein Verständnis zu erwarten. Warum auch? Fast niemand, auch nicht aus meiner Generation, hatte Verständnis, und in lichten Momenten war ich mir ja selbst ein Rätsel. Wieso also hier, von ihr? Zwar war die Nachricht in etwa mit dem Tenor »Achtung, Elisabeth, der is(s)t komisch, der hat Magersucht, ich entschuldige mich schon mal« mir ja schon längst fernmündlich hierher vorausgeeilt, doch das dann tatsächlich live am eigenen Herd und im eigenen Heim mitzuerleben war noch einmal eine andere Sache. Krebs, Herzinfarkt, Schlaganfall, Fußpilz – das waren schlimme Krankheiten, die als solche auch zu akzeptieren waren. Aber da kommt dieses verwöhnte, zartbesaitete Bübchen daher und kann nichts essen. Ach Gottchen … Noch nichts erlebt … Im Krieg wären wir froh gewesen … Die Kinder in Afrika … – die üblichen Reflexe und Routinen, die bekannten Totschlagargumente eben. Begleitet von kleineren Sticheleien sah sie mir beim Schnippeln zu, was mich fast in den Wahnsinn trieb.

Irgendwann aber ließ sie ab und schluckte ihre Kommentare herunter.

Sie stellte mir sogar ein kleines Tablett zur Verfügung, auf das ich meine Sößchen, Gewürz-, Teedosen und sonstige Zutaten platzieren konnte. Ein kleines Reich wurde mir auch in der Garage eingerichtet: Ich durfte nicht nur die putzigen, leicht veralteten TV-Shop-Fitnessgeräte nutzen (was ich übrigens irrsinnigerweise auch allfrühmorgendlich stundenlang tat). Auch die Tür zu einer ebenfalls in die Jahre gekommenen Kühl-Gefrierkombination wurde mir geöffnet. So konnte ich mein Gemüse frisch und kleinere Mengen meines Obstes tiefgefroren halten.

Die Nase voll hatten sie und ihr Lebenspartner aber schon bald von meiner Ausgehölte-Brötchenhälfte-Toasterei. Der stets kläffende Hund nahm auch schon Witterung auf, und so musste ich fortan draußen bleiben. Ein Tischchen wurde aufgestellt, gleich bei den Mülltonnen, darauf stand der Toaster, mit dem ich bei 40 Grad Außentemperatur meinen Brötchen einheizte, bis sie schwarz wurden. Wie immer ließ ich dem Backwerk meine ganze Aufmerksamkeit zukommen. Ich behandelte es wie ein rohes Ei. Es zu ergattern kam einer Schatzsuche gleich.

Natürlich hatte ich schon zu Hause recherchiert, wie ich der zu erwartenden Weißbrotschwemme entrinnen konnte. Ich stieß auf eine Bäckerei, die ein aus Deutschland stammender Türke dankenswerterweise ins Land der Kängurus, Koalas, Krokodile und des gewöhnungsbedürftigen Vegemite-Brotaufstriches exportiert hatte. Und siehe da: eine »Luneburger«-Filiale war quasi ums Eck. Was in Australien bedeutete: Mal eben Brötchen holen dauerte rund drei bis vier Stunden. Ein Katzensprung also, den Steffi und ich stets mit kleineren und großen Unternehmungen verbanden. Wir planten Tagesausflüge und Anzahl der zu kaufenden Teigwaren akribisch, überließen nichts dem Zufall, so ein Brötchenkauf ist schließlich kein Spaß.

Wir fuhren verschlungene Wege, um einiger Brötchen innerhalb der kurz bemessenen Ladenöffnungszeiten habhaft zu werden. Um die jeweils ausgeguckte Luneburger-Filiale – insgesamt hatte ich drei im Riesengroß-Raum Sydney ausgemacht – drehte sich alles: Tag, Trip, Timing. So frisch wie möglich sollten sie sein, nicht gar zu altbacken. Der Frische waren aber schon wegen der Entfernungen enge Grenzen gesetzt, und wer weiß, was morgen sein würde? Flutkatastrophe, ein Orkan, ein Zyklon? So kauften wir meist am Vorabend auf Vorrat. Aber was heißt hier eigentlich: WIR? Ich jagte Steffi auch schon mal in die Katakomben des in der Stadtmitte stehenden riesigen Queen Victoria Buildings, derweil ich mit dem Wagen auf der nicht gerade wenig frequentierten Hauptverkehrsader dieser faszinierenden Weltmetropole, der George Street, in zweiter Reihe parkte. Für Steffi war es ein Spießrutenlaufen, für mich war es ein Warten, das sich gefühlt ins Endlose ausdehnte.

Ich fluchte: »Mann, Steffi, wo bleibst du denn?« Die hupenden Busse, die schimpfenden Autofahrer … ich brachte selbst den eher in sich ruhenden Australier auf die Palme. Und dann war da noch dieses eine stets drängende Problem. Zwar hatte ich hier meinen vor Jahren aufgegebenen Kaugummi-Massen-Konsum wieder reaktiviert, doch die damit verbundene Annahme, weniger Flüssigkeit in mich hineinzuschütten, sollte sich als irrig erweisen. Ich stand mitten im Herzen Sydneys, und meine Blase drohte zu platzen. Ich saß alleine in einem verbotenerweise in zweiter Reihe geparkten Hausfrauen-Geländewagen, der noch dazu gut zur Hälfte die Bus- und Taxispur blockierte. Die Wartezeit auf Steffi schien ewig, und sie bemaß sich becherweise.

Es sollten dies trotzdem die unbeschwertesten Stunden sein. Denn meist kurvten Steffi und ich zu zweit durch diese Neue-Welt-Geschichte. Selten nur saß noch jemand im Fond. Mutter saß meist im Halbdunkel auf einem großen braunen Ledersessel und schaute fern. Sie saß und aß und verschmähte unser tägliches Angebot, sie mitzunehmen, um sie kosten zu lassen von den wahren Leckerbissen, die dieses Land zu bieten hatte.

Draußen knallte die Sonne vom stahlblauen Himmel, drinnen war es ewig Nacht. Kein Strahl durchdrang die fest verschlossenen Rollläden, kein Lufthauch, der durch den Spalt einer geöffneten Tür oder eines Fensters Einlass in den kalt gefliesten Wohnraum gefunden hätte. Wärme hatte hier drin nichts zu suchen. Auch nicht in Form von liebevoller Dekoration. In den alten Glasvasen standen Kunstblumen, selbst im Garten waren Plastiksträucher ins Beet gepflanzt. Einmal brachte ich vom morgendlichen Einkauf Schnittblumen mit für die Gastgeberin. Diese brachte mir daraufhin einen derben Rüffel bei. »Sinnlose Geldverschwendung« sei das.

Aber was hatte ich erwartet in einem Haus, in dem der Hund heißt wie sein Herrchen? Und beide wahlweise Platz oder Männchen machen, wenn des Hauses Herrscherin diesen einen Namen ruft: Otto. Ein Pragmatismus, der zu hören und überall zu sehen war. Diese Menschen leben seit

Jahrzehnten ihr Leben. Alles war auf ihre Bedürfnisse optimiert. Natürlich störten wir. Es war eine deutsche Enklave mitten in Sydney, in der alles so war, weil es schon immer so gemacht wurde und noch nie anders war. Ein Szenario, in dem ich mich mit meinen Ritualen und Zwängen dagegen als der flexibelste, pflichtvergessenste Hallodri auf diesem Erdball fühlte.

Hier also schlug meine Mutter fortan Zeit tot. Ihre Frustration war hoch. Natürlich wäre sie lieber öfter mitgegangen, aber dann hätte sie die Alternativen ausschlagen müssen, die mit unseren Vorschlägen konkurrierten. Sie hätte NEIN sagen müssen zu den Planungen ihrer Klassenkameradin: Fernsehen zum Beispiel, meist irgendwelche albernen Serien, in Englisch, eine Sprache, die meine Mutter nur rudimentär sprach und verstand. Oder eine Halbtagestour in die Einkaufspassage der benachbarten Kleinstadt, deren Geschäfte natürlich »viel zu teuer« waren und obendrein »lauter unnützes rubbish« hatten, wie Elisabeth streng urteilte. Sonntags ging es in die Kirche. Aus Angst, hier auch noch Ärger auslösen zu können, biss meine Mutter sich auf die Zunge und sagte zu allem Ja und Amen.

Wenn Steffi und ich am Abend zurückkamen von unserem Brötchen-Einkaufsfahrten mitsamt angeschlossenem Ausflugsprogramm, wurden wir mit Blicken aufgefressen. Wir bekamen das Gefühl vermittelt, sie schnöde im Stich, einfach sitzengelassen zu haben. Und manchmal bekam ich das auch gesagt. Schon nach drei Tagen wollte meine Mutter zum ersten Mal wieder abreisen. Sie hatte die Schnauze gestrichen voll. Sie beklagte je nach Laune mein Verhalten, das der Gastgeberin oder Vaters Tod. Sie projizierte all ihre Resignation auf mich. All die Wut, den Frust, gefangen zu sein in diesem Haus, in ihrer Haut, ließ meine Mutter komplett an mir aus. Und worüber konnte sie sich nicht alles aufregen – zu Recht, ja, aber warum nur mir gegenüber? Steffi hielt sich bei all unseren Konflikten spürbar zurück – aber sie war da, wenn ich sie brauchte. Und natürlich bekam sie alles mit.

Ich war der Sündenbock. Ich war für all das verantwortlich. Und irgendwie stimmte das ja auch. Ich habe sie dorthin getrieben. Weil ich glaubte zu wissen, was gut für sie ist, ihr eine Freude machen wollte, einen lang gehegten Wunsch erfüllen. Aber sie war noch nicht so weit. Es ist dieses »gut gemeint«, das eigentlich immer »schlecht gemacht« bedeutet. Wir alle hatten uns das anders vorgestellt. Aber vielleicht hätte man es besser wissen müssen. Der magersüchtige Sohn fliegt mit seiner 80 Jahre alten Mutter nach Australien. Zu einer 81 Jahre alten Freundin. Das musste doch im Fiasko enden. So viele Mediatoren und Schlichter konnte man da gar nicht mitnehmen. Ich wusste aber auch, es brach ihr das Herz, wie sie mich leiden sah, wie sie den einst fröhlichen Christian immer verschlossener, übellauniger erlebte. Dabei zusehen musste, wie aus ihrem Jungen, einem einst ganz patenten Kerl, ein Männlein wurde, für das man sich schämen muss. Sie konnte damit nicht umgehen. Und ich auch nicht.

Manchmal schien das andere Ende der Welt aber auch eine verkehrte zu sein. Angesichts dessen, was meine Mutter so tapfer in sich hineinstopfte, und der Freiheit wiederum, die ich mir nahm, mich derlei eben hartnäckig zu widersetzen, beneidete sie mich und wünschte sich wahrscheinlich auch so etwas wie eine Magersucht, die vorgeschoben werden konnte. Zumindest eine klitzekleine Essstörung. Eine Allergie vielleicht. Und ich? Ich ertappte mich dabei, wie ich wieder einmal die beneidete, die sich so herzlich um nichts scherten. Unbekümmert aßen und tranken, nicht auf Kalorien schauend, nicht auf Tageszeiten achtend. Einfach fröhlich und unbeschwert genossen, getrieben von Lust und Laune. »Ice Cream, anybody!?« In mir schrie es »JA!! ICH!!« Und nach außen signalisierte ich: Habt ihr mal auf die Uhr geschaut? Gott bewahre, wie kann man nur?! FETT, ZUCKER!

So ging es mir immer. Ich spürte das hier, selbst beim Anblick mikrowellenherdgewärmter Hausmannskost. Und ich spürte es in den Food-Courts der riesigen Einkaufsmalls, in denen der Geruch aller Speisen dieser Erde zu einer einzigen Aromawolke zu verschmelzen schien. Für meine Verhältnisse rannte ich geradezu durch diese Schlemmerparadiese. Vorbei an Vietnam, Thailand, China, geradeaus Richtung Mexiko, USA, Indien, bis ich endlich am Ende des Ganges verschwinden konnte. Erleichterung garantierten die dort hängenden Porzellan-Urinale – made in Germany.

Und so verschmäht die eine wie der andere Genussversprechendes: Schnittblumen, Kalorien, Liebe. Wo ist der Unterschied?

Vielleicht denken Sie jetzt: welch undankbarer, kleiner Scheißkerl. Wie kann man nur seine Mutter derart schlecht machen? Ich mache sie nicht schlecht. Im Gegenteil. Der Punkt ist der: Ich bin sie. Sie ist ich. Wir sind verschmolzen, verwoben, heilloses Durcheinander. Ich sah dabei zu, was sie alles geschehen, mit sich machen ließ, ohnmächtig, sich dagegen zu wehren. Ich sah, wie man diese Frau ausnutzte, eben weil man es konnte, sie es zuließ, es nachgerade herausforderte. Und es machte mich wütend, denn ich sah in einen Spiegel. So gerne wollte ich sie schützen, sie aufrütteln, und damit auch mich. Es trieb mich schier in den Wahnsinn, was ich da sah, sie trieb mich in den Wahnsinn. Mein bis dahin nie gekannter Jähzorn, mein respektloser Tonfall und meine verbitterte Ansprache – es war nichts anderes als die reine Hilflosigkeit dieser Frau gegenüber.

Was man ihr antat, tat man mir an. Es war wie der Stich in eine Voodoo-Puppe. Ich spürte den Phantom-Schmerz. Ich versuchte ihr das Leben schön zu machen, indem ich alles tat, was man nur tun kann. Von mir sollte sie nicht enttäuscht werden. Doch es war der Versuch, mit einem Löffel einen Tunnel von Deutschland nach Australien zu graben.

Auch in den Momenten, in denen wir uns nahe waren, kam keine Wärme auf. Ich war ihr peinlich. Ich war ein Defekt, ihr Defekt. Sie gab mir jederzeit das Gefühl, ohne mich nicht leben zu können – mich aber dennoch nicht zu ertragen. Ich war ein Teil von ihr, und darum mussten an mir alle Teile funktionieren. Und wenn ich nicht funktionierte, dann hatte ich versagt, nicht nur ein wenig, sondern komplett.

Ein Magersüchtiger funktioniert aber nicht, jedenfalls nicht in ihrem Sinne. Und den Unmut darüber wie auch über alles andere ließ sie mich spüren.

Es machte mich traurig und zornig gleichermaßen, dass sie mir stets den Eindruck vermittelte, ich würde sie enttäuschen. Mir auch nur ansatzweise zu zeigen, dass ich sie glücklich machte oder sie mir dankbar war, fiel ihr unsagbar schwer.

Selbst bei den Hilfsdienstleistungen, die wir uns gegenseitig angedeihen ließen, wetteiferten wir. Es war ein: Wie du mir, so ich dir. Du schenkst mir etwas, warte nur ab, das bekommst du irgendwann zurück. Es war grotesk, keiner wollte in der Schuld des anderen stehen. Eine Gefälligkeit löste immer eine Gegengefälligkeit aus, genauso wie eine Ablehnung beziehungsweise ein Unverständnis ein anderes. Immer gab es Aktion und Reaktion.

So war unsere Reise eigentlich ein einziges, wochenlang währendes Missverständnis. Ich hatte mich auf kühle Schultern und kalte Füße eingestellt, packte entsprechend, hatte also genügend Klamotten dabei, um nicht zu frieren. Dass der Trip in den australischen Sommer aber so frostig werden könnte, hatte ich nicht für möglich gehalten. Gegen diese Eiseskälte, die immer wieder zwischen meiner Mutter und mir aufflammte, halfen kein Gore-Tex, kein Fleece und kein Sonnenbad. Irgendwie waren wir beide immer schlecht gelaunt, nie gelöst, stets angespannt. So wie ich vor langer Zeit, hatte sich nun auch meine Mutter in ihre eigene Welt zurückgezogen. In einen gefilterten, verklärten Mikrokosmos mit all seinen Regeln und Vermutungen, Vorstellungen, Gewohn- und Wahrheiten.

Es war zermürbend. Ein teuflisches Spiel mit der Sehnsucht nach Harmonie und Nähe, die wir beide in uns trugen und die wir unfähig waren zu synchronisieren. Egal, ob ich sie umarmen wollte, ihr einen intimen Brief geschrieben und dazu einen Opal geschenkt habe – sie blieb hart. Sie kam mir selbst vor wie ein Opal.

Irritiert hat mich vor allem ihre Ignoranz gegenüber meiner Krankheit. Ich wollte kein Mitleid. Schließlich war ich für all das, was ich mir antat, selbst verantwortlich. Ich wollte das alles so, und vor allem: Ich wollte es nicht ändern. Magersucht ist eine egoistische Krankheit. Alles bemisst sich nur an der subjektiven Sicht. Sie mag ihre Ursachen haben, die nicht nur in einem selbst liegen. Aber in ihrer Ausprägung wird es allen anderen unmöglich gemacht, objektiv regulierend einzugreifen. Bekannte, Freunde, Familie – sie alle müssen ohnmächtig zusehen, wie man sich jeden Tag selbst belügt und mit Feuereifer immer weiter vor sich hin selbst tötet. All das flüsterte mir der noch funktionierende Teil meines Hirns zu, der aber längst nichts mehr zu sagen hatte. Ein wenig mehr identifizierende Anteilnahme für den Zustand ihres leiblichen Kindes hatte ich mir von meiner Mutter jedoch schon erwartet.

An jenem 11. März 2011 zum Beispiel. An jenem Tag, an dem die Welt in Japans Nordosten damit zu beginnen schien unterzugehen. Im Fernsehen liefen diese unverdaubaren Bilder, die Menschen um ihr Leben laufend zeigten, in Fluten untergehend oder von Steinen erschlagen.

Derweil ließen die beiden Schulkameradinnen in Australien die Historie ihrer gut 65 Jahre Kochleidenschaft Revue passieren und tischten damit auch allen Anwesenden im Raum auf. Ich wollte nicht zu-, konnte aber auch nicht weghören. Ich war fasziniert angewidert. Der Druck im Kopf wurde immer größer, denn natürlich erzählte gerade meine Mutter auch von Gerichten, die ich einst mit Genuss und in ordentlichen Mengen in mich hineingeschlungen hatte. Noch heute erinnere ich sie nicht unbedingt als unappetitlich. Trotzdem war mehr als offensichtlich, dass dieser Gesprächsstoff nicht zu meinen Lieblingsthemen gehörte, vorsichtig ausgedrückt. Ich wollte aber nicht schreiend zu den

Ausgängen rennen und mich unter lautem Zuschlagen der Zimmertür hinter selbiger verbarrikadieren. Diese Zickigkeit gönnte ich den anderen und mir nicht. Ich bat meine Mutter flehenden Blickes, das Thema doch zu wechseln. Sie sah mich an, und die beiden schwätzten sich weiterhin genüsslich durch ihre Jahrhundertküche. Ich sprach sie anderntags darauf an. Und sie hatte ein einfaches Rezept gegen mein Leiden: »Dann musst du eben mehr essen.« Das war's.

Es fraß an meinen Nerven, all das entwickelte sich immer mehr zu einer Last, die ich nicht stemmen, von der ich mich aber partout nicht befreien konnte. Steffi überlegte irgendwann, sich dieser durch und durch kranken und krank machenden Situation zu entziehen und in ein Hotel zu gehen – und sie wollte mich mitnehmen. Aber wie sympathisch mir der Gedanke zunächst war, es ging nicht, schließlich war ich es doch gewesen, der meine Mutter hierhergeschafft hatte. Aber andererseits, dachte ich, will sie es doch selbst so! Selten war ich innerlich derart zerrissen gewesen. Auf der einen Seite drängte mich dieses wunderschöne, vor Leben und Lebensfreude sprühende Land mitsamt seiner fröhlichen und bis auf wenige Ausnahmen unkomplizierten Art dazu, endlich loszulassen und zu leben. Auf der anderen Seite zerrte meine Mutter an mir, die mir wochenlang mit immer wiederkehrenden Vorwürfen gegenübertrat. Nichts machte ich richtig, nichts konnte ich ihr recht machen.

Da gibt es dieses Foto: Mutter vor Koala. Ihr Gesicht spricht Bildbände. Sie blickt in die Kamera, als hätte man sie im Busch ausgesetzt und ins Kakerlakenbad befohlen.

Statt Freude, Offenheit, Genuss nur Verkniffenheit, Verbitterung, Unverständnis. Ein Foto wie eine Anklage: Man hat mich zur Höchststrafe verurteilt. Was hast du mir angetan? Hol mich hier raus!

In dieser Zeit überfiel mich zum ersten Mal – jedenfalls zum ersten Mal in dieser Vehemenz und Lautstärke – die Frage: Warum versuchte ich es denn aber auch immer wieder? Warum wollte ich es ihr überhaupt unbedingt recht machen?

Die Antwort war klar: jahrelanges Training.

Sie flüchtete sich immer wieder in diese illusorische, eigene Welt, redete Dinge aus der Vergangenheit schön und verklärte Papa zu einer wahren Ikone, die ich in diesen Facetten nicht wahrgenommen hatte oder vielleicht damals noch nicht hatte wahrnehmen können.

Ich sagte nicht: »Mutter, das war doch gar nicht so.«

Mir gegenüber war sie verbittert, barsch. Ich empfand es als unfair.

Ich sagte nicht: »Ach, sei doch mal ruhig!«

Meine Magersucht blendete sie aus, sie passte nicht in dieses Weltbild. So eine Krankheit bekommt Mann nicht.

Schließlich sorgte in ihren Augen dieses albern-kindische Essenverweigern, von dem man bislang nur gehört hatte, weil es ja immer nur anderen passierte, dafür, dass letztlich *ich* es war, der Hilfe brauchte, nicht sie.

Aber ich sagte nicht: »Mach deinen Mist doch allein!«

Australien, das war auch: Hungern wie selten zuvor bei ständigem Leistungsanspruch. Ich nahm dort wieder deutlich ab, denn ich ernährte mich neben den beiden tiefengebräunten Brötchenkrusten am Morgen nur von Süßstoff,

Gemüse, Obst und Joghurt. In noch kleineren Mengen als zu Hause. Und neben dem Treiben in meiner Fitnessgarage zehrte natürlich auch das bei 40 Grad abgespulte Tagesprogramm an mir. Es gab nur eine, die Australien in vollen Zügen genoss und jede Sekunde auf ihre Kosten kam: Anna.

Ich funktionierte, so gut es ging. Und litt wie ein Schwein, weil mein Körper eben nicht mehr funktionierte. Der Wasserhaushalt lief mehr und mehr aus dem Ruder. Und so kam ich nicht umhin, selbst dann zum Pinkelbecher zu greifen, wenn Mutter und Steffi im Auto saßen. Mir war es peinlich, meiner Mutter war es peinlich, Steffi war's egal. Sie schaute respektvoll aus dem Fenster und ließ mir meine Würde. Ich fühlte mich zum Kotzen. Aber was sollte dabei herauskommen? Ich sehnte mich so sehr nach Ruhe, nach innerer Ruhe, und wusste, dass nur ich sie mir verschaffen konnte.

Steffi sah mein Leid, unterstützte mich, wo sie konnte, hielt sich aber die meiste Zeit sehr im Hintergrund. Sie ist nicht der Mensch, der lautstark protestiert, wenn Unrecht geschieht oder dummes Zeug geredet wird. Sie nimmt Notiz und formuliert dann, wenn die Zeit reif ist. Sie ist das, was mit »weise« hinlänglich umschreiben ist … Sie war hinterher da, um die Verwundeten zu pflegen und den Ängstlichen die Hand zu halten. Aus ihrem Brief über die Zeit mit dem kranken Christian weiß ich, dass mein Leiden offensichtlich war. Wenn auch sicher nicht für jeden. Steffi schrieb:

Die Reise nach Australien, drei Wochen im Haus der Schulfreundin von Christians Mutter und vor allem mit seiner Mutter, hat mir sehr viel klar gemacht. Viel über die Wurzeln der Krankheit. Christian hat einen Weg ge-

funden, dort zu essen. Das ist nicht selbstverständlich, und ich habe ihn wirklich bewundert, denn es war natürlich nicht so einfach, die andauernde und sehr massive Gastfreundlichkeit, die hauptsächlich in Form von Essensangeboten stattfand, abzuwehren. Und dann unter den argwöhnischen Augen und besserwisserischen Kommentaren der Gastgeberin Dinge zuzubereiten, die nicht dem entsprachen, was sich diese so unter einer Mahlzeit vorstellte. Außerdem gab es in Australien nicht alle Lebensmittel, die auf Christians Zutatenliste erlaubt und akzeptiert sind. Es war schwierig, weil auch noch hinzukam, dass er sich wieder nicht schonte. Und so sah er am Ende dieser Reise sehr schlecht aus. Auch diese Reise hatte ihn viel Kraft gekostet, hatte an ihm gezehrt.

Das zeigt, dass auch Steffi in dieser Zeit in unserem Australien-Trip mehr als eine Reise sah. Sie hielt sich mit Kommentaren zurück, aber sie sah längst alles, was ich erst noch verstehen musste. Und sie musste sich von mir Dinge anhören, die nur wirklich gute Freunde ertragen können.

Zum Beispiel, dass ich ihr in Sydney plötzlich mein Testament eröffnete und Einzelheiten festlegte für meine Beerdigung. Kein Witz, das war so. Und wir redeten drüber, als würden wir einen abendlichen Kinobesuch festzurren. Es begann damit, dass wir schnurstracks auf ein Plakat zufuhren, das von der Aufführung von Mozarts »Requiem« kündete. Schon früher mal, Lichtjahre vom Tod entfernt, dachte ich als bekennender Mozart-Liebhaber, das soll mal auf meiner Beerdigung gespielt werden. Nun war ich dem Tod näher gekommen, und vor der St. James Church hing dieses Plakat. »Hey, das soll bitte auch auf meiner Beerdigung intoniert werden«, gab ich Steffi als Hausaufgabe mit auf ihren Lebensweg. So ging das dann los mit den Planungen, bis ins letzte Detail: erst verbrennen, dann eine angemessene Trauerfeier, anschließend Party für alle Überlebenden. Nur das Buffet war mir nicht der Rede wert.

In manchen Momenten war es für mich tatsächlich leichter, an meine Beerdigung zu denken als an die Zukunft. Da war zunächst der Seelenstress mit meiner Mutter. Die Krankheit. Hinzu kam, dass die nächsten Tage und Wochen mich ängstigten. Was würde passieren? Da war außerdem eine ständige Existenzangst in Bezug auf die Selbstständigkeit, schließlich hatte ich Unmengen erspartes Geld ausgegeben. Und da war die Frage nach dem Königsweg, oder besser: dem Weg des Königinnenmörders. Wie konnte es mir gelingen, meine Anna endlich zu killen und sie doch am Leben zu erhalten? Sie schrittweise zu verjagen, aber nicht ganz, weil ich sie ja doch noch brauchte.

Wozu? Als meinen Fluchtpunkt. Weil sie auch meine Flucht vor der Angst ist. Anna quälte mich, ja. Aber sie war auch mein Lebensgerüst. Ganz im Sinne eines klassischen Korsetts: Sie quetschte mich aus – aber sie stützte mich auch. Wenn sie einfach von einem Tag auf den anderen wegfiele, würde ich zusammenbrechen, das wusste ich. Mit ihr funktionierte ich innerhalb meines eigenen kleinen Kosmos. Ich musste nicht darüber nachdenken, was ich wann und wie machen wollte. Die Tage waren immer gleich. Aus, fertig. So weit, so einfach. Und je schwerer ich an dieser Krankheitslast trug, umso leichter konnte ich doch auch damit umgehen als mit einer Veränderung. Wenn es im Sinne einer medizinischen Genesung plötzlich leichter würde, dann trüge ich schwer daran. Ein Lockerlassen könnte ja eine Gewichtszunahme bedeuten. Und so war ich hin- und hergeworfen. Immer zwischen den Extremen. Nicht einmal so etwas wie der Kirchgang, als Messdiener einst meine leichteste Übung, war für mich noch, ohne ein erhebliches Opfer zu bringen, möglich. Es fing bei der Platzwahl an. Wie komme ich aus diesen heiligen Hallen in mein Allerheiligstes, die Toilette? Nach Jahren der Abstinenz ging ich seit meiner Zeit in Prien wieder öfter in eine Sonntagmorgenmesse, die ich zuvor viele Jahre wegen des aus meiner Sicht nicht ganz astreinen Bodenpersonals boykottierte. An dieser Überzeugung änderte sich nichts. Aber in dieser Zeit ruhte ich einfach sehr in mir selbst. Zumindest 45 Minuten lang. Spätestens beim »Vater unser« begann es aber in mir zu arbeiten. Gleich geht es zur Kommunion, zum Hostien-Holen. »Wie viel Kalorien so eine Oblate wohl hat?«, fragte ich mich. »Der Leib Christi« war für mich die fleischgewordene Todsünde, weil so etwas wie der Laib Brot.

Dann aber zog ich es wiederum durchaus in Betracht, mal wieder mehr zu essen als nur Magerquark mit Obst. Manchmal dachte ich, ich bin nah dran, und dann dachte ich wieder: Nie war ich weiter weg. Im Zweifelsfall war ich dem Verzweifeln aber immer näher als dem Genießen. Ich reiste an solch wunderbare Orte wie Sydney, konnte aber deren Anblick immer nur kurz in mich aufnehmen, meistens, weil ich vor allem Wasser ausscheiden musste. Ich lief durch die Stadt mit ihren Bistros, Imbissen und Restaurants und könnte alles essen. Ich verzehrte mich danach. Aber ich ging schnurstracks nicht zum Schalter, sondern auf die Toilette. Und wenn ich etwas bestellte, dann »Diet Coke XXL, without ice…«

Kängurufleisch sowie politisch unkorrektes, in Chinatown mühsam erstandenes Krokodilfleisch habe ich probiert. Es hat mir geschmeckt, zumindest diese ca. fünf Gramm, die ich mir gönnte. Eben *just for the taste of it*, wie die Köchin namens Steffi sagte.

Immerhin schien die Sonne in Australien, was dem Teint gut bekam. Und manchmal wurde es zwischen mir und meiner Mutter sogar warm, wenn wir beide mit Steffi zu dritt aufbrachen, in die Blue Mountains zum Beispiel. Das gefiel meiner Mutter sehr, und das wiederum gefiel mir. Oder einer dieser seltenen Abende, an denen offene, ehrliche Dankbarkeit aus ihrem Gesicht sprach. Ich hatte den drei Damen einen Abend im Sydney Opera House geschenkt. Von außen kennt es fast die ganze Welt, aber wer war schon mal drinnen – und das auch noch bei einer Opernaufführung? Ich nicht. Ich zog es nämlich vor, »Carmen« den Rücken zu kehren und wieder nur den Fahrservice zu spielen. Zweimal Sydney und zurück. Während gegenüber der Harbour Bridge Carmen und José also ihre Kämpfe austrugen, wartete ich in sicherer Umgebung bei Obst, Joghurt, Gemüse und Klo und hockte vor dem Fernseher. Denn an diesem Abend war Feiertag in Australien: Die Football-Saison begann…

Es gab lichte Momente hier unten. Der Tag der Abreise war dennoch die Erfüllung einer Sehnsucht. Endlich nach Hause! Endlich zurück in die Normalität des Alltags. Auf dem Weg dorthin saß ich neben meiner dösenden Mutter im Flieger und war erleichtert – nicht allein deswegen, weil wir diesmal nur in Dubai die komfortablen Sitze verlassen mussten und fast nur in der Dunkelheit unterwegs waren, was sogar mir etwas Ruhe ermöglichte. Ich war zufrieden und die Tour der Leiden vorbei.

Ich war wieder um eine bittere Reise-Erfahrung reicher. Wieder ein Traumziel bereist – und wieder nur verdammt froh, zurück daheim zu sein. Diese Reise mit meiner Mutter hinter mir zu haben.

War sie wirklich vorbei? So vieles kam jetzt hoch, brach sich Bahn, wollte hinaus, suchte Worte, in die verpackt es in die Welt konnte. Ich hatte das Gefühl, dass diese eigentliche Reise für mich gerade erst begann.

Die Reise mit Mama.

Menüwünsche

Wie es weitergeht –
und wie alles zusammenpasst

Australien wirkte nach, in vielerlei Hinsicht.

Plötzlich war alles in mir nur noch ein Thema: Mutter.

Schon immer hatte sie enormen Einfluss auf mich. Bis heute. Aber was nun geschah, war, als hätte jemand anderes mein geheimes Tagebuch gelesen und ganz andere Stellen rot unterstrichen, als diejenigen, die ich je selbst für mich als wichtig erachtet hatte. Und nun bekam ich dieses neue Buch zu lesen. Ich sah mein Leben anders. Vieles wurde plötzlich klar.

Andere Männer hängen nicht so an ihren Müttern, sind nicht so eng mit ihnen verbandelt. Sie haben Frauen, gründen Familien und verteilen ihre emotionalen Rezeptoren anders. Ich bin nicht verheiratet, habe keine Kinder, keine Freundin, nicht einmal Lust auf Sex oder sonstige Liebesbekundungen. Direkt nach dem Verlust einer einigermaßen objektiven Wahrheit und damit verbundenen Selbsteinschätzung geht der Hunger nach Zärtlichkeit und Körperlichkeit in der Magersucht verloren. Vielleicht ist auch deshalb mein Mutter-Rezeptor nach wie vor sehr aktiv. Das macht mein Leben nicht einfacher, aber es macht es anders.

Vielleicht mussten wir durch diese australische Hölle gehen, auf diesem Crash-Kurs steuern. Seitdem haben wir ein offeneres Verhältnis, bisweilen gar unbeschwerte Momente. Und ja, ich wurde trotz oder gerade wegen der gemachten Erfahrungen zum Wiederholungstäter. Seit diesem australischen Abenteuer sind wir noch mehrmals miteinander verreist. Im Vergleich sind wir zwar quasi gerade mal ums Eck gegangen. Aber es war Lichtjahre von dem entfernt, was wir »Down Under« miteinander erlebt, einander angetan haben.

Natürlich gibt es auch noch diese Momente des Kampfes um jeden Quadratmillimeter Projektionsfläche. Doch sie sind seltener geworden. Wir haben einen Weg gefunden.

Ohne die Hilfe meiner Mutter, ihre Präsenz hätte ich diesen Start in ein neues Leben nie geschafft. Ich habe nun ein Haus, einen Garten und noch immer viele Selbstzweifel. Aber durch meine Mutter habe ich auch eine Heimat. Es gibt Tage, da sehne ich mich nach ihr. Dann steige ich ins Auto, und wenn ich bei ihr ankomme, steht der Kaffee auf dem Tisch. Wir reden, wir streiten, wir verstehen und missverstehen uns. Ganz so, wie es sein soll.

Meine Mutter hatte schon immer große Mühe damit, Emotionen zu zeigen. Oder sagen wir: positive Emotionen. Die negativen zeigte sie lieber und oft, eine ganze Klaviatur des Mürrischen hält sie parat. Aber Liebe, Zuneigung, Freude auszudrücken war ihr, seit ich mich erinnern kann, geradezu unmöglich. In nunmehr 46 Jahren habe ich von ihr nur in Ausnahmefällen Sätze gehört wie: »Danke, das freut mich aber. Danke, das hast du gut gemacht.« Trotz tonnenweiser Geschenke und Aufmerksamkeit. Ich leide und litt darunter, aber irgendwie verstehe ich es mittlerweile auch. Sie ist eben so, und das ist für sie vielleicht oft schlimmer als für mich.

Meine Mutter würde jemandem ihr letztes Hemd geben, auch wenn sie selbst bitterlich frieren müsste. Sie würde es großzügig verschenken, ohne lange zu fragen, an wen und warum. Aber ihren Mantel zu öffnen, Trost zu spenden, Zuneigung und Zärtlichkeit zu schenken, eine Schulter zum Anlehnen und einen Arm zum Wärmen anbieten – das kann sie nicht so einfach.

Meine Mutter verlangt von sich und anderen in erster Linie zu funktionieren. »Wer abends weggehen kann, kann morgens auch aufstehen.« Ihr Motto war stets: Wer A sagt, muss auch B sagen.

Das ist ihr Leben: Müssen, müssen, müssen. Keine Freiheit, keine Leichtigkeit, keine Schwäche, keine Gelassenheit. Das wäre Schlendrian. (Ja, Sie haben natürlich recht: Mir kommt das auch irgendwie bekannt vor ...)

Sie hätte allen Grund dazu, vor Selbstvertrauen zu strotzen. Doch es ist erstaunlich, wie sehr sie sich über das Urteil anderer definiert. Eine Meinung kann ja jeder haben, aber es zählen stets nur bestimmte Meinungen. Die der anderen.

Manchmal glaubte ich, meine Mutter wäre die Erfinderin der Meinungsumfrage. Denn: Eine Person wurde bei ihr nie durch die Person selbst beurteilt, sondern durch alle anderen. Nur wenn die Außenmeinung gut ist, gibt es so etwas wie Zufriedenheit. Daraus zieht sie Kraft. Und das überträgt sie auch auf ihre nächsten Angehörigen. Ich weiß das. Ich bin der, dessen Mutter nur Stolz empfindet, wenn dritte Personen (Nachbarn, Lehrer, Freunde) die Leistungen ihres Sohnes preisen: »Frau X hat gesagt, das hat dein Sohn aber toll gemacht!« Das hat sie dann stolz gemacht. Darüber hat sie sich gefreut. Glaube ich. Denn gesagt hat sie es nicht, gesagt hat sie nie: »Das hast du klasse gemacht, Christian!«

Ich erinnere mich jedenfalls nicht, das in dieser Form je gehört zu haben.

Dabei ist sie ein herzensguter Mensch, nicht in sich zurückgezogen, lebhaft, eloquent, quirlig gar. Sie engagiert sich gerne und oft in Vereinen, Partei und immer wieder in ihrem Jahrgang. Sie ist Motor, Steuerrad, Kofferraum, Karosserie, Sprit und Chauffeur in Personalunion. Sie kann alles, macht alles, und wenn sie etwas macht, dann hängt an ihr alles. Sie liebt diese Rolle im Mittelpunkt, dass sich die Dinge um sie drehen, sie will es genau so – und auch hier gehört Klagen zum Handwerk. Nie ist etwas gut genug, nie ist es perfekt. Ich glaube, selbst wenn etwas perfekt wäre, von Gott höchstselbst erschaffen und für gut befunden – sie würde noch ein Haar daran finden.

Genau deshalb flog einem ihre Liebe nie zu, man musste sie sich erarbeiten. Sie gibt gerne, immer wieder. Das Verschenken von Immateriellem aber, das von Gefühlen, Streicheleinheiten, nein, das war und ist ihre Sache nicht.

Immer mehr habe ich aber das Gefühl, dass ihre Unzufriedenheit gar nicht mir persönlich gilt. Eher trägt sie über mich etwas aus, das eigentlich im Kern mit ihr zu tun hat. Aus ihrer Vergangenheit rührt. Aber ich war eben immer da und ihr sehr nah, und vielleicht ließ sie darum ihre Unzufriedenheit oft einzig an mir aus

Ich bekam als Kind alles zum Leben Nötige, keine Frage.

Lange hatte ich nichts vermisst.

Dachte ich. Nun aber suchte ich Zuneigung und wurde nicht fündig. Nicht in der Vergangenheit und nicht in der

Gegenwart. Vielleicht auch deswegen hatte ich den Kontakt zu Mutter zunächst erst einmal etwas zurückgefahren. Aus Gründen des Selbstschutzes und auch aus Bockigkeit. Es musste Gras wachsen über diese Sache, die wenige Tage nach unserer Rückkehr dafür sorgte, dass ich zum ersten Mal in meinem Leben eine Ahnung davon bekam, was es bedeutet, wenn in der Zeitung zu lesen ist, dass da »der Sohn die Mutter im Affekt…«. Zumindest war ich fest entschlossen, sie nie mehr sehen zu wollen.

Eigentlich dachte ich, in Australien schon alle Täler mit ihr durchwandert zu haben. Eines wartete noch auf uns. Das tiefste.

Rückblende: Wenige Tage vor unserem Aufbruch nach Australien meldeten sich meine beiden Nichten, Janina und Celine. Dem Modediktat folgend, gaben sie uns eine Aufgabe mit auf den Weg: UGG Boots sollten wir mitbringen, ein Paar für jede. Mit Fell ausgeschlagene Stiefel, die vor allem junge Mädchen zu jeder Tag- und Nachtzeit, zu jedem Anlass in jeder Jahreszeit zu jedem Outfit anzogen, um damit vor allem herumzuschlurfen. Angeblich das Schuhwerk australischer Schäfer und eben dort im Original und erheblich günstiger zu haben.

Meiner Mutter war dieser Wunsch Befehl. Und so verging kein Tag, an dem sie nicht pflichtschuldig abfragte, ob ich diese Schuhe denn schon besorgt hätte und dass ich das auf gar keinen Fall vergessen dürfe. Unter keinen Umständen.

Nun war es mit diesen UGGs so, wie es mit so vielen Lifestyle-Produkten ist: In Australien trug die Dinger kein Mensch mehr, die Läden an den Promenaden rund um den Hafen aber waren vollgestopft mit überteuerten Kopien dieser Treter. In jeder Form und Farbe – es gab sie wie Sand am Bondi Beach. Alle original »Made in China«, gemacht von Kinderhänden für Kinderfüße, gekauft von Touristen aus aller Welt.

Es war eine wahre Odyssee, die passenden Schuhe zu finden. Steffi und ich schauten in jeden dieser Shops, wir erkundigten uns, und ich recherchierte vor Ort und im Netz. Aber schließlich fanden wir die heiß ersehnten Boots.

Die Dinger lagen also längst in meinem Koffer. Da meine Mutter aber immer häufiger und dringender und fast hysterisch darauf hinwies, dass ich auf gar keinen Fall diese Schuhe vergessen dürfe, machte ich mir einen Spaß daraus, ihr zu sagen, dass wir die richtigen einfach nicht finden könnten. Unmittelbar vor Abfahrt, als sie richtig kalte Füße bekam, eröffnete ich ihr, dass wir die Schuhe längst hätten und sie Janina und Celine beruhigt unter die Augen treten könne.

Wenige Tage nach unserer Rückkehr besuchten wir meine Schwester. Sie und ihre Familie wollten natürlich hören, wie es uns denn so ergangen sei. Ich hatte gut 1000 Bilder mitgeschleppt, abgelegt auf Festplatte. Ein paar Mitbringsel und die Schuhe eben, die ich meiner Mutter in die Hand drückte, auf dass sie sie den beiden überreichen könnte. Es hätte ein schöner Kaffeenachmittag werden können. Es wurde daraus ein Drama in einem Akt, das auch Rosamunde Pilcher nicht kitschiger hätte schreiben können. »Hier! Da sind diese Schuhe. Seid froh, dass ihr mich habt, DER hätte sie euch nicht gekauft.« Ich dachte keine Sekunde daran, das Gehörte zu verarbeiten, sacken zu lassen, mit einer spitzen Replik zu erwidern. Ich war außer mir, fassungslos, unversöhnlich. Ich schrie, ich heulte, war hysterisch, ich hyperventilierte. Ich warf mich auf den Boden, Mutter saß da und kommentierte meinen rückblickend natürlich viel zu dramatischen, albernen Anfall mit bitterem Zynismus. Das peinlich berührte Publikum machte schlechte Miene zum miserablen Spiel, fand aber alsbald wieder die Sprache und langsam einen Weg aus der eigenen Schockstarre. Sie redeten auf Mutter und Oma ein. Deeskalation war gefragt, aber gerade nicht möglich.

Letztlich konnte dann mein Schwager, der längst aus seinem Büro zu uns geeilt war, für Beruhigung sorgen. Nicht in Form von Pillen, wohl aber mit Worten. Er versprach, sich mit seiner Schwiegermutter die nächsten Tage mal zusammenzusetzen und ihre Gemütslage zu besprechen.

Und UGGs sind mittlerweile megaout.

Die Eiszeit hielt nicht lange an. Das übrigens war eine ihrer faszinierenden Eigenschaften. Wie hart und schwer die Zerwürfnisse auch waren, nachtragend war meine Mutter mir gegenüber nie. Sie sonderte ab und an noch mal Spitzen ab. Dieser Nachmittag aber war zwischen uns nie mehr ein Thema. Und selbst wenn: Ich kann ihr gegenüber einfach nicht konsequent sein. Nicht damals, nicht heute, wahrscheinlich nie.

Das ist nicht schlimm. Schlimm ist: Sie weiß das alles.

Sie weiß, dass sie über mich die Allmacht hat. Ich bin die Puppe an ihren Fäden, der Hund an ihrer Leine, der ewige Schatten. All das habe ich ein wenig lockern können. Ablegen nicht. »Omnipotenz« hat das Frau Reich-Soufflet in unserer Nachbereitung der Reise genannt.

Sie sagte auch, dass diese Australien-Reise trotz meiner Leiden vor Ort gut für meine Therapie ist. Noch mehr als das. Das klingt jetzt seltsam, aber was glauben Sie, was meine Therapeutin über diese Fahrt mit meiner Mutter gesagt hat? Über diesen Horrortrip von einer Monster-Reise, diese über Wochen währende Tour de Force, auf der ich mehr Nerven, Kraft und Gewicht verloren habe als in den drei Monaten davor?

Frau Reich-Soufflet sagte, diese Reise sei ein *Segen* gewesen.

Ein Segen für meine Therapie. Und deshalb für mich.

Sie war kurz davor, mich und alle Beteiligten an dem Projekt lobzupreisen. Diese Konfrontation sei zwar drastisch, aber sehr effektiv gewesen. Und so langsam beginne ich zu verstehen – nein, nicht nur zu verstehen, zu erfassen, zu fühlen, was sie damit gemeint haben könnte.

Das Verhältnis zu meiner Mutter ist die Antwort. Oder zumindest ein großer Teil der Antwort. Der Antwort auf meine Frage Nummer eins: Warum ich? Seitdem ich krank bin – nein, besser: Seitdem mir bewusst geworden ist, dass ich krank bin, stelle ich mir immer und immer wieder diese Frage: Warum verdammt nochmal ich? Warum bekommt ein gestandener, sozial extrem gut vernetzter, beruflich erfolgreicher Mann mit Ende dreißig Magersucht – eine Krankheit, auf die beinahe ausschließlich junge, desorientierte oder an ihrer Seele geschädigte Frauen und vor allem Mädchen abonniert sind? Die geradezu für Frauen *reserviert* ist? Natürlich gibt es auf diese Frage nicht diese *eine* Antwort, aber es gibt etwas, das alle Antworten irgendwie zusammenhält. Vieles von dem, was ich hier in diesem Buch aufgeschrieben habe, trägt natürlich zur Beantwortung dieser Frage bei – die Fresserei meiner Jugend, das ständige Gefühl des Mangels an Anerkennung, das ich durch Selbstaufopferung und Hingabe (also quasi durch Betteln um Anerkennung) auszugleichen versuchte, das rapide Abnehmen, um eine Frau und dann alle Frauen zu beeindrucken, das Gefühl der Kontrolle durch das selbstgesteuerte Abnehmen, die Nähe zum Leistungssport, letztlich auch die Akribie und Perfektion, mit der ich das eigene Runterhungern betreibe und betrieb.

All diese Dinge sind Puzzleteile in einem großen Bild. Doch in der Mitte dieses Bildes fehlte immer ein Stück, das entscheidende Stück, auf dem der Quell des Übels, die Wurzel des Giftbaums, der dunkle Stein der Macht zu sehen war.

Jetzt habe ich dieses Puzzleteil – glaube zumindest, es zu haben, denn es fügt sich perfekt ein, passt ins Bild.

Was des Rätsels Lösung ist? Warum ich mich zugrunde hungere?

Einfach gesagt: weil ich mich immer noch nach Mutters Liebe verzehre. Kompliziert gesagt: Ein gefühlter Mangel an Liebe durch die Mutter vermischt sich mit einer tief sitzenden Abneigung gegen die totale Vereinnahmung durch die Mutter. Die Magersucht, das Nicht-Essen, ist ein verzweifelter Versuch, mich ihrem Zugriff zu entziehen, ihr die Kontrolle über mich zu entreißen, selbst Kontrolle zu gewinnen und dabei etwas ganz Eigenes zu modellieren, zu skizzieren, zu formen. Einen neuen Christian sozusagen.

Auf diesem Weg verletzte ich viele und zog mir zahlreiche Verletzungen zu. Fast symbolisch war die Blutspur, die ich an der weißen Raufaserputzwand im Hofheimer Treppenhaus hinterließ und die lange nicht übertüncht wurde. An der Erstversorgung meiner Schnitt- und Schürfwunden konnte sich eine ganze Pflasterindustrie gesundstoßen. Aber das war nur Oberfläche.

Es ist auch festzuhalten, dass ich mich dadurch auch allen anderen zu entwinden suchte, von denen ich mich vereinnahmt und ausgenutzt fühlte – die aber wiederum nur Zugriff auf mich hatten, weil ich durch den Umgang mit meiner Mutter so verkorkst war. Sie können das in der Literatur nachschlagen – auch ich konnte das, aber ich dachte ja immer, das mag sich ja auf viele beziehen, aber nicht auf mich. Es steht in vielen Artikeln und Büchern zum Thema Anorexia: Der Ausbruch einer Magersucht sei in den meisten Fällen die Folge gravierender seelischer Konflikte, meist im familiären Umfeld. Nicht untypisch sei eine schwierige Beziehung zur Mutter, aus der Hassgefühle entspringen, die wiederum verdrängt werden. Was auf jeden Fall bleibt, ist ein mangelhaftes oder gestörtes Selbstwertgefühl. Uns fehlt das Urvertrauen, das glückliche Kinder haben. Viele Magersüchtige akzeptieren sich selbst nicht, wie sie sind. Darum suchen sie woanders nach Anerkennung, bei anderen Menschen. Wenn die Selbstliebe fehlt, sind die anderen aber machtlos. Der Hunger eines Magersüchtigen ist mächtig, sein Hunger nach Anerkennung und Liebe ist geradezu unstillbar. Ironischerweise macht diese Krankheit diesen Hunger auf die drastischste denkbare Weise sichtbar.

Durch sein Wandeln auf dem schmalen Grat zwischen Leben und Tod macht der an Anorexia erkrankte sich immer irgendwie zum Thema. Er steht im Mittelpunkt, ob er will oder nicht. Und auch wenn er sich der Welt verschließt, weiß er doch, dass er nicht egal ist. Wäre er normal, wäre er wieder einer von vielen, untergetaucht in der breiten Masse. Aber so: Er ist etwas Besonderes. Der Spruch »Liebe geht durch den Magen« bekommt da eine ganz andere Bedeutung. Beim Magersüchtigen geht da nicht viel durch den Magen.

Wie gesagt: kompliziert.

Oder einfach: Mit Mama hat alles angefangen.

Ich stehe zur Zeit recht fassungslos und gelähmt vor dieser Antwort auf die Frage der Fragen. Diese Antwort ist ein riesiger, wichtiger Schritt, aber noch lange nicht die Lösung aller Probleme. Ich stehe davor, kann sie befühlen – aber immer noch bin ich mehr mit den Folgen als der Ursache befasst.

Ich versuche es so oft wie möglich zu denken: Nun ist also Mutter der Schlüssel. Um mich daran zu gewöhnen.

Es freut und ängstigt mich – wie so vieles – zugleich. Es ist wie Verrat an meiner Liebe zu Mutter, über so etwas mit meiner Therapeutin zu sprechen und mich mit ihr zu freuen, wenn sie von einem Erfolg redet. Aber ich finde auch so viel Wahrheit in dem, was sie über mich und meine Beziehung zu Mutter sagt.

Wenn ich ihr zuhöre, ahne ich eine Antwort auf meine drängendste Frage: Warum ich? Ich höre sie so deutlich, dass ich mir die Ohren zuhalten möchte.

Ich war immer das Ein und Alles für meine Mutter. Aber eben ganz deutlich IHR Ein und Alles. Das machte sie durch ihr Verhalten stets klar. »Du bist MEIN Sohn.« Und darum verlangte sie auch alles von mir, allzeitige Bereitschaft, stete Dienstbarkeit, absolute Perfektion. Immer.

Und ich lieferte. Immer.

Jetzt will ich etwas geliefert bekommen, und es kommt langsam, ganz langsam.

Frau Reich-Soufflet sagte zuletzt, jeder Mensch habe für gewöhnlich einen anderen Menschen, der seine Hoffnung für ihn trägt. Ich bin jemand, der fast wie ein Paketdienst vieler Menschen Hoffnung trug. Nur meine eigene nicht. Und alle, die ich mir ausgesucht habe, um meine Hoffnung zu tragen, die wollen es nicht: Mutter, Gabi, andere Frauen. Das soll nun besser werden.

Vielleicht sehe ich ja auf aktuellen Fotos für Sie immer noch nicht ganz normalgewichtig aus. Vielleicht denken Sie: Himmel, der ist ja immer noch so spindelklapperdürr! Aber glauben Sie mir: Ich bin einige Kilogramm von dem Tiefpunkt am Fuße der Treppe zum Pluto entfernt. Und was viel wichtiger ist: Ich habe jetzt ein paar Dinge kapiert. Zuerst, ganz wichtig: Ich muss es selbst schaffen. Immerhin diese Erkenntnis habe ich gewonnen. Diese Verantwortung kann mir keiner abnehmen. Ich muss leben, und mich nicht »leben lassen«. Nicht von der Arbeit, nicht von Freunden, nicht von Frauen. Nicht von meiner Mutter.

Ich kämpfe mit Mut gegen die Verzweiflung. Frau Reich-Soufflet sagt, es ist so unendlich viel leichter, in der Krankheit zu bleiben, sich der Anorexia zu ergeben, als dagegen aufzustehen. Ich sei nun in der schwierigsten Phase. Ich würde nun spüren, wie wieder Leben in mich kommt. Dagegen rebelliert die alte Macht, Anna zerrt und zieht an mir, sie schreit und zetert: »Weg vom Kühlschrank, Moppelsack!!« Und ich bin oft stark versucht, ihr zu gehorchen, immer noch zu oft gebe ich ihr nach. Es ist diese Sehnsucht nach Kontrolle, die mich schwach werden lässt. Ich bin zwar nicht mehr so mager, süchtig nach der Zeit mit Anna bin ich aber noch.

Meine Therapeutin sagt auch, dass es gut sei, dass mich gerade wieder viele Zwänge packen: Noch früher raus, noch mehr Sport, noch mehr in einen Tag packen, dafür einen Löffel weniger essen. Das soll gut sein? Es klingt verrückt – aber das, sagt sie, seien Rituale, die mir helfen, weiter aus der Sucht zu kommen, weil ich mich daran noch klammern kann, dadurch werde ich weiter herausgezogen. Meine Krücken für den Alltag.

Durch Annas Waffen Annas Griff entwunden.

Ich bin dankbar für diese Einschätzung, weil sie mich ein wenig beruhigt. Aber die Beunruhigung kehrt immer wieder. Ich weiß einfach: So kann es nicht weitergehen. Diese Rituale, diese ganze Palette von ritualisierten Zwängen – das muss aufhören. Ich will wieder Sport treiben, weil ich Spaß daran habe, und nicht, weil mich eine innere Stimme im Morgengrauen auf das Ergometer treibt, um unnötige Gramm abzustrampeln, die gar nicht vorhanden sind! Ich will essen, weil es mir schmeckt, und nicht aus einem Gefühl der Verpflichtung heraus, nicht weil ich sonst verhungere. Vor allem will ich genießen, was ich esse, und es nicht auf die Kalorie genau untersuchen. Ich will leben, weil ich es kann und darf, und nicht, weil ich es zu müssen glaube.

Die Stunden bei Frau Reich-Soufflet sind auf meinem suchenden und tastenden Weg ein echter Halt und geben mir immer ganz viel Hoffnung. Ich fühle mich sehr ernst genommen, und ich bin sehr bei mir in diesen jeweils 60 Minuten, die bedauerlicherweise wie im Flug vergehen. Jeden einzelnen Satz, den sie spricht, würde ich gerne aufschreiben. Es tut mir gut, ihr zuzuhören. Jedes unserer Therapiegespräche ist wie eine Art von Nahrungsaufnahme, ein Aufsaugen von neuem Input, von Sichtweisen, Denkanstößen. Ich spüre das, ich ziehe vieles aus dieser Stunde heraus und nehme es an und mit mir mit. Was sie sagt, ist kein hohles Gewäsch, es ist hochkompetent, auf Erfahrung basierend, und dennoch scheint es so, als sei es gerade eben für mich gesprochen. Ich erkenne mich in jedem Satz wieder. Es ist logisch, verständlich, zwingend. All das, was ich eben in Prien so vermisst habe und wonach sich mein Hirn so sehnt. Am Ende kommt 100 Prozent Christian heraus, nicht Person XY, keine Matrix, keine Schablone, kein Passepartout. Meine Hoffnungen liegen stark auf dieser Therapie. Sie ist ein Glück für mich. Ich kann dieser Frau nichts vormachen, so wie ich es bei den Psychologen und Ärzten in Prien konnte. Sie bestärkt mich in dem, was ich will. Was ich eigentlich will.

Ich will also essen, genießen, ich will Leben in mich aufnehmen – unsicher bin ich aber, welche Nährstoffe ich zum Leben brauche. Damit meine ich nicht nur stoffliche Nahrung, auch seelische. Wie viel wovon und wann will es gefüttert werden, dieses Leben? Ich habe Angst vor den Gewissensbissen, wenn ich es mir wieder »gut gehen lasse«, vor den schlechten Gefühlen und der Konfusion im Hirn, wie ich denn meinem Willen neue Nahrung geben kann. Frau Reich-Soufflet hilft, aber sie stößt mich nicht mit der Nase auf irgendwas. Sie begleitet, sie weist hin, sie gibt Einordnungen. Sie ist Wegweiser, kein Verbotsschild – und kein Vorfahrtzeichen. Sie ist meine Beifahrerin, aber keine auf einer Hochgeschwindigkeits-Autobahn, sondern eine im Gewirr der Straßen. Sie kennt die Richtung und ein paar kleine Abkürzungen.

Den Weg aber, den muss ich ganz alleine finden.

Es gibt kein Navi, keine Karte. Nur mich und meinen Instinkt.

So soll es weitergehen, in diese Richtung. Auf diesem Weg.

Ich sage das jetzt zutiefst ungern, es kostet mich unglaubliche Überwindung, das hier hinzuschreiben, es fühlt sich an, als hinterließen meine Finger Fettflecken auf der Tastatur, als schöbe mich ein wachsender Bauch vom Tisch weg, auf dem der Rechner steht. Also schreibe ich jetzt einfach ganz knapp:

Ja, ich habe zugenommen.

Das klingt jetzt wie das Bekenntnis der Frauen auf dem *Stern*-Titelblatt im Juni 1971: »Wir haben abgetrieben!« So lächerlich der Vergleich klingt: Genau solch ein Gewicht hat die Sache für mich!

Ich weiß natürlich nicht, wie viele Kilo (oh, Gott dieses Wort. Kilo! Mehrere!!). Denn ich wiege mich nach wie vor nicht, um den konkreten Schock einer Zahl und eines Vergleichs zu vor einem Jahr oder vor zwei Jahren nicht erleben zu müssen. Aber ich bin definitiv mehr geworden. Ich bin mir ziemlich sicher, dass immer noch eine Vier am Anfang steht – aber ich befürchte voller Hoffnung, dass ich mich im oberen Bereich der 40er bewege. Frau Reich-Soufflet will mich auf eine Fünf am Anfang bringen, und ich lasse sie – sie soll nur nicht zu oft davon reden, die Zahl nicht zu konkret aussprechen. Ich will es auch – ich will es aber noch nicht hören.

Noch eine Botschaft an die Wetterer und Kritiker, die jetzt über dieses Buch herfallen. Ich weiß natürlich, dass Sie denken, ich würde vor allem Kapital aus meiner Krankheit schlagen, ich würde sie dafür benutzen, mich wieder ins Licht der Öffentlichkeit zu begeben und ordentlich Ruhm und Tantiemen abzuräumen.

Ich kann Sie beruhigen: Reich wird mit so einem Buch keiner. Auch die Öffentlichkeit dient mir nicht nur, denn ich weiß ja noch, welchen Anteil der Rummel um meine Person an meinem körperlichen Verschwinden hatte. Da fühle ich mich gewarnt, gewappnet und bereit. Im Übrigen dient die Öffentlichkeit, die ich schaffe, nicht nur mir, sondern vielen anderen, die im Stillen und Verborgenen einen ähnlichen Kampf führen wie ich – oder denen dieser noch bevorsteht. Kaum eine Krankheit wird so vor der Öffentlichkeit abgeschirmt und von den Betroffenen geleugnet wie Magersucht. Wie Sie lesen konnten, habe ich selbst Jahre gebraucht, um mir die Tatsache einzugestehen. Dieses Buch ist nicht gedacht als eine Klage meines Leids – es ist kein Ratgeber, keine objektive Darstellung eines beklagenswerten Krankheitsbildes, das vor allem Männer derart hartnäckig totschweigen, als gäbe es für sie seine Existenz gar nicht. Es ist eine Schablone, die auch auf andere Schicksale passt. Menschen, die von Betroffenen wissen, die sich im Verborgenen kaputthungern, können ihnen dieses

Buch zeigen und sagen: »Ich weiß mehr über dich, als du denkst.« Das wird die Welt nicht verändern, aber es kann unbequeme Momente erzeugen, die vielleicht eine gewisse Sprengkraft für die Betroffenen bekommen. Das würde ich mir und ihnen wünschen.

Denn auch für mich ist dieses Buch bei aller Befreiung und Erleichterung eine Hypothek. Das Licht der Öffentlichkeit ist nämlich nicht nur Anerkennung, nach der ich mich ja tatsächlich sehne. Dieses Licht ist auch und vor allem ein Suchscheinwerfer, der mich fortan verfolgt und unter dessen grellem Schein ich an meinen Worten gemessen werde. Das heißt nicht, dass ich ab sofort wöchentlich bei *RTL 2* zum Wiegen antreten oder sonstige Sperenzchen machen will. Aber: Ich habe es allen gezeigt – und ich werde es weiter zeigen müssen. Dass ich gesund werden will. Dass ich – jetzt muss ich das schon wieder sagen – dass ich zunehmen will.

Insofern ist dieses Buch tatsächlich eine Art und Weise, mich öffentlich zu produzieren, ja. Ich nutze aber die Öffentlichkeit als Mittel der sozialen Kontrolle, die in meinem Leben viel zu lange gefehlt hat oder von mir ignoriert wurde.

Und ja: Ich bereichere mich auch. Denn ich empfinde die Zahl meiner Zeugen und Verfolger als Reichtum, der mir lange gefehlt hat. Ich bin ihnen dankbar, denn sie tun etwas, das ich selbst viel zu lange unterließ: Sie achten auf mich.

Das zeigt Wirkung. Jetzt schon.

Kürzlich sagte meine Therapeutin zu mir, dass das Leben in mich kommt.

Ich sagte: »Mein zweiter Frühling …«

Sie sagte: »Ihr erster.«

Epilog

Warum die Magersucht in kein Buch passt

Es geht mir besser, aber noch nicht gut.

Ich bin noch nicht da, wo ich hinwill, aber ich kenne den Weg. Doch, es gibt sie noch, diese Tage, an denen ich mich fühle wie ein Formel-1-Bolide auf der Pole-Position. Die roten Ampeln erlöschen, ich trete aufs Gas und: NICHTS! Stillstand! Benzin alle, Motor geklaut, Reifen abmontiert. Es sind diese Tage, an denen ich mich wieder in alte Rituale flüchte um Halt zu suchen, an denen ich grüble und an Anna denke. Wohlwollend. Genüsslich. Ich funktioniere noch immer. Ich denke noch immer: Man will die Maschine in mir, nicht den Mann. Meine Gebrauchsanweisung habe ich bereitwillig herausgerückt, und so konnte jeder, der es wollte, mal an meinen Funktionen schrauben. Ich war und bin bester Freund und beste Freundin.

Noch immer reagiere ich allergisch und heftig darauf, wenn ich darauf verweise, dass meine Schwester doch mal dieses und jenes erledigen könne, und die Antwort meiner Mutter darauf höre: »Sie muss doch in die Schule, sie muss doch arbeiten.« Ich übersetze das dann mit: »Du hast doch immer Zeit, du machst ja nix …«

Ich habe sie, diese Tage, an denen die Existenzangst die Oberhand gewinnt. Vor Spiegeln stelle ich mich weiter blind, weil ein Blick beweisen würde, was ich längst weiß. Auf meinem Weg der Besserung ist der Körper dem Kopf schon weit vorausgeeilt. Mein Weg führt mich jeden Tag von Neuem in die Gemüse-Obst-Milchprodukte-Abteilung meines Supermarktes – Magerquark ist nach wie vor fester Bestandteil meines Ernährungsplans. Manchmal aber ertappe ich mich dabei, an der Fischtheke vorbeizuschlendern, Blicke zu wagen und sie mit Gerichten zu verbinden, die ich einst gerne und leidenschaftlich nicht nur zubereitete, sondern auch aß. Oder ich schaue mal kurz rüber – pssst! – zum Käse.

Als ich kürzlich mit guter Laune und vollem Wagen meine Einkaufsrunde abschloss, begegnete ich an der Kasse einer Verkäuferin, die ich schon seit Jahren kenne, die ich aber lange nicht mehr gesehen hatte. Sie begrüßte mich überschwänglich und lautstark, so dass alle Umstehenden mitbekommen mussten, wer ich bin.

Als wäre das alles nicht schon unangenehm genug gewesen, sagte sie das Wort und den Satz, dieses Wort und diesen einen Satz, die Sie niemals, niemals zu einem Magersüchtigen sagen dürfen, egal, wie lange er schon als »auf dem Wege der Besserung« oder geheilt gilt. Sie sagte das auch nicht, sie brüllte es: »Ach, Herr Frommert, da bin ich aber froh! Sie sehen so gut aus, Sie haben richtig zugenommen!«

Z-U-G-E-N-O-M-M-EN!

In diesem Moment fühlte ich mich, als wäre ich mit dem Hintern auf eine gigantische, schmatzende Fettpumpe gefallen, die mich in Sekundenschnelle auf das Format von Reiner Calmund aufpumpte. Meine Wangen fühlten sich wie aufgebläht an, die Hüften schwappten über die Hose, alles an mir war plötzlich dick, dick, dick. Ein Alptraum.

Ich weiß nicht mehr, wie ich aus der Nummer rausgekommen bin und mein Hirn wieder einigermaßen zur Ruhe gekommen ist.

Ich weiß nur, dass ich mich sofort zu Hause verbarrikadiert und zwei Tage lang nichts gegessen habe. Gar nichts.

Sie sehen also: Es ist nie vorbei.

Es gibt kein

ENDE

Süßholz

Ein Buch zu schreiben verlangt in erster Linie Geduld. Weniger die eigene als die des unmittelbaren sozialen Umfelds, so es denn noch besteht. Denn Verwandte, Bekannte, Freunde und die, die es werden könnten, werden regelmäßig vertröstet, auf Distanz gehalten mit Sätzen wie: »Uuh, du, sorry, ich muss an meinem Buch schreiben.« – Oder: »Das ist eher schlecht, der Verlag möchte was sehen, muss bald was abgeben…« Das klingt doch ungeheuer wichtig und geheimnisvoll und so viel besser als: »Habe heute leider keine Zeit, muss einkaufen, Fußball läuft im Fernsehen, keine Lust.« Meist folgt nämlich ein Gesprächsversuch wie: »Ein Buch? Interessant! Um was geht es denn?« Das wird dann als nebensächlich abgetan, geringgeschätzt gar, Bescheidenheit heuchelnd: »Ach ja, ich schreib was über meine Erfahrungen, interessiert eh keinen, mache ich eher so für mich.«

Insofern macht es in gewisser Weise auch asozial, ein Buch zu schreiben, und deshalb gilt all denen mein Respekt, die sich in so oder so ähnlich geführten Dialogen mit mir verstrickt sahen und mich doch nicht aufgegeben haben. Zunächst also ein »Entschuldigt, bitte!«.

Dank zu sagen, vielmehr zu schreiben, bedeutet aber auch garantiert grandios zu scheitern. Irgendwen vergisst man immer, irgendwie fühlt sich immer jemand übergangen, irgendwer sieht seine Rolle stets geringgeschätzt. »Undankbarer Kerl«, heißt es dann. Oft zu Recht.

Dieser Gefahr mutig ins Auge und trotzig entgegensehend wage ich es dennoch, Menschen beim Namen zu nennen, die ich zumindest verbal umarmen möchte. Denen ich »DANKE« zurufen will, »Thank you«, »Merci« fürs Begleiten und Berühren, fürs Wachrütteln, Hinterntreten, Kopfwaschen, Daumendrücken, Freundsein, Hoffnungtragen, Glaubennichtverlieren. Darunter vor allem: Axel Achten, Andreas K., Volki, Alice, Sina & Tim Bauer, Beate Nick Benjamin, Alfred D., Hans-Dieter F., Erika Frommert, Christian Gödecke, Dieter Gruschwitz & Sandra, Simone Haas, Christian Herold, Dr. Stefanie Hornig, Markus Hörwick, Joachim L., »Logo«, Ernö Kocsis (für die Roten Ampeln), Katja Kraus, Ingeborg Metz, Jan Christian Müller, Dennis Muhl (ohne dich kein offenes Buch), Celine und Janina Rüdenauer (fürs Ertragen der Launen ihres sonderbaren Onkels), Achim Sam, Sandra (für mein Netz ohne deinen doppelten Boden), Jörg Schindler, Eike Schulz, Harald Stenger, Markus Stenglein, Michael Vesper, Nicole & Tim, Sigrid Wörle.

Erika Frommert. Peter Frommert (for showing me what family means).

Den großartigsten Nachbarn der Welt: Dieter & Uschi Villmar für eure Kraft und Toleranz, eure Geduld und Hilfsbereitschaft, Antje & Danièle sowie Helga Walzl (in memoriam).

»Die Happy« (Thorsten, Ralph, Jürgen & Marta) für den Soundtrack eines außergewöhnlichen Lebenskapitels.

Tino Rönnefarth und Stefan Baierle (für mächtig Bits und Bytes und Watt und Ohm und noch viel mehr Herz).

Treudis Nass fürs Insbildsetzen.

Meinem ganz persönlichen Team Telekom für den Windschatten: Stephan Althoff, Franz-Stefan Hornung, Sabine Dreßen-Klinkhammer, Claudia Lindemeir, Sabine Meyer, Gaby Müller, René Obermann, Uschi Rumpf, Peter Rutz, Philipp Schindera, Marc Ullerich, Karina Unruh, Niels von Engelbrechten.

Wolfgang Männer und seiner wunderbaren viel zu früh gegangenen Frau Karin: Ihr Lebenswerk ist mir Zuhause.

Ich danke den DHL-Boten und Postbeamten in Hofheim am Taunus, denen keine Last zu schwer war. Den Belegschaften meiner Hofheimer Leib-Magen- und Sinnesfreuden-Auftankstellen: Kaufhaus Buch, Kröger's Brötchen, Birgit Fritz (vielen Dank für die Blumen). Dem Team des Hotels Gastwerk (Hamburg), dem keine Bitte zu grotesk, kein Wunsch zu viel und kein Service zu skurril war.

Den *ARD/ZDF*-Morgenmagazinern sowie Evren Gezer, Daniel Fischer, Johannes Scherer, Martin Gudd und Boris Meinzer aus der *FFH-Morningshow* für euren allmorgendlichen Weckdienst und die audio-visuelle Begleitung auf tausenden von Rad-Kilo-Metern zwischen 4.30 und 9 Uhr morgens in Deutschland …

Monika König und Birthe Katt (Verlagsgruppe Random House GmbH) für das Interesse an meiner Geschichte und die behutsam-geduldige Anleitung.

Mark Zuckerberg für ein Netzwerk, das mich wenigstens den virtuellen Anschein sozialer Kompatibilität erwecken ließ. Jeff Bezos für die geniale Idee, alles zu jeder Zeit bekommen zu können und dabei keines seiner Päckchen selbst tragen zu müssen.

Der Karwendel-Werke Huber GmbH & Co. KG und Onken/Dr.Oetker/Emmi für die meist ausreichende Produktion und Lieferung von Exquisa QuarkCreme Natur (0,2%) sowie Onken Diät-Joghurt (0,1%).

Oliver Bierhoff für die intensiven Gespräche, die Geduld und das nie Fallenlassen.

Monica Lierhaus fürs stete Vorbildsein.

Jocelyn Reich-Soufflet: Merci beaucoup pour la clé du passage à une nouvelle vie!

Den meisten MitpatientInnen und einigen Therapeuten in der Klinik Roseneck, Prien/Chiemsee.

Ihnen, liebe Leserinnen und Leser, für Ihr Interesse an meiner Geschichte.

Eben all denen, die da waren, sind und bleiben beim Mammutprojekt mit dem Weiterhinnochviel-Arbeit(s)-Titel

Back to life?!